REFRAKTION UND AKKOMMODATION

DES MENSCHLICHEN AUGES

MIT BERÜCKSICHTIGUNG DER LEHRE VON DEN BRILLEN UND DER SEHSCHÄRFE

VON

PROFESSOR DR. A. SIEGRIST
DIREKTOR DER UNIV.-AUGENKLINIK BERN

MIT 108 ZUM GROSSEN TEIL FARBIGEN ABBILDUNGEN

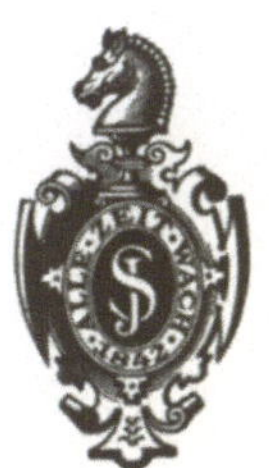

BERLIN
VERLAG VON JULIUS SPRINGER
1925

ISBN-13: 978-3-642-98223-1 e-ISBN-13: 978-3-642-99034-2
DOI: 10.1007/978-3-642-99034-2

Softcover reprint of the hardcover 1st edition 1925

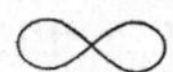

Vorwort.

In den nachfolgenden Abhandlungen sind meine jährlichen Vorlesungen über die Refraktion und Akkommodation des menschlichen Auges niedergelegt. Dieselben sind also in erster Linie für meine Studenten, dann aber auch für Ärzte und für die Lehrerschaft geschrieben. Daraus ergibt sich, daß ich keineswegs die Absicht hatte, ein *erschöpfendes* Werk über das genannte Thema zu verfassen, und daß ich auf eine gewisse populäre Art der Darstellung angewiesen war, die nicht überall mit streng wissenschaftlichem Maßstabe gemessen werden darf.

Ich habe es mir zum Prinzipe gemacht, das ganze Gebiet der Refraktion ohne mathematische Formeln zu behandeln, in der Überzeugung, daß man ohne Formeln vollkommen auskommt, und daß man nur auf diese Weise allgemein verständlich bleibt. Nichtsdestoweniger hoffe ich, daß auch der Augenarzt durch meine Ausführungen stellenweise erwünschte Aufklärung, z. B. bei der Brillenlehre, oder doch gewisse Anregung, wie z. B. bei der Besprechung der Sehschärfe, des Astigmatismus und der Kurzsichtigkeit, erhalte.

Bern, Oktober 1924.

A. Siegrist.

Inhaltsverzeichnis.

Einleitung.

Das normale menschliche Auge (Abb. 1) besitzt annähernd Kugelform. Sein Durchmesser ist nicht unabänderlich gegeben, sondern er variiert in ziemlich weiten Grenzen um 24 mm herum.

Das Auge besteht im wesentlichen aus drei Membranen. Die äußerste schützende und daher dickste Hülle heißt *Lederhaut* oder *Sklera* (S). Sie geht vorne fast unvermittelt in die runde, stärker gewölbte und durchsichtige *Hornhaut, Cornea* (C.) über, welche sich uhrglasförmig von ihr abhebt.

Nach innen von der Sklera folgt die ernährende, also zahlreiche Gefäße führende Membran, die *Gefäßhaut*. Sie heißt auch *Uvea*, da sie infolge ihres Reichtums an pigmentierten Zellen wie eine schwarze Traubenbeere (Uvea) aussieht, sobald man die äußere Augenhülle, also Sklera und Cornea, von ihr abzieht. Die Uvea verdickt sich kurz vor der Stelle, wo die Sklera in die Cornea übergeht zu einem starken Ringwulste, dem *Strahlen-* oder *Ciliarkörper*, *Corpus ciliare* (C. c.), welcher nach innen zahlreiche radiär gestellte, besonders gefäßreiche Fältelungen, Ciliarfortsätze, Processus ciliares (P. c.) aufweist, während er nach außen von einem kräftigen Muskelwulste eingenommen ist: *Ciliarmuskel*, *Musculus ciliaris* (M. c.). Zuvorderst endigt die Uvea in die frontal im Auge aufgespannte, bei verschiedenen Individuen verschieden gefärbte Membran: *Regenbogenhaut* oder *Iris* (I.) mit ihrer runden zentralen Öffnung, der Pupille (P.). Die Pupille kann durch eigene Muskeln der Iris, Sphincter (Sph.) und Dilatator (D.) verengert oder erweitert werden.

Der hintere Teil der Uvea vom Sehnervenloche, mit dessen Rändern er innige Verbindungen besitzt, bis zum Ciliarkörper heißt Aderhaut, Chorioidea. Die zahlreichen Gefäße der Aderhaut sind in drei Schichten angeordnet (Abb. 2). Die *äußerste*, oberflächlichste ist die Schichte der großen Gefäße. Sie besteht zum größten Teil aus dicht aneinandergelagerten und mannigfach miteinander anastomosierenden Venen. Die Intervascularräume sind mit zahlreichen Pigmentzellen (pigmentierten Stromazellen) durchsetzt und daher dunkel gefärbt. Die Schichte der *mittleren* Gefäße ist sehr dünn und wenig pigmentiert. Die *innerste* Schichte ist die der Capillaren Choriocapillaris (Ch. c. Abb. 2). Dieselbe besteht aus einem sehr engmaschigen Netze weiter Capillaren, zwischen denen keinerlei geformte Elemente gelegen sind. Die Choriocapillaris ist pigmentlos.

An die Membrana choriocapillaris schließt sich nach innen die Glashaut (Lamina elastica s. basalis) an, eine strukturlose bis 2 μ dicke Lamelle, auf deren innerer Oberfläche die Pigmentepithelien der Netzhaut, Tapetum nigrum, aufsitzen.

Die innerste Membran, welche die kugelförmige Augenkammer, ähnlich wie die Tapete das Innere eines Zimmers, auskleidet, ist ein dünnes, transparentes, aber äußerst hoch organisiertes Häutchen: *Netzhaut* oder *Retina* (R.).

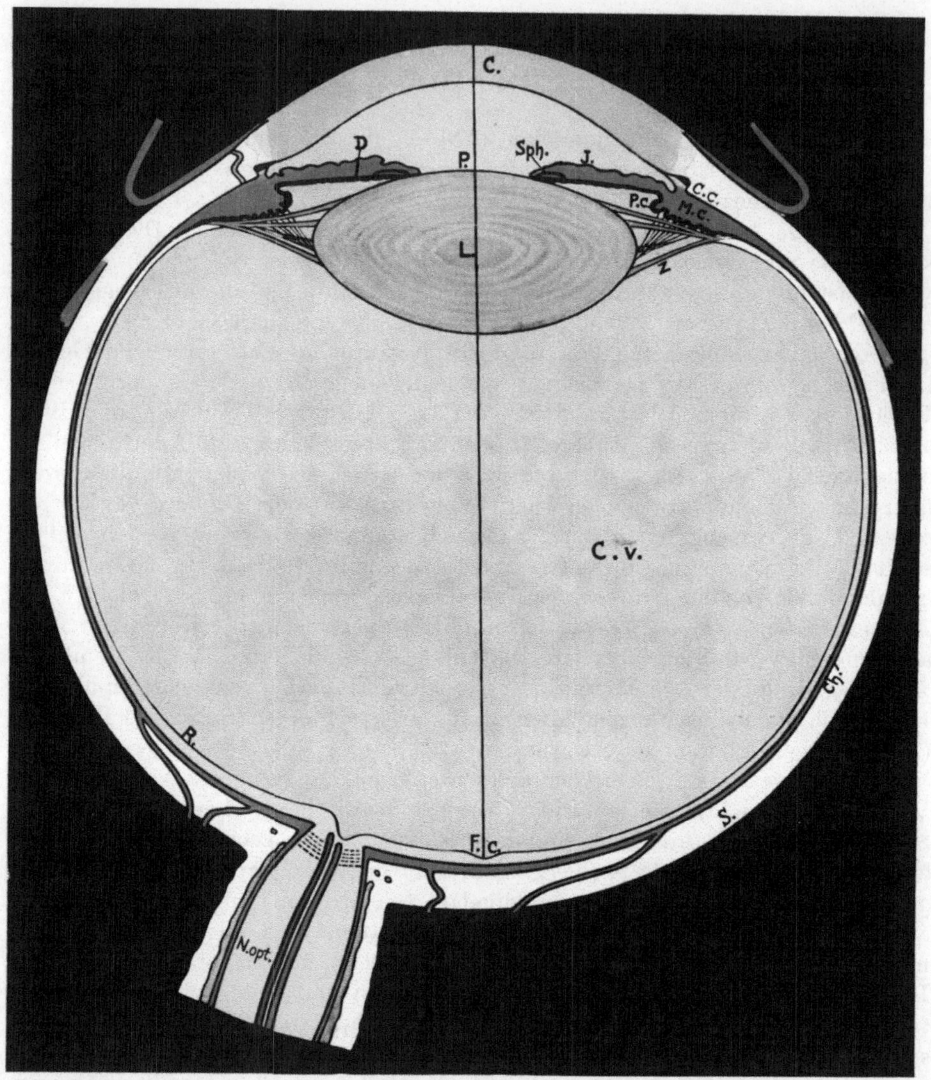

Abb. 1. Normale Anatomie des Auges (Querschnitt).
S. Sklera. C. Cornea. Ch. Chorioidea. C. c. Corpus ciliare. M. c. Musculus ciliaris. P. c. Processus ciliares. I. Iris. Sph. Sphincter iridis. D. Dilatator iridis. P. Pupille. R. Retina. F. c. Fovea centralis. C. v. Corpus vitreum. N. opt. Nervus opticus. L. Linse. Z. Zonulafasern.

Die Netzhaut ist zum großen Teil aus zahlreichen feinsten, lichtempfindlichen Zellen zusammengesetzt und stellt daher die Aufnahmestation der verschiedenen Lichtreize, welche ein Auge treffen, dar. Die zahlreichen zarten Fasern, welche von diesen lichtempfindlichen Sehzellen ausgehen und in der Nervenfaserschichte der Retina verlaufen, sammeln sich am hinteren Augenpole zu einem kräftigen Strange, dem *Sehnerven*, Nervus opticus (N. opt.), welcher daselbst die Sklera durchbohrt (die siebförmig ausgefaserte Sklera heißt Lamina cribrosa) und die Lichteindrücke der Netzhaut zentralwärts durch das Chiasma hindurch, wo partielle Kreuzung stattfindet, in die Occipitalrinde des Gehirns weiter leitet, wo erst das *bewußte* Sehen, der *bewußte Sehakt* stattfindet.

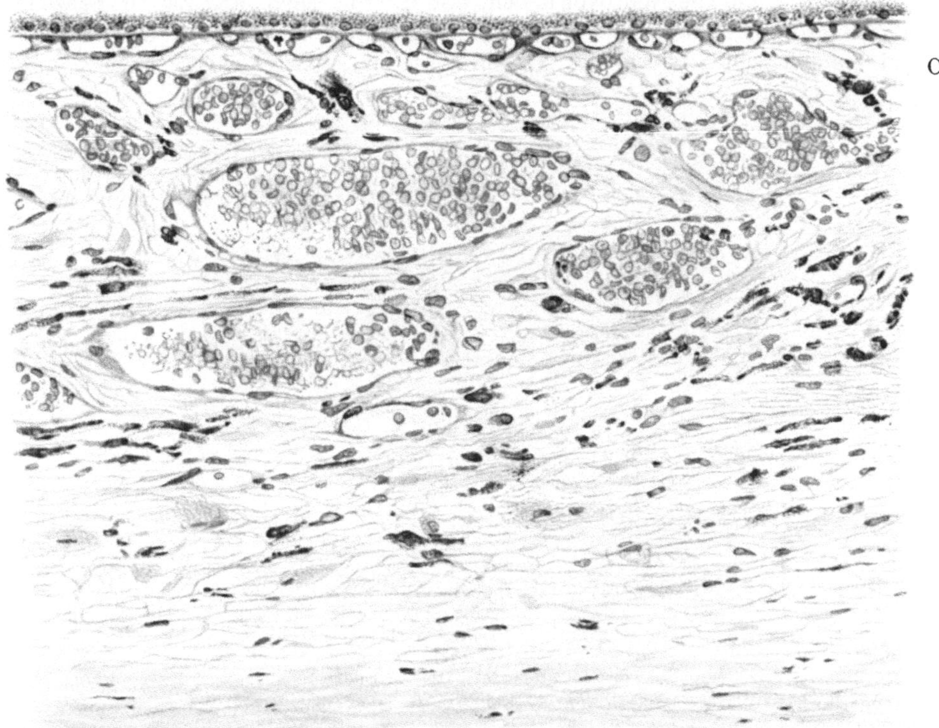

Abb. 2. Aderhaut. Chorioidea.

Zu äußerst findet sich die Schichte der großen Gefäße mit den pigmentierten Intervascularräumen, dann folgt nach innen zu die Schichte der mittleren Gefäße und schließlich diejenige der Capillaren (Ch. c. Choriocapillaris). An die letztere schließt sich an die Glashaut (Lamina elastica), auf welcher die Pigmentepithelien der Netzhaut sitzen.

Man unterscheidet an der Netzhaut (Abb. 3) zwei Abteilungen, eine *äußere:* die Schichte der Sehzellen, Neuroepithelschichte (N. E.) und eine *innere:* die Gehirnschichte (H.). Beide Abteilungen zeigen mehrere Lagen und sind nach innen durch die Lamina limitans interna (L. l. int.), nach außen durch das genetisch ebenfalls zur Netzhaut gehörende Pigmentepithel (P.) begrenzt.

Die *Neuroepithelschichte* besteht aus zweierlei Elementen: den Stäbchen-Sehzellen (Abb. 4) (St.) und den Zapfen-Sehzellen (Abb. 4) (Z.). Beide Arten von Zellen haben ihren Kern in der äußeren resp. unteren Hälfte der Zelle, während der obere, innere kernlose Teil durch eine durchlöcherte Membran [Membrana limitans externa (M. l. ext.)] von deren äußerem Teile scharf abgegrenzt wird. So erhält man das Bild verschiedener Schichten, die äußere kernlose Abteilung der Sehzellen = Schichte der Stäbchen und Zapfen, die innere kernhaltige Abteilung = äußere Körnerschichte (ä. K.). Zwischen beiden die Membrana limitans externa.

Die *Gehirnschichte* setzt sich im wesentlichen zusammen, von außen nach innen zu, aus der Schichte der bipolaren Zellen = innere Körnerschichte (Abb. 4) (Bip. Z. oder i. K.), der Ganglienzellen (G. Z.) und schließlich der Nervenfasern (N. F.). Während die Neuroepithelien, also die Stäbchen- und Zapfen-Sehzellen die lichtperzipierende Schichte der Netzhaut darstellen, dienen die bipolaren und Ganglienzellen, sowie die Nervenfasern großenteils der Fortleitung. Alle

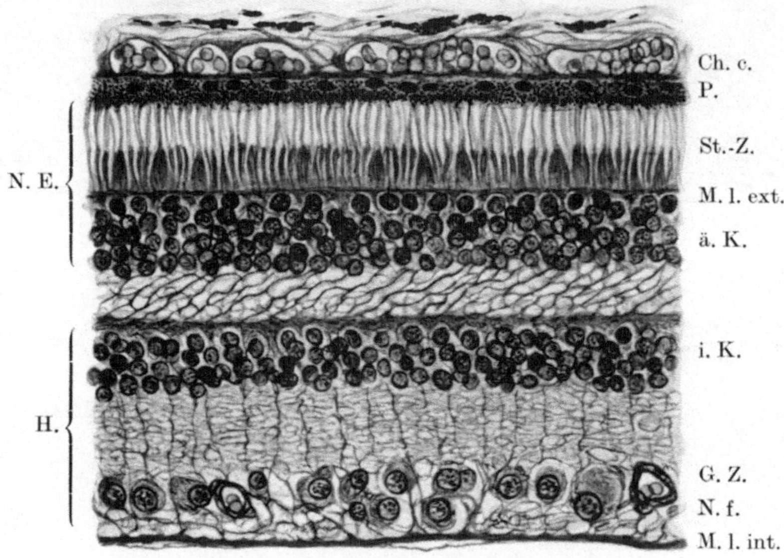

Abb. 3. Netzhaut, Retina (Hämatoxylin-Eosin).

Ch. c. Choriocapillaris. P. Pigmentepithelien. N. E. Neuroepithelien. St.-Z. Stäbchen-Zapfen. ä. K. äußere Körnerschichte. M. l. ext. Membrana limitans externa. i. K. innere Körnerschichte. H. Hirnschichte. G. Z. Ganglienzellen. N. f. Nervenfaserschichte. M. l. int. Membrana limitans interna.

diese feinen Nervenelemente sind in eine, zahlreiche Radiärfasern aufweisende [MÜLLERsche Stützfasern (Abb. 4 M. f.)] Stützsubstanz eingebettet.

Betrachtet man an einem eröffneten Auge die Netzhaut in situ, so treten speziell zwei Stellen besonders hervor. Es ist dies eine kleine, runde, heller gefärbte Scheibe, die etwas nach innen vom hinteren Augenpole liegt, und aus der die Gefäße der Netzhaut hervortreten, um sich in den inneren Netzhautschichten auszubreiten. Es ist dies die Eintrittsstelle des Sehnerven, der Sehnervenkopf, Papilla nervi optici.

Die zweite Stelle findet sich genau am hinteren Pole des Auges. Hier zeigt die Oberfläche der Retina in einer Ausdehnung, die der Papillengröße entspricht, eine flach trichterförmige Einsenkung, die Netzhautgrube, *Fovea centralis* (F. c.), deren mittleres Drittel von einer zartgelben Farbe durchtränkt ist: *Macula lutea*.

Die Fovea centralis (Abb. 5) ist die Stelle des besten Sehens. Sie ist dadurch charakterisiert, daß die Ganglienzellenschichte dicker und mehrschichtig wird, und daß die Neuroepithelien fast nur aus Zapfen-Sehzellen bestehen. Gegen den gelbgefärbten, mittleren Bezirk der Fovea centralis zu zeigen die einzelnen Retinaschichten eine zunehmende Verdünnung bis im Zentrum der Fovea selbst, in der sog. *Foveola* fast nur noch Zapfensehzellen zu treffen sind.

Die Netzhaut ist nur an zwei Stellen mit ihrer Unterlage verbunden, am Sehnervenkopfe und an ihrem vorderen Rande, ungefähr da, wo die Aderhaut in den Ciliarkörper übergeht. Diese vordere Anheftungsstelle wird durch eine gezackte Linie gebildet: *Ora serrata.*

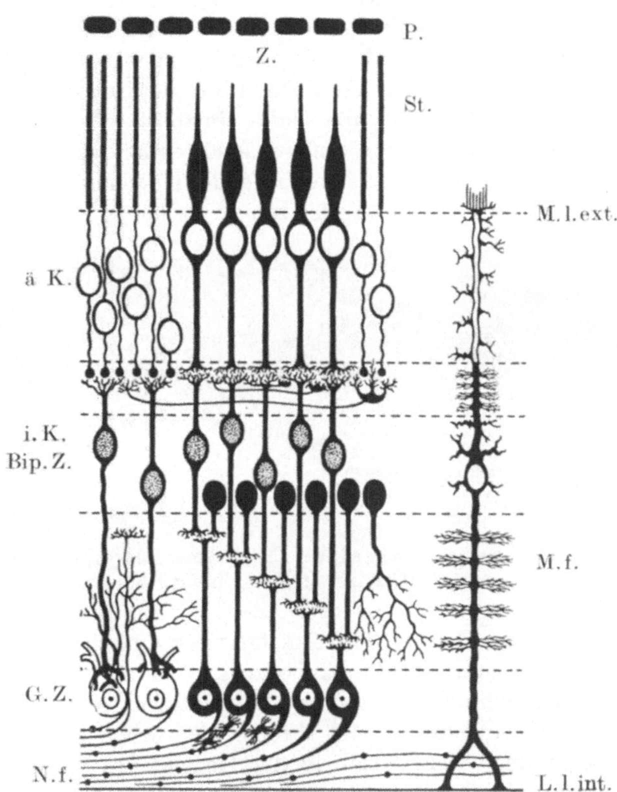

Abb. 4. Schematische Darstellung der Retinaelemente. (Nach RAMON Y CAJAL.)

P. Pigmentepithelien. Z. Zapfensehzellen. St. Stäbchensehzellen. M. l. ext. Membrana limitans externa, welche die Sehzellenschichte in 2 Teile teilt, den kernlosen und den kernhaltigen. i. K. oder Bip. Z. innere Körnerschichte oder Schichte der bipolaren Zellen. G. z. Ganglienzellenschichte. N. f. Nervenfaserschichte. L. l. int. Lamina limitans interna, welche die Retina gegen den Glaskörper zu abschließt.

Das menschliche Auge läßt sich am besten mit einem photographischen Apparate vergleichen. Die *lichtbrechenden*, das *Bild konstruierenden Medien*, sind bei ihm vor allem die stark gewölbte *Hornhaut* und die im Innern des Auges hinter der Regenbogenhaut aufgehängte *Linse* (Abb. 1 L.). Auch der Glaskörper, Corpus vitreum (C. v.), jene durchsichtige, gallertige Masse, welche den Hauptteil des Augapfels ausfüllt, ebenso wie die Flüssigkeit in der vorderen und hinteren Augenkammer (Cav. ant. et post.) besitzen geringe lichtbrechende, dioptrische Wirkung. Die *lichtempfindliche* photographische Platte ist die *Netzhaut.*

Da das menschliche Auge im Gegensatz zum photographischen Apparate ein *lebendes* Organ ist, muß bei ihm für genügende Ernährung der stets gleichen, aber sich immer wieder erneuernden lichtempfindlichen Platte, ebenso wie für eine automatisch wirkende Blendungsvorrichtung gesorgt sein. Da man ferner das Auge nicht wie einen photographischen Apparat bei der Einstellung für die verschiedenen endlichen Nahe-Distanzen beliebig verlängern kann, so muß sich bei ihm eine eigene Einrichtung zur Einstellung für die Nähe finden.

Wie wir bereits gesehen, dient zur Ernährung des Auges, vor allem der Netzhaut, neben den speziellen Netzhautgefäßen die *Gefäßhaut*, zwischen Netzhaut und Lederhaut gelegen. Als *Blendung* funktioniert die *Iris* mit ihrer je nach der Intensität des Lichtreizes automatisch erweiterbaren und verengbaren Pupille, und die Einstellung des Auges auf die verschiedenen Entfernungen besorgt die Linse, welche an zahllosen feinen Fäden, Zonulafasern (Z.), die von den Ciliarfortsätzen des Strahlenkörpers ausgehen und an der die Linse umgebenden Kapsel inserieren, hinter der Pupille aufgehängt ist. Kontrahiert sich der Ciliarmuskel, so verändert sich die Form der Linse derart, daß sie stärkere Brechkraft erhält und so das Auge für die Nähe einstellt.

Zum Schutze gegen äußere Gefahren sind die beiden Augäpfel in fast parallel von hinten nach vorne verlaufende Knochenhöhlen (Orbitae) eingebettet, in welchen sie sich mit Hilfe von je sechs, an ihren Außenseiten inserierenden

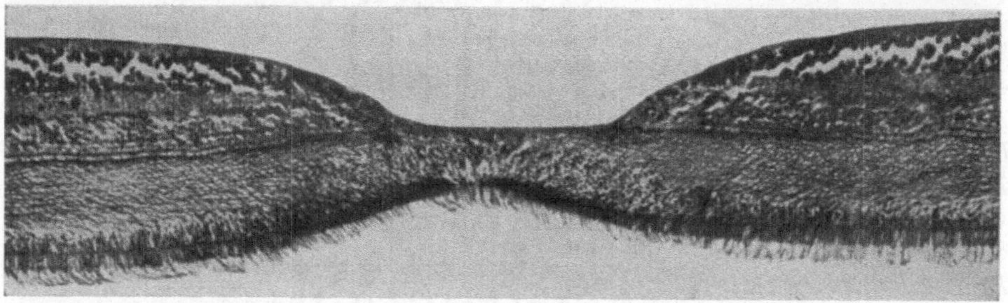

Abb. 5. Fovea centralis. Nach einer Mikrophotographie von LINDSAY JOHNSON. (Original in der Universitäts-Augenklinik Bern.)

Muskeln nach allen Seiten zu bewegen und sich so allseitig rasch im Raume zu orientieren und selbst binokular, d. h. körperlich stereoskopisch, zu sehen vermögen.

Zum Schutze der *vorderen* Augenteile, speziell der Hornhaut, dienen auch die zwei Augenlider mit ihren Cilienrechen und ihrer inneren Schleimhautauskleidung, welche sich in der Gegend des Augenäquators auf den Augapfel selbst umschlägt und denselben bis zum Hornhautrande überzieht. Dadurch, daß das obere Lid von Zeit zu Zeit reflektorisch sich schließt, wird die Hornhaut in bestimmten Zwischenräumen von der Schleimhaut des Lides bestrichen und so beständig feucht erhalten und vor dem Austrocknen bewahrt.

Dem gleichen Zwecke der beständigen Befeuchtung, aber auch der Desinfektion und der Wegschwemmung von Staub und kleinen Fremdkörpern aus dem Bindehautsacke, dient der Tränenapparat, der aus Tränendrüse, unter dem äußeren Teile des Orbitaldaches gelegen, und den Tränenableitungseinrichtungen (Tränenröhrchen, Tränensack und knöcherner Tränennasengang) besteht.

Wie sieht nun das *Innere* des *lebenden* Auges aus? Kann man die Netzhaut-Aderhaut und die Sehnervenpapille auch im *lebenden* Auge wahrnehmen? Erst durch die geniale Erfindung des Augenspiegels durch HELMHOLTZ im Jahre 1851 gelang es, Licht in der dunklen Augenkammer zu erzeugen, so daß man jetzt durch die Pupille hindurch den Sehnervenkopf, die verschiedenen Augenmembranen und die lebenden, bisweilen pulsierenden Gefäße mit ungeahnter Deutlichkeit in allen ihren Feinheiten und Einzelheiten sehen und studieren kann.

Der **normale Augenhintergrund** (Abb. 6) weist, mit dem Augenspiegel bei rothaltigem Lichte betrachtet, rote Färbung auf. Diese Rotfärbung kommt von

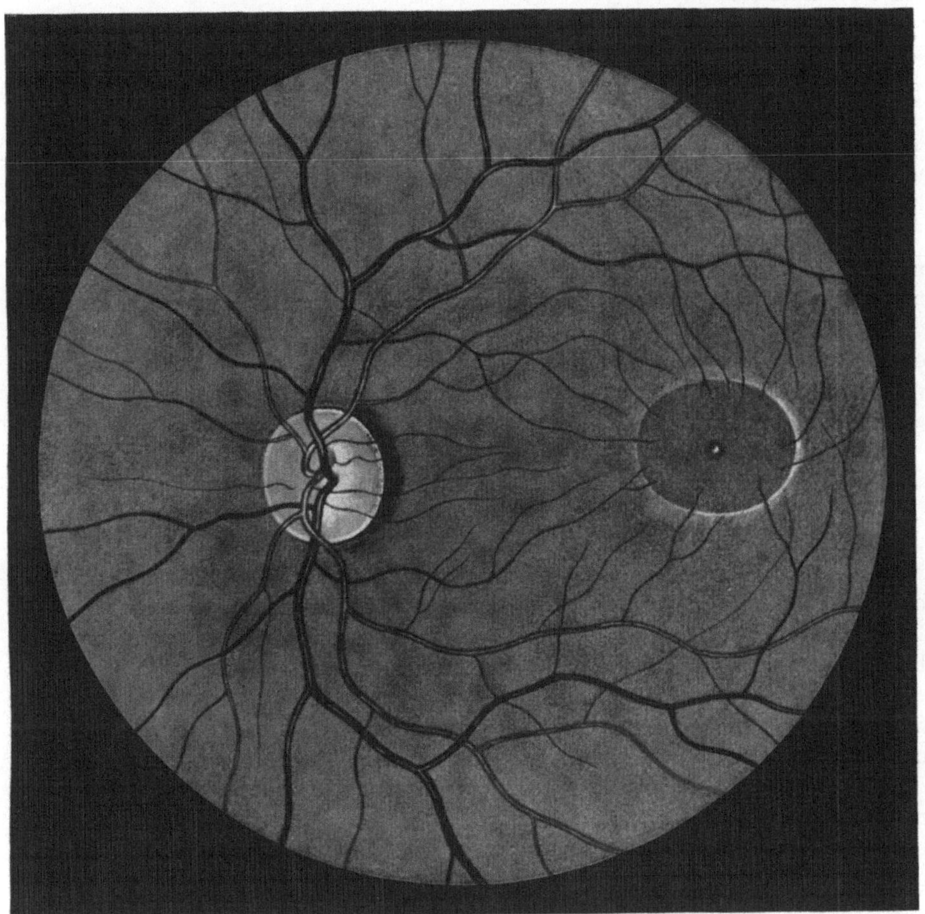

Abb. 6. Normaler Augenhintergrund.

den bluthaltigen Gefäßen der Aderhaut, besonders von denen der Choriocapillaris her, welche durch die transparente Netzhaut hindurchschimmern. Der Ton dieser roten Farbe variiert vom hellsten Gelbrot bis zum dunkelsten Schwarzrot; er ist bedingt durch die Pigmentverhältnisse der Chorioidea wie der Pigmentepithelien der Netzhaut selbst. Ganz im allgemeinen kann man sagen, daß je dunkelhaariger ein Individuum ist, desto dunkler rot ist sein Augenhintergrund und je blonder, desto heller rot.

Etwas nach oben und innen vom hinteren Augenpol sieht man mitten im roten Augengrunde eine heller rote, leuchtende, runde Scheibe, aus der die

Netzhautgefäße hervorsteigen, um sich über die ganze Netzhaut hin auszubreiten: die Einmündungsstelle des Sehnerven, die *Sehnervenpapille*, *Papilla nervi optici*. Die Sehnervenpapille mißt etwa 1,5 mm im Durchmesser.

Am hinteren Augenpole selbst liegt die sog. *Fovea centralis*, eine querovale, dunkler gefärbte Partie des Augenhintergrundes von der Größe der Sehnervenpapille, die Stelle des besten Sehens, welche eingestellt wird, sobald das Auge ein Objekt fixiert.

Der Augenhintergrund erscheint *gleichmäßig feinkörnig* rot, wenn die Pigmentepithelien stark pigmentiert sind, so daß sie die einzelnen Chorioidalgefäße verdecken.

Der Hintergrund hat *getäfeltes* Aussehen (getigert), d. h. die größeren Chorioidalgefäße bilden ein deutliches Netzwerk mit schwarzen Zwischenräumen, wenn das Pigmentepithel nur gering, das intervasculäre Stromagewebe der Aderhaut dagegen stark pigmentiert ist.

Der Hintergrund hat *blaß hellgelbrote Färbung* und es sind in ihm nicht nur die Retinalgefäße, sondern auch die *unter* den Retinalgefäßen liegenden, mannigfach untereinander anastomosierenden, größeren wie kleineren Chorioidalgefäße deutlich auf hellgelbrotem Grunde sichtbar, wenn sowohl Pigmentepithel wie Stroma der Aderhaut pigmentarm ist — albinotische Augen.

Papille: Die Form der Papille ist, wie bereits erwähnt, meist rund, bisweilen aber auch längsoval, selten queroval.

Die Grenzen der Papille sind ziemlich scharf, etwas schärfer auf der temporalen Seite, weil hier nur die weniger zahlreichen Fasern des papillomacularen Nervenfaserbündels in die Netzhaut ausstrahlen.

Die Papille wird gegen die umgebende Netzhaut-Aderhaut oft durch einen weißen und nach außen von diesem durch einen unregelmäßigen schwarzen Ring oder Streifen, den sog. Skleral- und Pigmentepithelring resp. -streifen abgegrenzt. Reicht die Aderhaut mit dem auf ihr liegenden Pigmentepithel nicht ganz bis zum Sklerotikalkanal des Sehnervenkopfes heran, so bleibt zwischen beiden eine feine Zone übrig, in welcher bei der Augenspiegeluntersuchung die nackte Sklera durch die transparente Netzhaut hindurchschimmert und gleichsam den Sehnervenkopf als feiner weißer Ring umsäumt: *Skleralring*.

Ist dieser weiße Ring unvollständig, z. B. nur nach außen sichtbar, so nennt man ihn *Skleralstreifen*.

Da das Pigmentepithel häufig gegen die Papille zu mehrschichtig wird, größere Zellen und stärkere Pigmentierung aufweist, sieht man oft mit dem Augenspiegel nach außen vom Skleralring einen zweiten, meist unregelmäßig breiten, schwarzen, vollständigen oder unvollständigen *Pigmentepithelring* oder *Pigmentepithelstreifen*.

Die Papille hat hellrote Farbe, und zwar ist ihr Rot heller als das des umgebenden Fundus. Die rote Farbe kommt von den Capillaren, die zwischen den Nervenfaserbündeln sich finden. Die temporale Papillenhälfte ist in der Regel etwas blasser als die nasale, weil, wie erwähnt, auf der temporalen Seite weniger Nervenfaserbündel in die Netzhaut ausstrahlen.

Dadurch, daß die Nervenfaserbündel nach ihrem Durchzug durch die als Lamina cribrosa gitterförmig aufgefaserte Sklera nach allen Richtungen auseinanderstrahlen, um in die Nervenfaserschichte der Netzhaut überzugehen, entsteht in der Mitte des Sehnervenkopfes, oft etwas mehr temporalwärts, eine kleine oder größere trichterförmige Vertiefung, in der die Lamina cribrosa bisweilen deutlich sichtbar wird, soweit die hier austretenden Zentralgefäße sie nicht verdecken.

Die Größe wie die Form dieser *physiologischen Exkavation* ist individuell sehr verschieden. Stellt sie nur eine kleine trichterförmige Vertiefung im Zentrum der Papille oder etwas temporalwärts von ihr dar, so nennt man sie *Gefäßtrichter*.

Sie kann aber auch über ½ Papillengröße aufweisen und nahe bis an den temporalen Papillenrand reichen.

Je früher nach ihrem Durchtritt durch die Lamina cribrosa die Nervenfaserbündel auseinanderstrahlen, desto größer wird die Exkavation. Die Lamina wird dann deutlich als weißes Netzwerk sichtbar, in dem die schräg durchtretenden Faserbündel als dunkelgraue Tüpfel erscheinen. Die Lamina cribrosa liegt bei der physiologischen Exkavation stets an ihrer normalen Stelle.

Charakteristisch für die *physiologische* Exkavation muß gelten, daß sie niemals *total* ist, d. h. daß sie niemals die *ganze* Sehnervenpapille einnimmt, ferner daß sie in der Regel nicht bis an den Rand des Sehnervenkopfes reicht, d. h. daß sie nicht randständig ist. Auf der temporalen Seite kann ausnahmsweise die physiologische Exkavation flach gegen den dortigen Papillenrand auslaufen, niemals ist aber eine randständige, steil abfallende Exkavation als physiologisch zu bezeichnen.

Gefäße der Netzhaut: Die Gefäße der Netzhaut entspringen aus dem Zentrum oder aus den etwas mehr nasal gelegenen Partien des Sehnervenkopfes. Sowohl die *Arteria centralis* wie die *Vena centralis retinae* teilen sich entweder noch in der Substanz des Sehnervenkopfes oder erst nach erfolgtem Austritt aus derselben, also der Beobachtung mit dem Augenspiegel bald unzugänglich, bald zugänglich, in zwei Äste, von denen der eine nach oben der andere nach unten zieht. Diese Äste teilen sich in der Gegend des Papillenrandes nochmals in zwei Hauptäste, von denen der eine nasalwärts der andere temporalwärts zieht. Wir müssen also vier Hauptarterien und vier Hauptvenen der Netzhaut unterscheiden: die *Arteria* und *Vena nasalis superior* und *inferior*, die *Arteria* und *Vena temporalis superior* und *inferior*. Sehr häufig entspringt noch direkt aus den Zentralgefäßen eine horizontal nasalwärts verlaufende Arterie und Vene: *Arteria* und *Vena mediana*, welche die nasalen Netzhautteile mit Blut versorgen. Auch temporalwärts ziehen sowohl oben wie unten noch je ein kleinerer Ast zur Maculagegend, ohne die Grenze derselben zu überschreiten: *Arteria* und *Vena macularis superior* und *inferior*.

Die Netzhautgefäße verzweigen sich überall dichotomisch und weisen nirgends Anastomosen untereinander auf. Sie sind in typischer Weise durch einen oft hellglänzenden Reflexstreifen ausgezeichnet, zu dessen Seiten die Gefäße dunklere Konturen aufweisen. Dieser Reflexstreifen ist an den Arterien etwas heller und breiter als an den Venen; er zeigt auch an den Venen, besonders an den Umbiegungsstellen, häufig Unterbrechungen. Er beruht auf einer regelmäßigen Reflexion des Lichtes an der Gefäßwandung wie an der Blutsäule.

Außer durch diese Verschiedenheit des Reflexstreifens sind die Arterien von den Venen vor allem durch ihre Farbe, durch ihr Kaliber und durch ihren Verlauf charakterisiert. Die Arterien zeigen durchweg heller rote Färbung, sind schmäler und haben einen weniger geschlängelten Verlauf als die Venen.

Fovea centralis: Etwa $1^1/_2$—$1^2/_3$ Papillendurchmesser temporalwärts und etwas nach unten vom Sehnervenkopfe findet sich eine querovale Netzhautpartie etwa von der Größe des Sehnervenkopfes, die dunkler rot gefärbt ist als die umgebende Retina. Diese Partie entspricht der Fovea centralis, der sog. Netzhautgrube. Die dunklere Färbung dieser Stelle kommt daher, weil das Pigmentepithel in ihrem Bezirke stärker pigmentiert ist und zudem wegen der Dünne der Netzhaut daselbst besser hindurchzuschimmern vermag. Am Rande der Fovea centralis wird das Licht deutlich reflektiert und es entsteht so ein ausgesprochener, unruhiger, weißer Reflexring. Dieser Ring umsäumt in der Regel die ganze Fovea centralis. Auch das Zentrum der Fovea, die sog. Foveola, reflektiert wie ein kleiner Hohlspiegel Licht, wodurch der zentrale punktförmige weiße Reflex zustande kommt.

Die Fovea centralis ist gefäßlos. Die zahlreichen nach ihr von allen Seiten zustrebenden Gefäßästchen, welche sowohl von den macularen Arterien, wie von den großen temporalen Netzhautarterien stammen, enden alle in der Gegend des Fovearandes.

Betrachtet man die Foveagegend im rotfreien Lichte, so zeigt sich, worauf Vogt[1]) zuerst hinweisen konnte, daß nicht, wie man früher annahm, das ganze Gebiet der Fovea centralis von gelbem Farbstoff durchtränkt ist, sondern nur ihr zentrales Drittel.

---

[1]) Vogt, A.: Ophthalmoskopische Untersuchungen der Macula lutea im rotfreien Licht. Klin. Monatsbl. f. Augenheilk. Bd. 66, S. 321. 1921.

Dioptrik.

Gesetzt der Fall, die Netzhaut eines Auges läge offen frei zutage ohne die vor ihr befindlichen brechenden Medien, und irgend ein leuchtender Punkt im Raume sende auf sie seine nach allen Seiten hin gleichmäßig ausstrahlenden Lichtstrahlen, was wäre die Folge?

Eine solche Netzhaut erhielte einen ganz diffusen Lichteindruck, denn auf alle Teile der ganzen Netzhaut würden ja, gleichmäßig verteilt, Strahlen des leuchtenden Punktes fallen. Einen einzelnen, genau begrenzten, leuchtenden Punkt würde demnach eine solche, frei zutage liegende Netzhaut nicht wahrnehmen können (Abb. 7a).

Träte ein zweiter leuchtender Punkt im Raume dazu, der ebenfalls seine Strahlen nach der freien Netzhaut hin sendete, so würde die Netzhaut dies nur als eine Verstärkung des bereits vorhandenen diffusen Lichteindruckes empfinden. Der zweite leuchtende Punkt würde ebensowenig wie der erste von der Netzhaut als leuchtender Punkt erkannt oder gar von dem ersten leuchtenden Punkte getrennt wahrgenommen (Abb. 7 a_1).

Man kann sich übrigens von der Richtigkeit dieser Angabe sehr leicht mittels einer Camera obscura, bei welcher man das Objektiv entfernt hat, überzeugen.

Damit ein leuchtender Punkt im Raume von unserer Netzhaut als solcher wahrgenommen werde, damit er im weiteren von anderen leuchtenden Punkten unterschieden, also getrennt wahrgenommen und empfunden werden könne, müssen vor allem zwei Bedingungen erfüllt sein.

1. *Der Netzhaut muß ein lichtbrechender, dioptrischer Apparat so vorgelegt sein, daß das von jedem einzelnen leuchtenden Punkte ausgehende Strahlenbündel wieder gesammelt und zu je einem scharfen, entsprechend gelagerten Bildpunkte direkt auf der Netzhaut vereinigt wird* (Abb. 7b und b_1).

2. *Es muß die Netzhaut selbst aus zahlreichen für sich relativ selbständigen, lichtempfindlichen Elementen zusammengesetzt sein, welche einzeln und isoliert vom Lichte reizbar und zudem in der Lage sind, diesen Reizzustand, ohne ihn auf die umgebenden Elemente zu übertragen, nach dem Zentralorgane, der Occipitalrinde hin fortzupflanzen.*

Diesen beiden Bedingungen genügt das menschliche Auge: Die *Hornhaut* und die *Linse* (daneben in geringerem Grade auch Kammerwasser und Glaskörper) stellen den vor der Netzhaut aufgestellten *dioptrischen Apparat* dar, welcher bei normalen Augen imstande ist, Strahlen, die von den verschiedensten, fern im Raume gelegenen Punkten ausgehen, wieder zu einzelnen, entsprechend gelagerten Bildpunkten auf der Netzhaut zu vereinigen.

Aber auch die zweite Bedingung, der mosaikartige Bau der lichtempfindlichen Platte, der Netzhaut, ist im menschlichen Auge erfüllt. Die Neuroepithelien, die Stäbchen und Zapfen, stellen die geforderten, isoliert durch Licht reizbaren Nervenelemente dar, welche unabhängig voneinander ihre Reizzustände durch die bipolaren und Ganglienzellen hindurch in den Sehnervenfasern nach dem Occipitalhirne fortpflanzen können und so ein getrenntes Sehen vieler auf der Netzhaut sich abbildenden Punkte, ja die deutliche Wahrnehmung ganzer Gegenstände, welche sich aus zahllosen Punkten zusammensetzen, ermöglichen.

Den feineren Bau der Netzhaut behandelt die *Anatomie.* Über die Art und Weise, wie wohl die einzelnen Lichteindrücke isoliert zentralwärts geleitet und

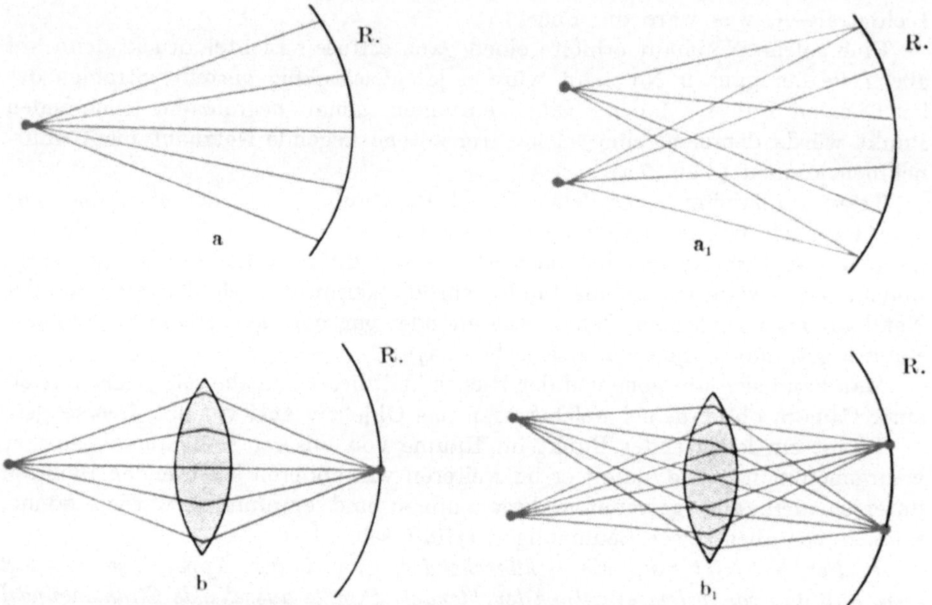

Abb. 7. Wirkung der Strahlen, die von einem oder von zwei leuchtenden Punkten im Raume ausgehen und die *offen zutage liegende* (a und a_1), sowie die mit einem vorgelagerten, dioptrisch wirkenden Körper (Linse) bewaffnete Retina (R.) treffen (b und b_1). Bei a entsteht nur ein einfacher diffuser Lichtreiz, bei a_1 wird dieser Lichtreiz verstärkt, erst bei b und b_1 werden einzelne Punkte wahrgenommen.

daselbst gesondert wahrgenommen werden, hat die *Physiologie* Aufschluß zu geben. Hier soll ausschließlich der *dioptrische Apparat* besprochen werden, welcher der Netzhaut vorgelagert sein muß, damit dieselbe imstande sei, nicht nur diffusen Lichtreiz, sondern auch sowohl isolierte leuchtende Punkte als auch ferngelegene Gegenstände wahrzunehmen. *Die Leistungen, die Stärke dieses dioptrischen Apparates, bei Ruhelage des Auges, nennen wir die Refraktion des Auges.*

Damit ein *einfach dioptrisch* wirkender Körper, z. B. eine *Linse,* Strahlen, die von einem Punkte ausgehen und ihn treffen, wieder in einem Punkte vereinigt, muß derselbe folgende Eigenschaften haben:

1. Er muß *durchsichtig* und *gleichartig*, d. h. in allen seinen Teilen von gleichem Brechungsexponenten sein.

2. Seine brechende Fläche muß *sphärisch*, d. h. kugelförmig gekrümmt sein.

Eine so beschaffene Linse wird Strahlen, die von Unendlich, also von weiter Ferne kommen und demnach parallel auf sie auffallen, in irgendeinem Punkte hinter ihr vereinigen. Dieser Vereinigungspunkt heißt der *Brennpunkt* der Linse und liegt derselben um so näher, je stärker sie ist. Bei einer *Linse* von *1 Dioptrie* Brechkraft liegt der Brennpunkt in einer Entfernung von einem Meter hinter ihr. Bei einer Linse von 2 resp. 5 Dioptrien findet er sich in 50 resp. 20 cm Abstand. Der Brennpunktsabstand steht also im umgekehrten Verhältnis zur Linsenstärke und man erhält ihn ohne weiteres, indem man die Dioptrienzahl der Linse in 1 Meter, also in 100 cm dividiert.

Senden nun die zahlreichen Punkte, welche einen ferngelegenen Gegenstand zusammensetzen, ihre Strahlen auf eine Linse aus, so wird das Bild dieses Gegenstandes in einer Ebene entworfen, die senkrecht steht im Brennpunkte auf dem Achsenstrahl, d. h. auf jener Linie, welche den optischen Mittelpunkt der Linse mit ihrem Brennpunkte vereinigt. Man nennt diese Ebene die *Brennebene* (Abb. 8, B. E.).

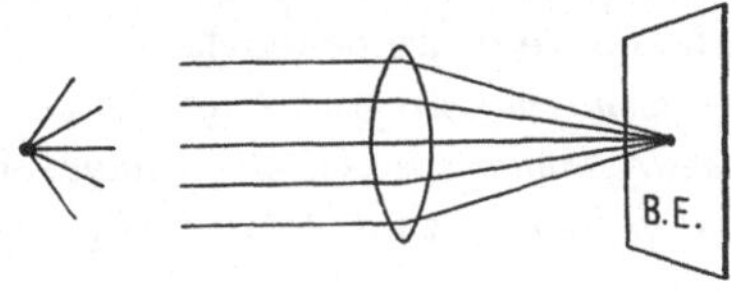

Abb. 8. Brennebene, B. E. Die Ebene, welche im Brennpunkte senkrecht auf dem Achsenstrahl (Gerade, welche den Brennpunkt mit dem optischen Mittelpunkte der Linse verbindet) errichtet ist.

Vor der menschlichen Netzhaut findet sich nun allerdings nicht eine *einfache* Konvexlinse, wie in einer Camera obscura oder in einem einfachen photographischen Apparate, sondern ein *zusammengesetztes dioptrisches System*. Ein solches System entsteht durch Hintereinanderordnen mehrerer linsenartiger Körper. Im Auge werden dieselben dargestellt durch die Hornhaut wie durch die Linse, in geringerem Maße auch durch den Glaskörper und die Kammerflüssigkeit.

Welche Eigenschaften muß nun ein richtig funktionierendes zusammengesetztes dioptrisches System besitzen?

Wie die einfache Linse, so muß auch jeder Teil des zusammengesetzten Systems Durchsichtigkeit und Gleichheit und kugelförmige Begrenzungsfläche aufweisen. Im ferneren müssen die optischen Mittelpunkte der einzelnen dioptrischen Komponenten auf einer *Geraden* liegen, d. h. das dioptrische System muß *zentriert* sein, und schließlich sollen die störenden Randstrahlen, die unter zu großem Einfallswinkel auffallen, vom Systeme abgehalten, d. h. abgeblendet werden.

Wie die einzelne Linse, so hat auch das ganze kombinierte dioptrische System einen Brennpunkt und eine Brennebene. In diesem Brennpunkte vereinigen sich alle von einem fernen Punkte kommenden, also parallel auffallenden Strahlen, und in der Brennebene, d. h. in der Ebene, die senkrecht auf der Verbindungslinie von Brennpunkt und den verschiedenen optischen Mittelpunkten der dioptrisch wirkenden Komponenten errichtet ist, wird das verkleinerte umgekehrte Bild der fernen Gegenstände abgebildet.

Das dioptrische System des menschlichen Auges erfüllt im großen ganzen diese theoretisch aufgestellten Forderungen. Die verschiedenen brechenden

Medien zeigen im normalen menschlichen Auge in ihren zentralen Teilen, die allein zur optischen Wirkung gelangen, annähernd kugelförmige Wölbung. Sie sind durchsichtig und gleichartig und sind auch annähernd zentriert. Auch für eine zweckentsprechende Abblendungseinrichtung ist durch die Regenbogenhaut mit der automatisch spielenden Pupille gesorgt.

Wir nennen nun ein Auge *emmetrop* (von ἐμ-μετρος = im richtigen Maß, und ὤψ = Gesicht), *wenn seine Netzhaut in der Brennebene seines dioptrischen Systemes aufgestellt ist*, wenn die Netzhaut sich also gerade dort befindet, wo vom dioptrischen Apparate ein scharfes, allerdings verkleinertes und umgekehrtes Bild der *fernen* Außenwelt entworfen wird. *Emmetropie* besagt also keinesfalls, daß das betreffende Auge eine bestimmte Länge oder eine bestimmte Brechkraft seines dioptrischen Apparates aufweise, sondern lediglich, *daß zwischen dioptrischer Kraft und Länge des Auges ein richtiges Verhältnis bestehe in der Weise, daß in jedem Fall das Bild der fernen Außenwelt gerade auf der Netzhaut entworfen werde.* Emmetrope Augen können in ihrer Länge ganz merklich voneinander differieren, ebenso wie in ihrer Brechkraft. Sind sie etwas länger, so wird eben die Kraft ihres dioptrischen Systems etwas geringer sein müssen und umgekehrt.

Ein emmetropes Auge kann also in seiner Ruhelage ohne sich im geringsten anzustrengen, lediglich infolge seines richtigen Verhältnisses von Brechkraft zur Länge scharf und deutlich in die Ferne sehen.

Welche Stärke muß nun das dioptrische System des menschlichen emmetropen Auges aufweisen, um gerade auf der Netzhaut das scharfe Bild der fernen Außenwelt zu entwerfen?

Die nötige Brechkraft eines emmetropen Auges ist, wie bereits erwähnt, durchaus variabel, je nach der Länge des Bulbus. Je länger der Bulbus, desto schwächer die Brechkraft, und umgekehrt. Die Länge des emmetropen Auges ist keine Konstante, sie variiert um einige Millimeter nach oben und unten von 24 mm. Wir können daher der Einfachheit halber annehmen, die Länge des normalen menschlichen Auges betrage im Durchschnitt 2 cm. In diesem Falle müßte die nötige Brechkraft des dioptrischen Systemes 50 Dioptrien betragen. Von diesen 50 Dioptrien kämen ungefähr 40 Dioptrien auf die Hornhaut und etwa 10 Dioptrien auf die Linse zu stehen. Der Hornhaut kommt also die Hauptaufgabe der dioptrischen Leistung zu. In *Wirklichkeit* variiert die Länge des normalen Auges innerhalb gewisser Grenzen, infolgedessen variiert auch die Brechkraft der Cornea beim normalen Auge innerhalb von wenigstens 10 Dioptrien.

Nicht alle Strahlen, welche in unser Auge gelangen, kommen aus größerer Ferne, sind also parallel, sondern viel häufiger wird unser Auge von Strahlen getroffen, die von nahe gelegenen Punkten, Linien oder Gegenständen ausgehen und an das Auge nicht parallel, sondern divergent herantreten.

Wie steht es mit dem Sehen von solchen nahen Punkten und Objekten?

Zum Verständnis dieser Verhältnisse ist es gut, sich die bekannten Linsengesetze kurz wieder in Erinnerung zu rufen. Dieselben lauten (Abb. 9):

1. Strahlen, die von einem fernen leuchtenden Punkte kommen und auf eine Konvexlinse fallen, vereinigen sich zu scharfem Punkte im Brennpunkte der Linse.

2. Rückt der leuchtende Punkt aus der unendlichen Ferne näher gegen die Linse, so treffen seine Strahlen dieselbe nicht mehr parallel, sondern divergent. Ein Teil der Brechkraft der Linse wird verbraucht werden, um die divergenten Strahlen zuerst wieder parallel zu machen, der Rest wird dann nicht mehr genügen können, die nun parallelen Strahlen schon im Brennpunkte zu vereinigen. Die Vereinigung erfolgt daher erst später, weiter hinten vom Brennpunkte. Je näher nun der leuchtende Punkt der Linse rückt, desto divergenter treffen sie seine Strahlen, desto mehr Linsenbrechkraft wird verbraucht, um die immer divergenter werdenden Strahlen zuerst parallel zu machen, um so weniger bleibt übrig, um die nun parallelen Strahlen zur Konvergenz zu zwingen, so daß als notwendige Folge des Näherrückens des leuchtenden Punktes eine Entfernung des Vereinigungspunktes der Strahlen vom Brennpunkte resultiert.

3. Befindet sich der leuchtende Punkt in der doppelten Brennpunktsdistanz *vor* der Linse, so findet die Strahlenvereinigung statt in der doppelten Brennweite *hinter* der Linse.

4. Findet sich der leuchtende Punkt zwischen einfacher und doppelter Brennweite vor der Linse, so liegt der Vereinigungspunkt der Strahlen zwischen doppelter Brennweite und unendlich hinter der Linse.

5. Tritt der leuchtende Punkt in den vorderen Brennpunkt, so treffen seine Strahlen die Linse so stark divergent, daß die ganze Brechkraft der Linse nötig ist, sie parallel zu machen. Die Strahlen vereinigen sich daher erst in der Unendlichkeit, d. h. sie treten parallel aus.

6. Tritt der leuchtende Punkt noch näher an die Linse heran, so ist die Divergenz seiner Strahlen so bedeutend, daß die Linsenbrechkraft nicht mehr ausreicht, um sie parallel zu machen, sie werden daher auch *nach* dem Austritte aus der Linse noch divergent sein, nur in viel geringerem Grade, so daß ein reelles Bild des leuchtenden Punktes verunmöglicht wird.

Nehmen wir statt eines leuchtenden Punktes einen leuchtenden Gegenstand, so liegen die Verhältnisse ganz ähnlich (Abb. 10). Man kann sich in jedem Falle mit Leichtigkeit die Lage und Größe des entsprechenden Bildes konstruieren. Man muß nur daran festhalten, daß jeder Strahl des leuchtenden Objektes, der durch den optischen Mittelpunkt der Linse geht, sich ungebrochen fortpflanzt und daß jeder Strahl, der parallel dem Achsenstrahle die Linse trifft, durch deren Brennpunkt weiter zieht.

Ganz gleich wie bei der einfachen Linse verhält es sich nun auch bei dem komplizierteren dioptrischen Systeme des Auges. Je näher ein leuchtender Punkt oder Gegenstand dem Auge kommt, desto divergenter treffen seine Strahlen das Auge, desto mehr Brechkraft des dioptrischen Systemes wird verbraucht werden, um die immer divergenter werdenden Strahlen zu parallelen umzuformen, um so weniger Brechkraft bleibt übrig, um die parallel gemachten Strahlen zur Konvergenz und zur Vereinigung auf der Netzhaut zu bringen. Je näher der leuchtende Punkt oder Gegenstand dem Auge sich findet, um so weiter hinter dem Auge, hinter der Netzhaut, kommt es zur Vereinigung der Strahlen zum Punkte oder zum Bilde. Auf der Netzhaut selbst erscheinen die Punkte in Zerstreuungskreisen und die Gegenstände in unscharfen, immer undeutlicheren Bildern.

Hieraus folgt nun für das *emmetrope*, menschliche Auge, daß dasselbe nicht *gleichzeitig* deutlich in die Ferne und in die Nähe sehen kann. Es ist das

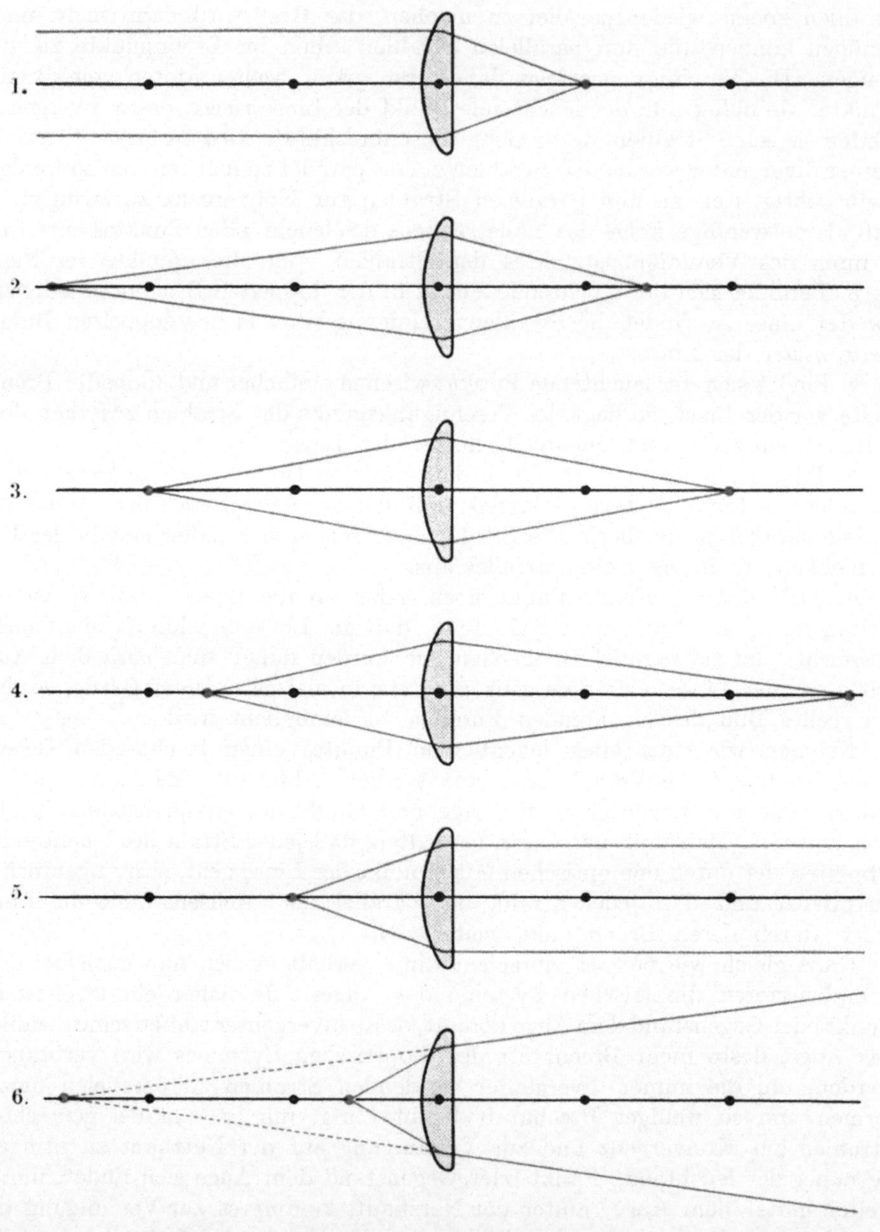

Abb. 9. Linsengesetze
für Strahlen, die von einem leuchtenden *Punkte* im Raume ausgehen und eine Linse treffen. Liegt der leuchtende Punkt in Unendlich, d. h. in weiter Ferne, so vereinigen sich seine auf die Linse fallenden Strahlen im Brennpunkte. Je mehr der Punkt der Linse sich nähert, desto weiter hinter der Linse ist der Vereinigungspunkt seiner Strahlen.

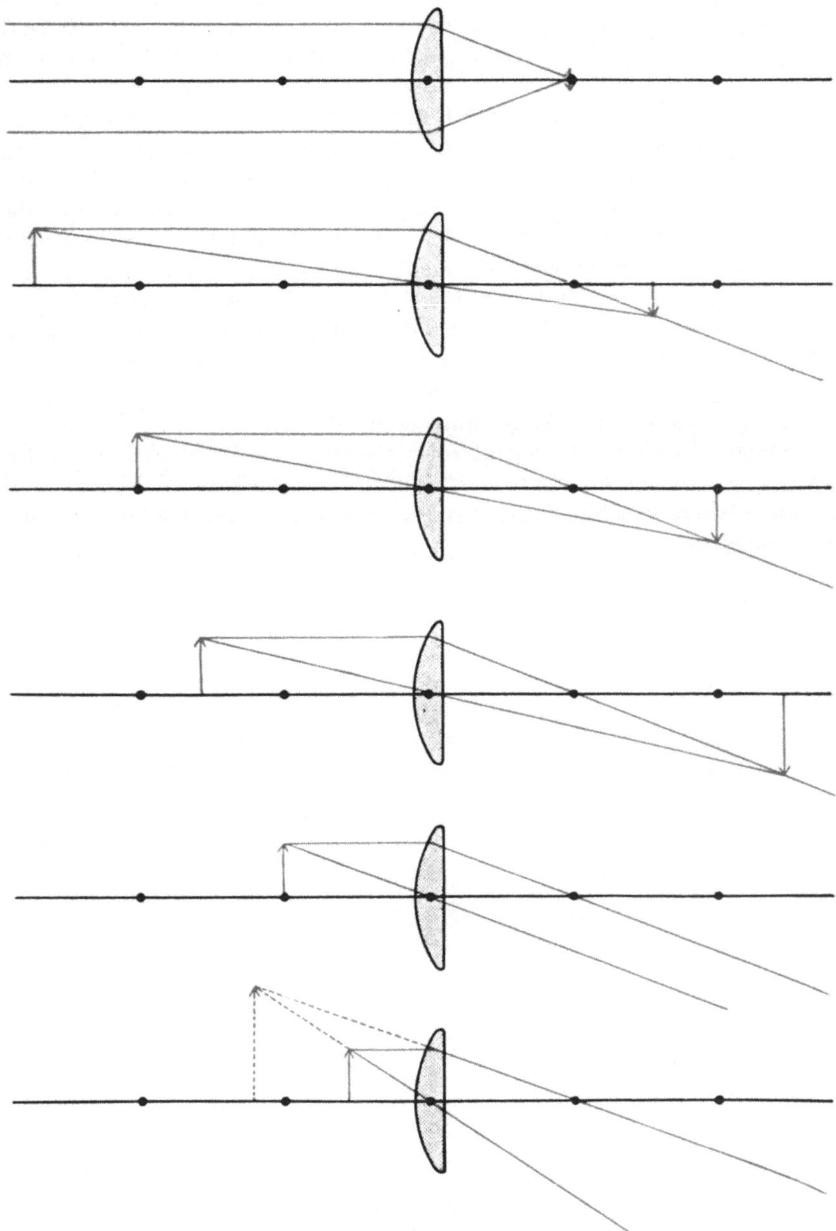

Abb. 10. Linsengesetze
für Strahlen, die von einem leuchtenden *Gegenstande* im Raume ausgehen und eine Linse treffen. Liegt der leuchtende Gegenstand in Unendlich, d. h. in weiter Ferne, so vereinigen sich seine auf die Linse fallenden Strahlen zu einem kleinen umgekehrten Bilde in der Brennebene. Je mehr der Gegenstand der Linse sich nähert, desto weiter hinter der Linse wird das sich stetig vergrößernde, umgekehrte Bild des leuchtenden Gegenstandes entworfen.

emmetrope Auge nur dann in der Lage, deutlich in die Nähe zu sehen, wenn es entweder imstande ist, sich nach hinten zu verlängern, um so seine Netzhaut an den Ort der Strahlenvereinigung zu bringen, oder wenn es seine Refraktion auf irgend eine Weise erhöht, um so trotz der Divergenz der auffallenden Strahlen eine Vereinigung derselben auf der Netzhaut selbst zu erzwingen. Die erste Selbsthilfe zum Deutlichsehen naher Gegenstände ist eine rein imaginäre. Das menschliche Auge ist nicht imstande, sich willkürlich nach hinten zu verlängern. Allerdings sieht man auch beim menschlichen Auge im Laufe der Entwicklung recht häufig eine Verlängerung des Auges nach hinten eintreten und damit eine Einstellung auf Nahedistanzen sich bilden. Eine solche Verlängerung ist aber dann *definitiv* und *irreparabel*, solche Augen, man nennt sie kurzsichtige, können nicht wieder verkürzt und für die Ferne eingestellt werden.

Das emmetrope Auge muß also, um deutlich in die Nähe sehen zu können, seine Refraktion auf irgend eine Weise verstärken, und zwar um so mehr, je näher dem Auge der leuchtende und zu fixierende Gegenstand sich befindet.

Ein menschliches Auge kann nun seine Refraktion dadurch verstärken, daß es seinen Ciliarmuskel kontrahiert, wodurch die Linse eine Vermehrung des Brechungsexponenten und gleichzeitig eine stärkere Wölbung erfährt, womit eine stärkere Brechkraft gegeben ist. Wir nennen diesen letzteren Vorgang die *Akkommodation*.

Brillenlehre.

Brillengläser und brillenartige optische Einrichtungen werden in der Augenheilkunde teils zum Schutze gegen von außen kommende schädigende Einflüsse, teils zur Korrektur optischer Fehler des Sehorganes benützt. Wir können *fünf Arten von Brillengläsern* unterscheiden:

1. Plangläser.
2. Sphärische Gläser.
3. Zylinderförmige Gläser.
4. Prismatische Gläser.
5. Gläservorrichtungen, die dazu dienen, *unregelmäßige* Krümmungen der Hornhaut zu korrigieren, oder hochgradig schwachsichtigen Augen bessere Sehschärfe zu verschaffen. Hierher gehören: das *Kontaktglas*, das *hyperbolische Glas*, das *Hydrodiaskop*, die *Fernrohrbrille* usw.

I. Plangläser.

Plangläser (Abb. 11) sind einfache Fenstergläser, deren beide Flächen einander parallel laufen. Lichtstrahlen, welche durch solche Plangläser gehen, werden nicht wesentlich beeinflußt. Sie erleiden, falls sie schräg auffallen, nur eine leichte seitliche Verschiebung, denn der einfallende Strahl wird im Einfallspunkte etwas dem Einfallslote zugebrochen und beim Austrittspunkte, beim Übergang in ein optisch weniger stark brechendes Medium, vom Einfallslote um den gleichen Betrag wieder abgebrochen. Alle senkrecht auffallenden Strahlen gehen jedoch ungebrochen durch das Glas hindurch.

Es ist für die optische Wirkung dieser Gläser gleichgültig, ob die beiden Flächen derselben völlig plan sind, oder ob sie eine gewisse muschelförmige oder zylindrische Krümmung aufweisen, vorausgesetzt, daß die Krümmung beider Flächen identisch ist bzw. daß die beiden Flächen sich also immer parallel laufen. Die Brechkraft der konvexen Vorderfläche wird durch die zerstreuende Wirkung der konkaven Hinterfläche wieder aufgehoben. Solche stark gekrümmten Plangläser heißen; *einfache Muschelgläser*.

Die *farblosen Plan-* oder *einfachen Muschelgläser* werden benützt zum Schutze des Auges vor unbelebten und belebten Fremdkörpern. Sie werden also getragen von Automobilisten, von Arbeitern der verschiedensten Gewerbe, bei welchen leicht Fremdkörper das Auge lädieren können. Dann benützt man aber auch solche einfachen Muschelgläser, indem man sie mittels Leinwandstreifen und Collodium auf ein Auge klebt, um dasselbe gegen Infektion von seiten des andern, z. B. an Blennorrhöe oder Diphtherie erkrankten Auges zu schützen.

Nicht immer haben wir die menschlichen Augen nur gegen Fremdkörper belebter oder unbelebter Art zu schützen, sehr häufig handelt es sich darum, von kranken oder gesunden Augen allzu starkes Licht oder bestimmte Strahlen des Lichtes fernzuhalten. Um diesen Zweck zu erreichen müssen wir verschieden gefärbte, einfache Muschelgläser verordnen. Zum Schutze gegen die allzu große Lichtmenge im allgemeinen verwendet man am besten die *rauchgrauen* sog. *Fumé-Gläser*, welche in verschiedenen Abstufungen zu haben sind (A, B, C). Solche Fumégläser werden demnach verordnet bei Lähmung der Pupille, also vor allem überall da, wo Atropin verordnet wird, ferner bei sehr lichtscheuen Augen, also bei Augen, die an Keratitis, Iritis, Cyclitis, Uveitis usw. leiden.

Will man an allererster Stelle die ultravioletten Strahlen des Sonnenlichtes oder unserer künstlichen Lichtquellen von unserem Auge fernhalten, so wird man am besten die grünlichgelben Gläser, die zuerst von Dr. Fieuzal angegeben wurden, verordnen. In den letzten Jahren sind noch bessere derartige Gläser auf den Markt gekommen, es sind dies die sog. *Enixanthos* (Rodenstock), die *Hallauergläser* (Nitsche und Günther) von Dr. Hallauer in Basel und die *Euphosgläser* von Dr. Schanz in Dresden.

Solche Schutzgläser gegen ultraviolettes Licht sind nötig für Techniker, die viel mit starken elektrischen Lichtquellen, besonders bei Kurzschlußgefahr zu tun haben, ferner für Alpinisten, da in den Höhenregionen die ultravioletten Strahlen eine viel größere Rolle spielen, und schließlich bei gewissen Erkrankungen der Netzhaut und Aderhaut, welche empfindlicher auf die im normalen Licht vorhandenen ultravioletten Strahlen sind, und bei an Star Operierten, welche nicht mehr in der Lage sind, die ultravioletten Strahlen durch ihre Linse abzufiltrieren. Die *blauen* Schutzgläser, die früher so beliebt waren, sind kaum mehr gebräuchlich, da sie gerade die ultravioletten Strahlen ungehindert passieren lassen.

II. Sphärische Gläser.

Sphärische Gläser (Abb. 11) stellen Abschnitte oder partielle Abgüsse von durchsichtigen, kugelförmigen Körpern dar. Man unterscheidet demgemäß *sphärische Konvex-* und *sphärische Konkavgläser.*

1. Sphärische Konvexgläser sind Abschnitte von Glaskugeln. Man nennt sie auch Linsen, Sammellinsen oder Brenngläser. Sie haben die Eigenschaft, Strahlen, welche von einem ferngelegenen, leuchtenden Punkte ausgehen und daher parallel auf sie auffallen, in einem bestimmten Punkte hinter sich zu sammeln. Dieser Sammlungspunkt heißt *Brennpunkt* oder *Fokus.* Die Mitte der Linse heißt *optischer Mittelpunkt.* Die Gerade, welche durch Brennpunkt und optischen Mittelpunkt geht, heißt *optische Achse* oder *Achsenstrahl.* Die Entfernung des Brennpunktes vom optischen Mittelpunkte der Linse ist die *Brennweite.* Die Brennweite steht in einem umgekehrten Verhältnisse zur Krümmung, d. h. zur Stärke der Linse. Je stärker die Linse gekrümmt ist, desto kürzer und kleiner wird die Brennweite und umgekehrt.

Strahlen, die von den einzelnen Punkten eines ferngelegenen *Gegenstandes* ausgehen, werden von einer Linse zu einem umgekehrten, verkleinerten, scharfen Bilde in einer Ebene vereinigt, welche im Brennpunkte senkrecht steht auf dem Achsenstrahl. Diese Ebene heißt *Brennebene.* Strahlen, die von einem

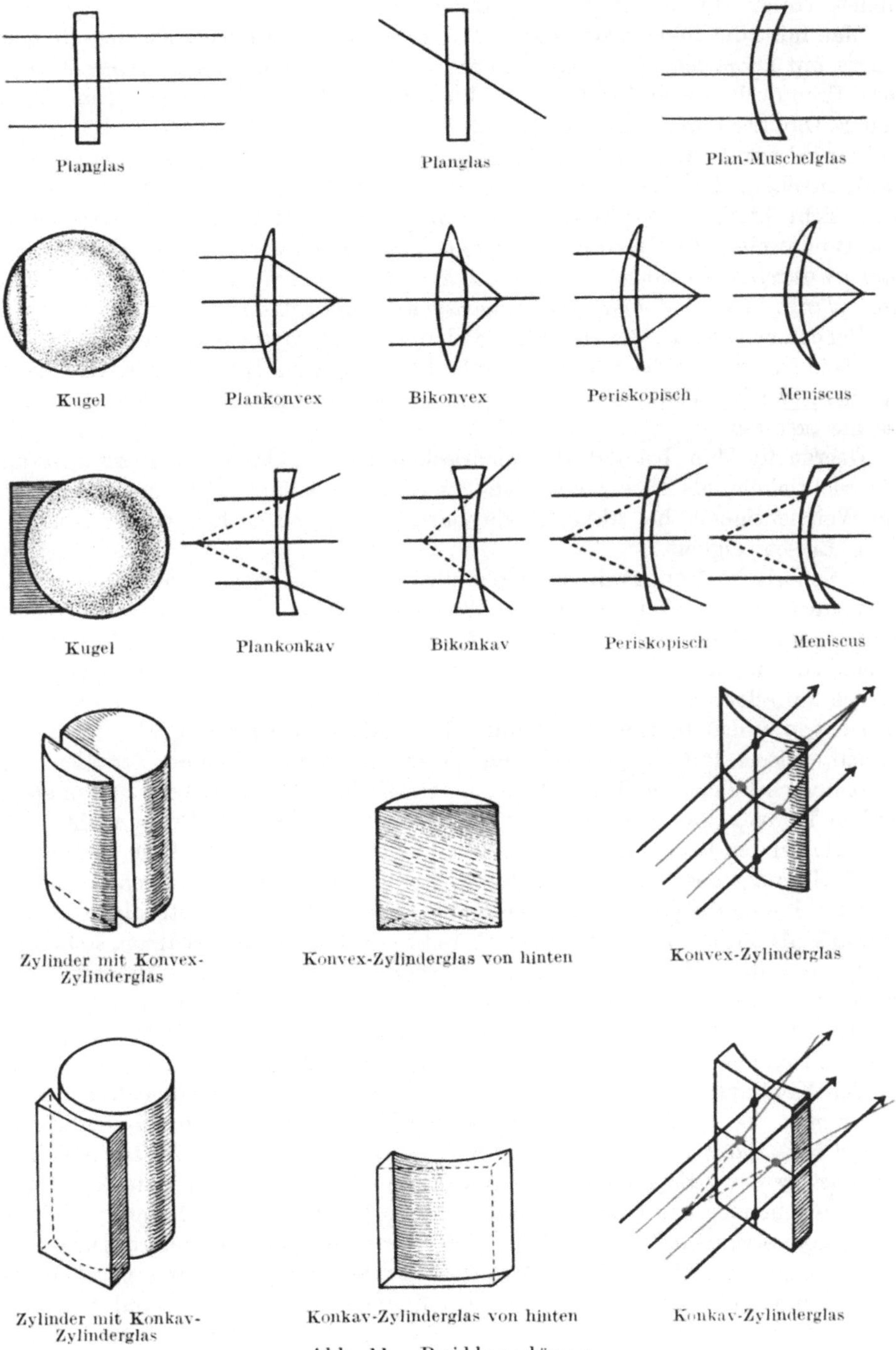

Planglas Planglas Plan-Muschelglas

Kugel Plankonvex Bikonvex Periskopisch Meniscus

Kugel Plankonkav Bikonkav Periskopisch Meniscus

Zylinder mit Konvex-Zylinderglas Konvex-Zylinderglas von hinten Konvex-Zylinderglas

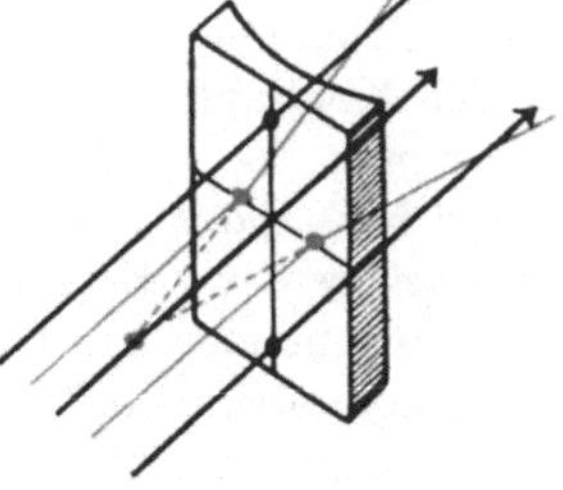

Zylinder mit Konkav-Zylinderglas Konkav-Zylinderglas von hinten Konkav-Zylinderglas

Abb. 11. Brillengläser.

leuchtenden Punkte ausgehen, welcher sich im Brennpunkte der Linse befindet, treten durch die Linse parallel aus.

Man mißt die Brechkraft unserer Linsen wie die Refraktion des menschlichen Auges mit *Dioptrien*. Eine Konvexlinse besitzt die Stärke von *1 Dioptrie*, wenn ihre Brennweite, also ihr Brennpunktsabstand, *1 Meter* beträgt. Eine Linse von 2 Dioptrien muß die Lichtstrahlen doppelt so stark brechen. Die Brennweite wird nur $\frac{1}{2}$ Meter betragen. Eine Linse von 10 Dioptrien muß zehnmal so stark brechen, ihre Brennweite wird nur $^1/_{10}$ Meter also 10 cm betragen usw. Man sieht hierbei sehr deutlich das umgekehrte Verhältnis von Brechkraft und Brennweite. *Die jeweilige Brennweite wird gefunden, wenn man die Dioptrienzahl der betreffenden Linse in 1 Meter, d. h. in 100 cm dividiert.* Man unterscheidet nun *plankonvexe* und *bikonvexe* sphärische Konvexgläser.

Bei den ersteren ist die eine Fläche plan, die andere konvex, bei den letzteren sind beide konvex nach entgegengesetzter Richtung hin. Die letzteren (Bi-Gläser) brechen, gleiche Wölbung der konvexen Fläche vorausgesetzt, doppelt so stark als die ersteren.

Gebrauch: Man benützt die sphärischen Konvexgläser zur Korrektur der Übersichtigkeit, als Ersatz der defekten oder fehlenden Akkommodation, also bei Weitsichtigkeit, bei Akkommodationslähmung und schließlich bei Aphakie, d. h. Linsenlosigkeit.

2. Sphärische Konkavgläser. Sie stellen einen gläsernen Abguß eines Kugelsegmentes dar. Ihre Wirkung ist der Wirkung der Konvexgläser entgegengesetzt, man nennt sie daher auch Zerstreuungslinsen. Sie haben die Eigenschaft, Strahlen, welche von einem ferngelegenen, leuchtenden Punkte ausgehen und daher parallel auf sie auffallen, so zu zerstreuen, d. h. so divergent austreten zu machen, als ob sie von einem bestimmten Punkte in endlicher Entfernung vor ihnen herkämen. Dieser Punkt, von welchem die divergent austretenden Strahlen herzukommen scheinen, heißt der *Brennpunkt*. Er liegt im Gegensatz zu den sphärischen Konvexgläsern nicht *hinter*, sondern *vor* dem Glase. Er ist nicht wirklich, wie bei den Konvexgläsern, sondern imaginär. Auch hier ist die Brennweite die Entfernung des optischen Mittelpunktes der Linse vom imaginären Brennpunkte. Treten die parallel auf eine Konkavlinse auffallenden Strahlen so divergent aus, als ob sie von einem Punkte 1 Meter *vor* dem Glase herkämen, so beträgt die Brennweite 1 Meter, wir haben eine Zerstreuungslinse von 1 Dioptrie. Zerstreut die Linse doppelt so stark, so daß die Strahlen, die parallel auffallen, so divergent austreten, als ob sie von einem Punkte von nur $\frac{1}{2}$ Meter vor der Linse herkämen, so haben wir eine Konkavlinse von 2 Dioptrien usw. Auch bei den Konkavlinsen kann man die Dioptrienzahl mit Leichtigkeit bestimmen, *indem man die Brennweite der Zerstreuungslinse in 100 cm dividiert und umgekehrt kann durch Division der Dioptrienzahl in 100 cm die Brennweite der Linse berechnet werden.* Es zeigt sich wiederum deutlich das umgekehrte Verhältnis von zerstreuender Kraft und Brennweite auch bei den Konkavlinsen. Strahlen, die so konvergent auffallen, daß sie sich, wenn sie nicht verändert würden, in der Brennpunktsdistanz hinter der Linse treffen würden, treten parallel aus.

Man unterscheidet auch bei den Konkavlinsen *plankonkave* und *bikonkave* Linsen, je nachdem nur die eine oder beide Linsenflächen konkav sind. Auch hier besitzt die bikonkave Linse doppelte Zerstreuungskraft wie die plankonkave.

Gebrauch: Man benützt die sphärischen Konkavgläser ausschließlich zur Korrektion der Kurzsichtigkeit.

Will man rasch erkennen, ob eine Linse *konvex* oder *konkav* ist, so braucht man nur durch dieselbe hindurch einen bestimmten Gegenstand zu betrachten und die Linse seitlich hin und her zu verschieben. Bewegt sich der fixierte Gegenstand im gleichen Sinne wie die Linse, dann haben wir es mit einem Konkavglase zu tun, bewegt er sich im umgekehrten Sinne, dann ist die Linse konvex, bewegt er sich gar nicht, dann haben wir ein Planglas vor uns. Diese Erscheinung erklärt sich durch die prismatische Verschiebung, welche alle sphärischen Gläser, wenn sie exzentrisch dem Auge vorgesetzt werden, bewirken. Man benützt diese Eigenschaft häufig, um mit Hilfe des Brillenkastens die Art und Stärke eines vorgelegten Brillenglases zu fixieren, indem man die zu bestimmenden Gläser mit immer stärkeren Nummern der entgegengesetzten Art kombiniert, bis die durch die hin und her bewegten Gläser betrachteten Gegenstände stillstehen.

Im übrigen bestimmt man die Brechkraft eines Glases auch sehr bequem und rasch mit eigens zu diesem Zweck konstruierten feinen Apparaten, den sog. *Sphärometern*. Drückt man ein Glas auf die 3 Stifte eines Sphärometers gleichmäßig an, so gibt uns der Zeiger des Apparates unmittelbar die Brechkraft des Glases in Dioptrien an (Abb. 12).

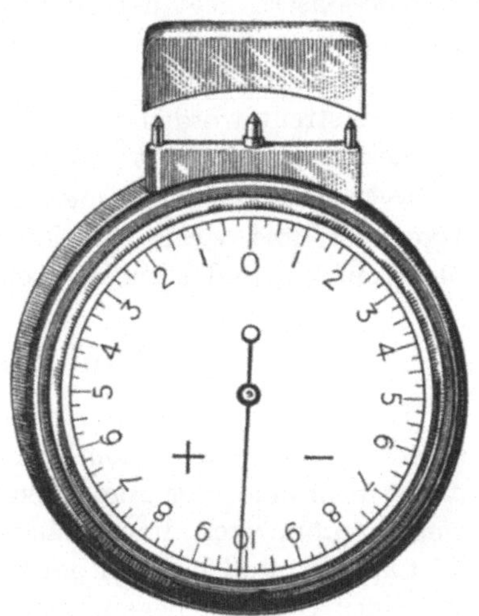

Abb. 12. Sphärometer zur Bestimmung der Brechkraft von Linsen resp. Brillengläsern.

III. Zylindergläser.

Zylindergläser (Abb. 11) stellen Segmente oder partielle Abgüsse von gläsernen, zylinderförmigen Körpern dar. Sie haben die Eigenschaft, Strahlen, welche entlang ihrer Achse auffallen, unverändert hindurch zu lassen, während sie alle Strahlen, die sie senkrecht zur Achse treffen, je nach dem Grade ihrer Krümmung verändern. Man unterscheidet wie bei den sphärischen Gläsern *Konvexzylinder* und *Konkavzylinder*.

1. **Konvexzylinder** sind gläserne Zylindersegmente. Bei jedem Zylinder unterscheidet man die *Achse* und den *Querschnitt*, welcher einen Kreis bildet. Je kleiner der Radius des Zylinderquerschnittes ist, von welchem das Konvexzylinderglas ein Segment darstellt, desto stärker ist die Brechkraft des Zylinders, d. h. um so stärker werden die Strahlen, welche senkrecht zur Achse auffallen, zusammengebrochen. Der Punkt, in welchem parallele Strahlen, die senkrecht zur Achse auffallen, sich vereinigen, nennt man den Brennpunkt des Zylinderglases. Liegt derselbe 1 Meter hinter dem Glase, so haben wir es zu tun mit einem Konvexzylinder von 1 Dioptrie, liegt er ½ Meter hinter dem Zylinder, so ist es ein Konvexzylinder von 2 Dioptrien usw. ganz ähnlich wie bei den sphärischen Konvexlinsen. Der Unterschied zwischen sphärischem und zylindrischem Konvexglas besteht darin, daß beim sphärischen Konvexglas *sämtliche* parallel

auffallenden Strahlen im Brennpunkte vereinigt werden, während beim konvexen Zylinderglas nur *jener Teil* der parallel auffallenden Strahlen in dem Brennpunkte Vereinigung findet, welcher *senkrecht* zur Achse auffällt, während derjenige, welcher entlang der Achse das Zylinderglas trifft, unverändert, also parallel austritt.

2. **Konkavzylinder** stellen gläserne Abgüsse von Zylindersegmenten dar. Auch hier werden nur jene Strahlen zerstreut, welche senkrecht zur Achse auffallen, während diejenigen, die entlang der Achse das Glas treffen, unverändert, also parallel, passieren. Je kleiner der Radius des Zylinderquerschnittes ist, von welchem das Konvexzylinderglas einen Abguß darstellt, desto stärker ist die zerstreuende Wirkung des Zylinders, d. h. um so stärker werden die Strahlen, die senkrecht zur Achse auffallen, zerstreut. Wie bei den sphärischen Konkavgläsern liegt der Brennpunkt des Zylinderglases *vor* demselben. Es ist der Punkt, von welchem die senkrecht zur Achse auffallenden, parallelen Strahlen her zu kommen scheinen, nachdem sie das Glas passiert haben und durch dasselbe zerstreut worden sind. Die Brennpunktsdistanz in 100 cm dividiert gibt die zerstreuende Kraft des Konvexzylinders in Dioptrien ausgedrückt an.

Gebrauch: Die Zylindergläser werden ausschließlich bei Astigmatismus verordnet, und zwar die Konvexzylinder zur Korrektur des hypermetropen, die Konkavzylinder zur Korrektur des myopen Astigmatismus.

Punktuell abbildende Gläser.

Trägt ein Auge ein Brillenglas, so gehört dieses Glas als integrierender Bestandteil mit zu dem kombinierten dioptrischen Systeme des Auges. Es muß daher auch einer der Hauptbedingungen genügen, welche an die Komponenten eines kombinierten dioptrischen Systemes gestellt werden, d. h. sein optischer Mittelpunkt muß mit den optischen Mittelpunkten der Hornhaut und der Linse auf einer Geraden liegen, mit anderen Worten, es muß richtig zentriert sein. Nur bei richtiger Zentrierung kann das Glas seine volle optische Qualität entfalten. Ein gut sitzendes Brillenglas ist nun in der Regel zentriert, solange das Auge ruhig geradeaus sieht. Sobald das Auge aber umherblickt, nach den Seiten, nach oben und unten, hört die Zentrierung des Brillenglases auf, da dasselbe sich ja nicht gleichzeitig mit dem Auge herumbewegt. Je mehr das Auge nach oben oder unten oder nach den Seiten hin vom optischen Mittelpunkte des Glases entfernt durch dasselbe hindurchblickt, um so undeutlicher wird es sehen, um so stärker wird die Verzeichnung des Netzhautbildes werden.

Erst in der letzten Zeit hat man mit vollem Erfolge versucht, die Brillengläser nicht bloß für das *ruhende* Auge zu konstruieren, sondern sie vor allem dem sich *bewegenden, um sich blickenden* Auge anzupassen.

Man glaubte anfänglich, dieses neue Ziel dadurch zu erreichen, daß man die sphärischen Gläser, einer Anregung, die schon von WOLLASTON 1804 ausging, folgend, gleichmäßig, leicht muschelförmig durchbog. So entstanden die sog. *periskopischen Gläser* (Abb. 11) mit einer konvexen Außenfläche und einer konkaven Innenfläche. Sie wurden fabrikmäßig mit einer für alle Gläser festen Grundkrümmung (1,25 D.) an der schwächer gekrümmten Seite angefertigt und bedeuten bereits einen wesentlichen Fortschritt gegenüber den Bi-Gläsern. Die Stärke des Glases ergab sich aus der Differenz der beiden Flächen.

Periskopische Gläser kommen heute praktisch weniger mehr zur Verwendung, da sie nur ganz ungenügend dem vorgesteckten Ziele entsprechen. An ihre Stelle traten die *Menisken* (Halbmuschelgläser) (Abb. 11). Die Menisken sind von bedeutend stärkerer Durchbiegung als die periskopischen Gläser, sie besitzen gewöhnlich eine gemeinschaftliche Grundkurve von 6,0 Dioptrien. (Alle positiven haben eine Zerstreuungsfläche von — 6,0 Dioptrien Wirkung und alle negativen Gläser haben eine positive Fläche von + 6,0 Dioptrien Wirkung.) Die Menisken bieten im allgemeinen ein größeres Blickfeld und geringere Verzeichnung bei schräger Blickrichtung, aber nur zufällig einmal zeichnet ein Glas aus der so entstandenen Gläserreihe auch beim Blick durch die Randteile völlig scharf.

Es haben demnach auch die *Menisken* das Ideal der völlig deutlichen Zeichnung bei schräger Blickrichtung bis zu 30° und 45° nicht erreicht. Diese Vollkommenheit blieb den „*punktuell abbildenden Gläsern*“, die zuerst von den Zeiss-werken in Jena unter dem Namen „*Punktalgläser*“ konstruiert und eingeführt wurden, vorbehalten.

Sphärische Punktalgläser sind sphärische Gläser, welche für die *verschiedenen* Brechkräfte, entsprechend genauen Berechnungen, *verschieden* stark durchgebogen sind, die also nicht alle eine *einzige* gemeinschaftliche Grundkurve besitzen. Sie sind infolgedessen in der Lage, auch dem sich bewegenden, also schräg durch das Glas hindurchsehenden Auge zu gestatten, völlig scharfe Bilder der fixierten Außenwelt zu erhalten. Die Durchbiegungen der Gläser sind also für *jede* Glasstärke so berechnet, daß die individuelle Fehlsichtigkeit in dem ganzen großen Blickfeld eine genaue und gleichmäßige Berichtigung erfährt. Punktalgläser geben scharfe Bilder in *allen* Teilen, von der Mitte bis zum Rande.

Während Konkavgläser bis zu den höchsten Nummern stets mit gleich gutem Erfolge entsprechend dem Zerstreuungsgrade des Glases durchgebogen werden können, liegen die Verhältnisse bei den Konvexgläsern anders. Konvexgläser über + 6,0 Dioptrien lassen sich ausschließlich durch Durchbiegung nicht mehr punktuell abbildend herstellen. Deshalb wird für die stärkeren Konvexgläser, speziell für die Stargläser, neben der für jede Dioptrienzahl genau berechneten Durchbiegung noch eine *asphärische Fläche* verwendet, indem man auf Grund eingehender Berechnungen von Prof. Gullstrand durch leichte Auftragung von Glasmaterial nach dem Rande hin die Gläser zunehmend „deformiert“, d. h. asphärisch macht (sphärisch-asphärische Gläser). Diese zum Teil durchgebogenen, zum Teil asphärisch nach dem Rande zu deformierten starken Konvexgläser heißen „Gullstrandsche oder *Katralgläser*“[1]). Solche Katralgläser müssen aber, wenn sie ihre volle Wirkung entfalten sollen, auch richtig angepaßt werden. Das Auge muß zentrisch vor dem Starglase stehen und der Augendrehpunkt im allgemeinen 25 mm vom Brillenscheitel entfernt sein, was man daraus ersieht, daß — zentrische Stellung vorausgesetzt — beim Blick geradeaus die Entfernung zwischen Hornhaut- und innerem Brillenscheitel 12 mm beträgt. Zweckmäßig wird der verordnende Augenarzt nach der in Upsala durchgeführten Übung ständig die Erfüllung dieser beiden Bedingungen eines richtigen Brillensitzes kontrollieren.

---

[1]) v. Rohr, M.: Über Gullstrandsche Starbrillen mit besonderer Berücksichtigung der Korrektion von postoperativen Astigmatismen. Ber. üb. d. 36. Vers. d. Ophthalm. Ges. Heidelberg 1910.

Am nötigsten sind punktuell abbildende sphärische oder zylindro-sphärische Gläser da, wo es sich um hohe Gläsernummern handelt, vor allem also bei den Stargläsern. Starpatienten, welche keine Katralgläser, sondern die alten bikonvexen Gläser tragen, besitzen nur ein kleines brauchbares Blickfeld. Sobald sie etwas seitwärts oder nach oben und unten blicken wollen, zeigt sich eine zunehmende Verschlechterung des Bildes der Außenwelt, wodurch sie gezwungen werden, statt mit den Augen umherzublicken, was natürlicher und weniger ermüdend wäre, beständig den Kopf zu drehen, um die verschiedenen Objekte der Außenwelt nach und nach in die Achsenrichtung des Starglases zu bekommen. Die Katralgläser vermitteln nun dem linsenlosen Auge, wie alle Punktalgläser überhaupt, ein deutliches Bild in *jeder* Blickrichtung, von der Mitte bis zum Rande des Glases und garantieren so ein wesentlich größeres Blickfeld, innerhalb welchem scharf und deutlich gesehen werden kann.

Nach dem Erscheinen der ZEISSschen Punktalgläser haben nun, da das Prinzip der punktuellen Abbildung nicht schutzfähig war, auch die verschiedenen anderen optischen Werkstätten ihre bisherigen Menisken, welche eine gemeinschaftliche Grundkurve von 6,0 Dioptrien besaßen, den Punktalgläsern entsprechend umgeändert, so daß dieselben jetzt für die verschiedenen Brechkräfte gleichfalls *verschieden* stark durchgebogen sind und also nunmehr auch die Bedingungen der punktuellen Abbildung erfüllen. Die so entstandenen neuen, punktuell abbildenden Menisken der verschiedenen Firmen heißen:

Isokrystargläser von der Firma BUSCH, Rathenow,
Neoperphagläser von der Firma RODENSTOCK, München,
Rektavistgläser von NITSCHE und GÜNTHER,
Largongläser von P. GOERZ, Friedenau-Berlin.

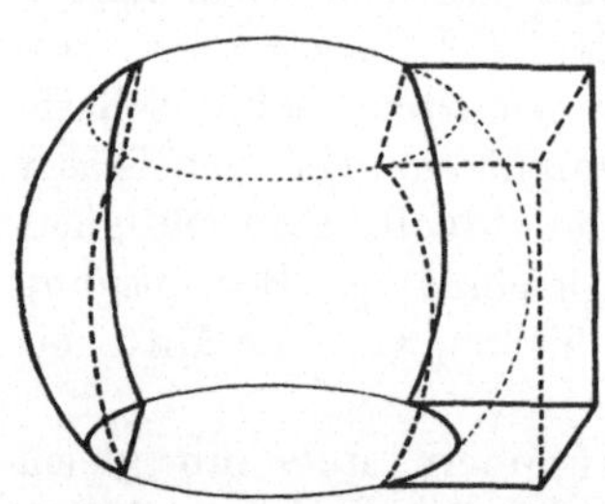

Abb. 13. Torische Gläser. Abschnitte oder Abgüsse von faßförmig gekrümmten Körpern.

Nicht nur für die sphärischen, sondern auch für die zylindrischen Gläser versuchte man schon seit langer Zeit ein größeres Blickfeld und eine schärfere Zeichnung bei schiefer Blickrichtung durch bestimmte Durchbiegungen der Zylindergläser zu erlangen. Eine der ersten optischen Werkstätten, welche sich, angeregt durch Dr. STEIGER[1]) und Prof. PFLÜGER[2]) in Bern, in hervorragender Weise mit der Konstruktion von solchen faßförmig durchgebogenen Zylindergläsern bereits 1892 befaßte, war die bekannte Firma STRÜBIN in Basel.

Man wünschte also die Vorteile der Menisken auch auf die zylindrischen Gläser auszudehnen. Man nennt solche tonnenförmig oder wulstförmig durchgebogenen Menisken „*torische Gläser* oder *torische Menisken*“ (Torus = die wulstförmige Krümmung am Fuße der ionischen Säulen). Torische Gläser sind also Abschnitte oder Abdrucke von gläsernen tonnenförmigen oder wulstförmigen Körpern (Abb. 13).

---

[1]) STEIGER, A.: Über torische Gläser. Klin. Monatsbl. f. Augenheilk. Juliheft 1892. — STEIGER, A.: Brief an Prof. v. ZEHENDER, Klin. Monatsbl. f. Augenheilk. Märzheft 1893.

[2]) PFLÜGER, E.: Tori- und Doppelfokusgläser. Klin. Monatsbl. f. Augenheilk. Januarheft 1893.

des in üblicher Weise hergestellten Minusglases nachträglich zu einem dünnen Lentikularrande abgeschliffen werden (Abb. 15 c). So können z. B. auch Katralgläser zu Lentikularen umgearbeitet werden.

Die Lentikulare werden entweder mit runder oder mit ovaler Lentikularlinse angefertigt. Die ersteren werden bei runden (Abb. 16 b und c), die letzteren bei ovalen (Abb. 15 c) Brillengläsern verwendet. Die Lentikulare können auch in durchgebogener Form annähernd punktuell abbildend geschliffen werden (Lux-Halbmuschel-Lentikulare oder En-Gee-Lentikular-Menisken) (Abb. 14 b, d und f, Abb. 16 c).

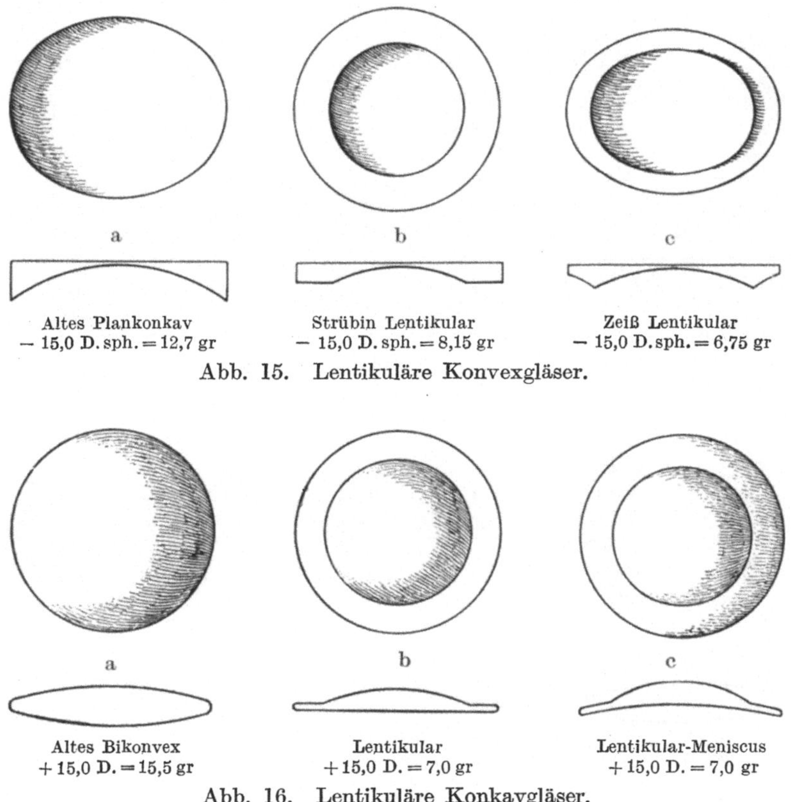

Abb. 15. Lentikuläre Konvexgläser.

Abb. 16. Lentikuläre Konkavgläser.

Abb. 15 und 16 sollen das Verhältnis von Größe und Gewicht der alten, *bikonvexen Stargläser* zu den gleichstarken Lentikular-Stargläsern einerseits und der starken *alten Konkavgläser* zu den gleichstarken konkaven Lentikulargläsern veranschaulichen. Sowohl auf Abb. 15 und 16 sind unter a die *alten* Gläser wiedergegeben, während b und c Lentikulargläser in Form, Durchschnitt und Gewicht veranschaulichen. Aus diesen Zusammenstellungen geht ohne weiteres hervor, daß die Lentikulargläser, auch in den stärskten Nummern, bedeutend eleganter und wesentlich an Gewicht leichter sind als die alten Formen. Die Zahlen unter jedem einzelnen Glase bedeuten das Gewicht desselben, in Grammen ausgedrückt. Diese Zahlen sprechen für sich selbst und benötigen keiner weiteren Erklärung.

des in üblicher Weise hergestellten Minusglases nachträglich zu einem dünnen Lentikularrande abgeschliffen werden (Abb. 15 c). So können z. B. auch Katralgläser zu Lentikularen umgearbeitet werden.

Die Lentikulare werden entweder mit runder oder mit ovaler Lentikularlinse angefertigt. Die ersteren werden bei runden (Abb. 16 b und c), die letzteren bei ovalen (Abb. 15 c) Brillengläsern verwendet. Die Lentikulare können auch in durchgebogener Form annähernd punktuell abbildend geschliffen werden (Lux-Halbmuschel-Lentikulare oder En-Gee-Lentikular-Menisken) (Abb. 14 b, d und f, Abb. 16 c).

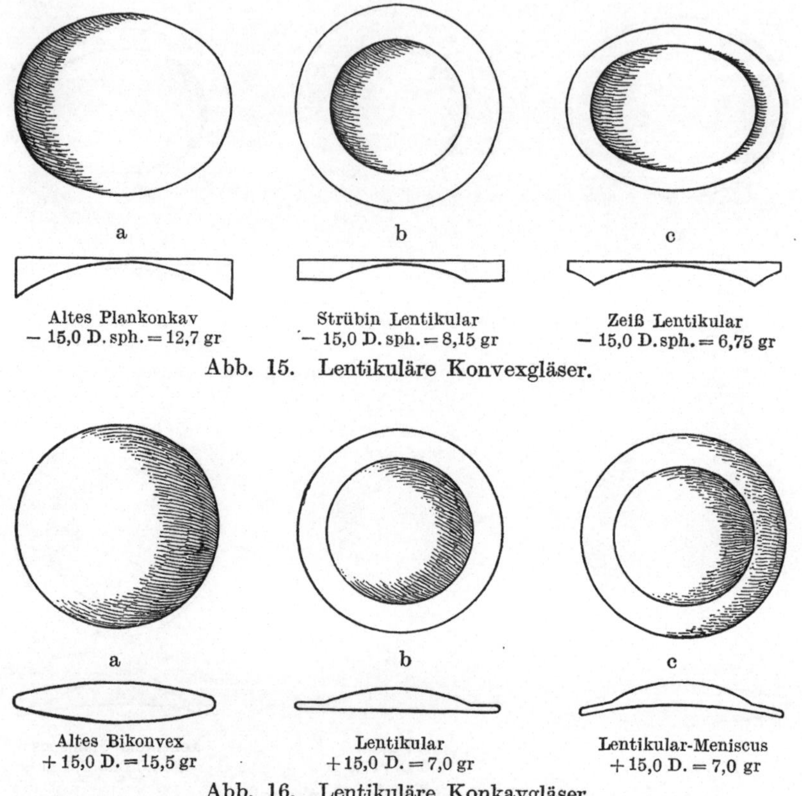

Abb. 15. Lentikuläre Konvexgläser.

Abb. 16. Lentikuläre Konkavgläser.

Abb. 15 und 16 sollen das Verhältnis von Größe und Gewicht der alten, *bikonvexen Stargläser* zu den gleichstarken Lentikular-Stargläsern einerseits und der starken *alten Konkavgläser* zu den gleichstarken konkaven Lentikulargläsern veranschaulichen. Sowohl auf Abb. 15 und 16 sind unter a die *alten* Gläser wiedergegeben, während b und c Lentikulargläser in Form, Durchschnitt und Gewicht veranschaulichen. Aus diesen Zusammenstellungen geht ohne weiteres hervor, daß die Lentikulargläser, auch in den stärskten Nummern, bedeutend eleganter und wesentlich an Gewicht leichter sind als die alten Formen. Die Zahlen unter jedem einzelnen Glase bedeuten das Gewicht desselben, in Grammen ausgedrückt. Diese Zahlen sprechen für sich selbst und benötigen keiner weiteren Erklärung.

Doppelfokusgläser.

Sehr häufig ist es nötig, daß für das Fernesehen ein anderes Glas getragen werden muß, wie für das Nahesehen, so z. B. bei allen linsenlosen Augen, bei presbyopen Hypermetropen, bei älteren Myopen, und nicht selten wünschen die betreffenden Patienten nicht beständig beim Übergang des Fernesehens zum Nahesehen und umgekehrt die Brillen zu wechseln. In solchen Fällen ist es angezeigt, Doppelfokusgläser, d. h. Gläser mit doppeltem Brennpunkte zu verordnen.

Der erste, der ein solches Glas zu seinem persönlichen Gebrauche erfand, war BENJAMIN FRANKLIN (1784). Er schildert seine Erfindung, die darin bestand, daß er in sein Brillengestell 2 Gläserhälften mit verschiedener Brechkraft übereinander montieren ließ (Abb. 17) folgendermaßen[1]):

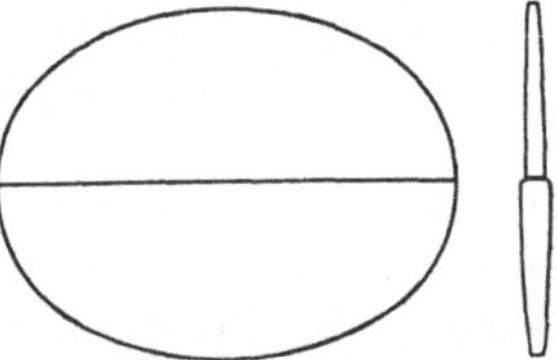

Abb. 17. FRANKLINsches Doppelfokusglas.

„On conviendra généralement, je suppose, que la convexité propre à la lecture ne peut convenir pour voir à des distances plus éloignées. J'avais donc d'abord deux paires de lunettes que je changeais suivant l'occasion, parce qu'en voyageant, tantôt je lisais et tantôt je regardais le pays. Trouvant ce changement ennuyeux et ne pouvant presque jamais le faire assez promptement, je fis couper les verres et réunir dans la même monture une moitié de chacun des deux. Par ce moyen comme je porte constamment mes lunettes, je n'ai qu'à lever ou baisser les yeux, selon que je veux voir de loin ou de près. Je trouve cela d'autant plus commode depuis mon séjour en France, que les verres qui me conviennent le mieux à table pour voir ce que je mange ne peuvent me servir à voir les figures des personnes qui me parlent de l'autre côté de la table, car lorsque l'oreille n'est pas bien accoutumée aux sons d'une langue, le mouvement de la physionomie de celui qui parle aide à comprendre; ainsi je comprends mieux le français, grâce à mes lunettes."

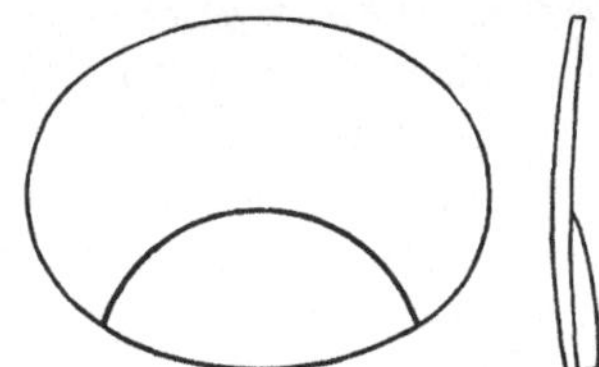

Abb. 18. Kittu-Doppelfokuglas.

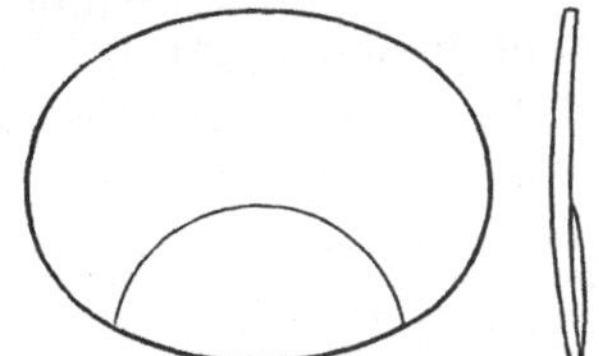

Abb. 19. Kittusin-Doppelfokusglas.

Neuerdings kittet man auf den unteren Teil des Fernglases einen Leseteil aus gleicher Glassorte auf (Kittu- und Kittusin-Doppelfokusgläser, Abb. 18 und 19).

Bei den *Kittugläsern* (Aufkittgläsern) haben die Zusatzlinsen immer dieselbe Größe. Infolgedessen ist eine richtige Zentrierung nur annähernd erreicht. Bei den *Kittusingläsern* ist die Zusatzlinse mit messerscharfem Rande gearbeitet, so daß die Trennungslinie unsichtbar ist; außerdem werden dreierlei Naheteilgrößen angefertigt, so daß auch eine bessere Zentrierung erreicht werden kann. Die Kittusingläser werden regulär in der En-Gee-Meniskenform gearbeitet.

Eine weitere Art der Darstellung besteht darin, daß man im Ferneglas im unteren oder im unteren inneren Quadranten eine runde Partie herausschleift

[1]) Oeuvres posthumes de BENJAMIN FRANKLIN, p. 173. Cité par G. J. BULL: Lunettes et pince-nez. Paris, Masson éditeur 1889. p. 79.

und in die entstehende Vertiefung ein entsprechendes Glasstück mit stärkerem Brechungsexponenten hineinkittet.

Der erste, welcher derartige Gläser verfertigte und in den Handel brachte, war STRÜBIN in Basel (Isoped STRÜBIN, Abb. 20). Nachdem das Patent STRÜBIN

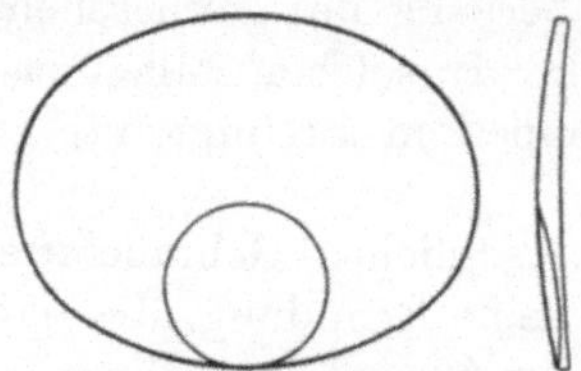

Abb. 20. Isoped-Doppelfokusglas. Nach STRÜBIN.

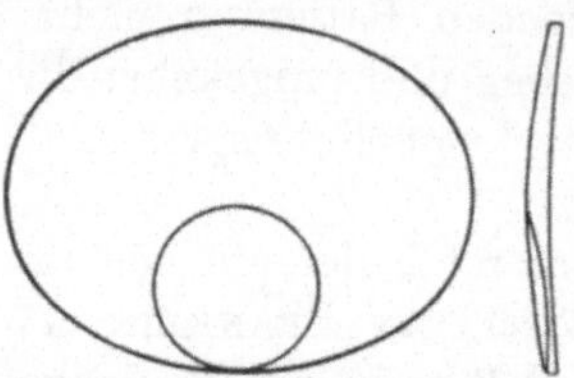

Abb. 21. Barykrongläser. Imitation der Isoped-Doppelfokusgläser.

erloschen, wurden nun die gleichen Gläser auch von anderen optischen Firmen nachgemacht, so von der Firma NITSCHE & GÜNTHER in Rathenow unter dem Namen „Barykrongläser" (Abb. 21) und von der Firma EMIL BUSCH A.-G. in Rathenow als „Bariumgläser". Diese Strübingläser werden meistens in Halbmuschelform ausgeführt.

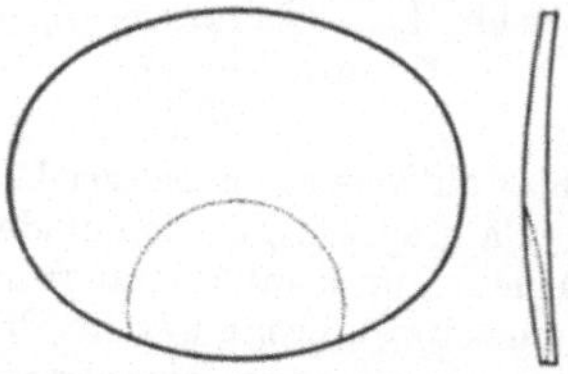

Alle diese Doppelgläser haben den Nachteil, daß sich bisweilen der Kitt (Canadabalsam) löst und dann trübt, und daß sich nicht selten, besonders bei Gläsern höherer Brechkraft, Farbenzerstreuung einstellt.

Abb. 22. Télégic-Doppelfokusglas.

Besser sind schon jene Doppelgläser, bei welchen das in den Ausschliff eingelegte neue Glas (Bariumglas oder nach BUSCH Flintglas) mit stärkerem Brechungsexponenten auf *elektrischem Wege hineingeschweißt* wird, wodurch die Trennungsflächen unsichtbar werden „Télégic"[1]) von Dr. BORSCH, Paris. [„Kryptok": amerikanische Bezeichnung, Abb. 22].

Da das Flintglasmaterial eine starke farbenzerstreuende Wirkung besitzt, treten bei den Télégic-Gläsern leicht chromatische Fehler auf, die oft sehr

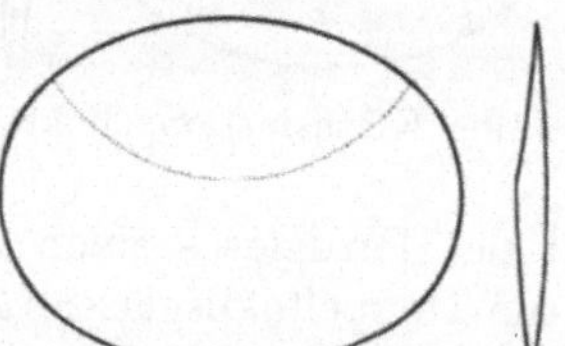

Abb. 23. Altes Doppelfokusglas durch Anschliff im oberen Quadranten eines Konvexglases.

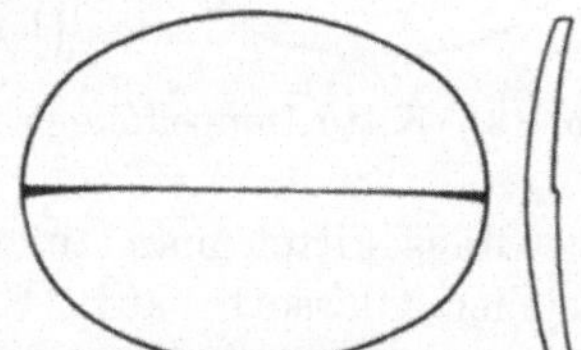

Abb. 24. Altes Doppelfokusglas von STRÜBIN. Begrenzungslinie zieht horizontal mitten durch das Glas.

störend sind. Diese Störungen sind speziell wirksam bei den stärkeren Nummern. Die Télégicgläser sind übrigens nur für Konvexkombinationen brauchbar.

Eine letzte Gruppe von Doppelfokusgläsern ist dadurch charakterisiert, daß die Gläser aus *einem Stück* geschliffen werden. Schon seit langer Zeit kannte man den Anschliff im oberen Quadranten eines Konvexglases, wodurch eine

[1]) Verres à double foyer, par le Docteur L. BORSCH. Soc. franç. d'ophthalmol. Paris 1911.

halbkreisförmige Partie im oberen Quadranten (Abb. 23) verminderte Brechkraft erhielt und dadurch zum Sehen in die Ferne geeignet wurde, während der größere untere Teil des Glases infolge seiner stärkeren Refraktion zum Nahesehen benützt werden konnte. STRÜBIN in Basel war der erste, der einer Anregung von PFLÜGER folgend, die Begrenzungslinie der zwei Glasteile horizontal mitten durch das Glas zu legen suchte, wodurch für das Fernesehen ein größerer Glasbezirk und gleichzeitig ein größeres Blickfeld gewonnen wurde (Abb. 24).

Diese aus einem Stück geschliffenen Doppelfokusgläser stellen technisch das Beste dar, indem sie alle Anforderungen bestmöglichst erfüllen. Sie werden auch in der punktuell-abbildenden En-Gee-Meniskenform geliefert. Die besten Doppelfokusgläser dieser letzten Gruppe sind folgende:

1. „*Dufo*" oder „*Uni-Bifo*" mit abgesetzter *sichtbarer* Trennungslinie (Abb. 25).

2. „*Dufosin*" oder „*Uni-Bifo-Luxe*" (Abb. 26). Die Dufosingläser sind die vollendetsten Gläser für die Konvexkombination, speziell für Stargläser (Abb. 27).

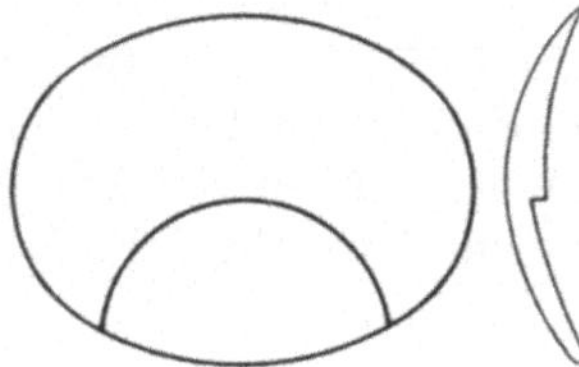

Abb. 25. Dufo oder Uni-Bifo-Doppelfokusglas.

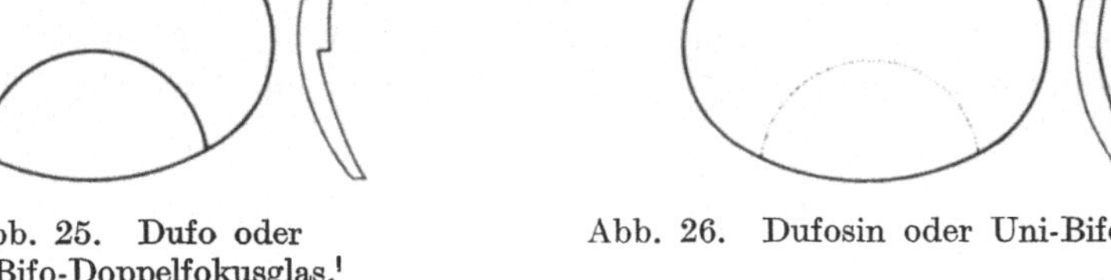

Abb. 26. Dufosin oder Uni-Bifo-Luxe.

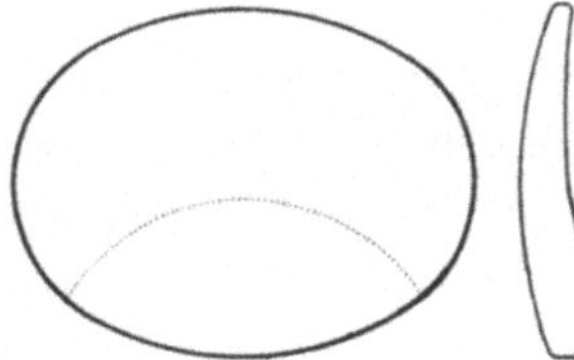

Abb. 27. Uni-Bifo-Luxe-Starglas.

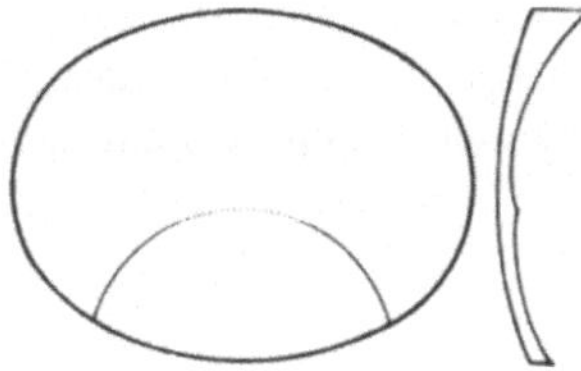

Abb. 28. Dufomisin oder Uni-Bifo-Demi-Luxe.

Sie haben keine sichtbare Trennungslinie. Da bei ihnen weder verschiedene Glasarten, noch verschiedene Indices in Frage kommen, so kann sowohl der Leseteildurchmesser als auch die Leseteilwirkung ohne weiteres erhöht werden, ohne daß hierdurch chromatische Aberration hervorgerufen würde. Mit 10 verschiedenen Leseteilgrößen werden die „Uni-Bifo-Luxe"-Gläser gefertigt. Die „Uni-Bifo-Luxe-Gläser sind in jeder Konvexkombination, annähernd richtig zentriert, lieferbar. Konkav sind die Gläser wegen ungenügender Zentrierung nur in schwachen Nummern ratsam. — Ein großer Vorteil der „Uni-Bifo-Luxe"-Gläser ist ihr geringes Gewicht.

3. „*Dufomisin*" oder „*Uni-Bifo-Demi-Luxe*". Dieses Glas, welches eine nur halb unsichtbare Trennungslinie besitzt, ist am meisten geeignet für die verschiedenen *konkaven Kombinationen* mit absolut richtiger Zentrierung des Leseteiles. Bei diesen Gläsern läuft der Ferneteil in den Naheteil in der *Mitte*, also an der Stelle, wo der Blick sich hebt und senkt, unsichtbar über und es bleibt nur an den Seiten von der Trennungslinie eine leichte Vertiefung stehen (Abb. 28).

Zusammenfassend kann man sagen:

Dufosingläser sind speziell für die Konvexkombinationen zu verwenden. Sie stellen zu diesem Zwecke technisch und ästhetisch die besten Doppelfokusgläser dar.

Dufomisingläser sind speziell für die Konkavkombination zu benützen. Sie sind den ersteren in der optischen Leistung etwas überlegen, sie kommen ihnen aber wegen der seitlich abgesetzten Trennungslinie in ästhetischer Beziehung nicht gleich.

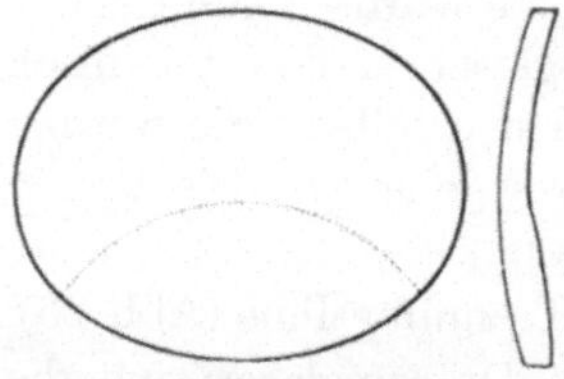

Abb. 29. Doppelfokusglas von ZEISS, aus einem Stück geschliffen.

Dufogläser sind von ähnlicher optischer Güte wie die vorausgehenden, besitzen aber eine noch deutlichere abgesetzte Trennungslinie, sind dafür billiger.

Was die Doppelbezeichnung dieser soeben behandelten Bifokalgläser angeht, so gilt die Benennung „Dufo", „Dufosin" und „Dufomisin" für die von der Firma NITSCHE & GÜNTHER hergestellten Gläser, während die Namen „Uni-Bifo", „Uni-Bifo-Luxe" und „Uni-Bifo-Demi-Luxe" für diejenigen Gläser benützt werden, welche von der Uni-Bifocal-Company, London, angefertigt werden. Auch die ZEISSwerke stellen punktuell abbildende, aus einem Stück geschliffene Doppelfokusgläser dar (Abb. 29).

IV. Prismatische Gläser.

Sie sind begrenzt durch zwei plane Flächen, welche jedoch nicht parallel laufen, sondern sich in einem größeren oder kleineren Winkel schneiden. Man unterscheidet also an einem Prisma den Prismenwinkel, wo die beiden sich schneidenden Flächen zusammentreffen und die Basis des Prismas, welche diesem

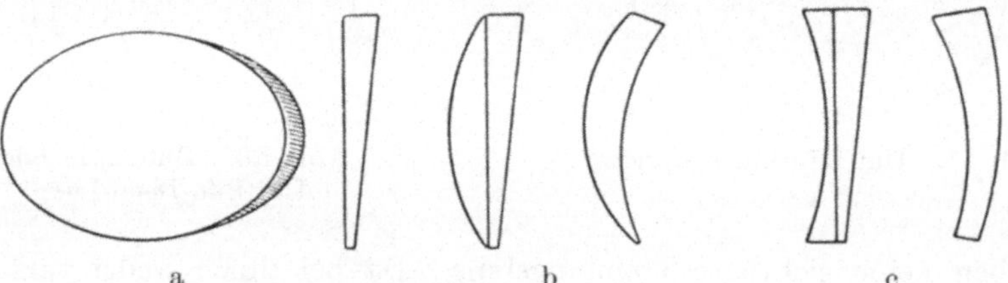

Abb. 30. Prismengläser (a) kombiniert mit sphärischen Konvexgläsern (b) mit sphärischen Konkavgläsern (c).

Winkel entgegengesetzt ist. Die Stärke eines Prismas wird nach der Größe des Prismenwinkels in Graden angegeben.

Ein Prisma hat die Eigenschaft, auffallende Strahlen nach der Seite seiner Basis abzulenken, und zwar beträgt die Ablenkung die Hälfte des Prismenwinkels.

Anwendung: Prismen werden nur in niederen Graden, höchstens von 6—8° (höhere Grade zerlegen das Licht allzusehr in seine Komponenten und stören durch Farbenränder) verwendet, und zwar als reine Prismen (Abb. 30a) oder kombiniert mit sphärischen oder Zylindergläsern (Abb. 30b und c), und zwar überall da, wo es sich um Störungen des Gleichgewichtes der äußeren Augenmuskeln handelt, also bei Augenmuskellähmungen oder bei Insuffizienzen der Konvergenzinnervation.

V. Gläservorrichtungen zur Korrektion unregelmäßiger Krümmung der Hornhaut oder hoher Schwachsichtigkeit.

Unregelmäßige Formen von Hornhautastigmatismus, speziell der Keratokonus, sind natürlich weder durch einfache Zylinder- noch durch torische Gläser wesentlich zu verbessern. Deshalb versuchte Raehlmann bereits im Jahre 1879 den Keratokonus durch *hyperbolische* (Abb. 31) und Angelucci im Jahre 1884 durch *konische* Gläser zu korrigieren. Diese Gläser haben sich niemals einer praktischen Anerkennung und Anwendung bei den Keratokonuspatienten zu erfreuen gehabt, und zwar vor allem deshalb nicht, weil sie eben doch, abgesehen von ihrer massigen und auffälligen Form, nur in vereinzelten Fällen eine wirklich merkliche Besserung der Sehschärfe zu bringen vermochten, und weil sie dieselbe nur dann gewährleisteten, wenn das Auge und diese Brillen genau zentriert waren, was bei der geringsten Augenbewegung aufhörte der Fall zu sein, so daß die Augenbewegungen stets durch Kopfbewegungen ersetzt werden mußten.

Im Jahre 1888 beschrieb Fick ein Korrekturglas für unregelmäßigen Astigmatismus, also auch für den Keratokonus, welches in einem dünnen, geblasenen, von konzentrischen und parallelen Kugelsegmenten begrenzten Glasschälchen bestand. Dasselbe wird auf das Auge gelegt und der Zwischenraum zwischen Glas und Augapfel mit einer Flüssigkeit gefüllt, welche denselben Brechungsexponenten hat, wie die Cornea. Fick nennt dieses Brillenglas „*Kontaktglas*" und er beschreibt seine Wirkung folgendermaßen:

Abb. 31. Hyperbolische Gläser nach Raehlmann.

„Es werden die Lichtstrahlen beim Eintritt in die Flüssigkeit, welche man bis an die vordere Glasfläche reichend denken darf, eine bestimmte Brechung erfahren, beim Übergang aus der Flüssigkeit in die Cornea, jedoch keinerlei Änderung ihres Ganges erleiden, und es müssen folglich auch die Unregelmäßigkeiten wegfallen, die vorher beim Übergang der Lichtstrahlen aus der Luft in die Cornea zustande kamen."

Fick fand durch Experimente am Kaninchen, daß gut passende Kontaktgläser gar nicht von den Lidern festgehalten werden müssen, da sie am Bulbus *adhärieren*. Hieraus folgte schon, daß die Gläschen unter den Lidern alle Bewegungen des Bulbus mitmachen, und daß kein Tropfen der Füllungsflüssigkeit abfließt. Allerdings zeigte sich, wie Fick angibt, nach 6—8 Stunden eine milchige Trübung der Füllungsflüssigkeit, eine mäßige Injektion der Conjunctiva und eine leichte Trübung der Hornhaut, die ihren Sitz im Epithel hat. Die Ursache dieser Schädigungen wurde von Fick der Füllungsflüssigkeit zugeschrieben. Benützt man eine 2%ige Traubenzuckerlösung als Füllungsflüssigkeit, so hören die schädigenden Wirkungen dieser Flüssigkeit, wie Fick experimentell nachwies, auf.

Im weiteren wandte sich Fick nun an das menschliche Auge. Er machte zuerst Gipsabgüsse von Leichenaugen und ließ nach diesen Abgüssen neue Kontaktgläser blasen. Er beschreibt die Herstellung dieser für das menschliche Auge bestimmten Kontaktgläser folgendermaßen:

„Ich ließ zunächst eine Glasblase herstellen, welche auf die Peripherie des Gipsabgusses paßte; dann wurde eine Stelle dieser Glasblase von neuem erhitzt und eine Vorbauchung ausgeblasen, die Vorbauchung nach dem Erkalten mit einer ovalen Linie umzeichnet und auf dieser Linie abgesprengt, schließlich der abgesprengte Rand rund geschmolzen.“

Ein derartiges Kontaktglas wurde vom menschlichen Auge, wie FICK zuerst an sich selbst ausprobierte, mehrere Stunden ganz gut ertragen, so daß jetzt an die Herstellung besserer Kontaktgläser durch Vermittlung von Prof. ABBE in Jena geschritten werden konnte. Die von Prof. ABBE und FICK gelieferten neuen Kontaktgläser hielt FICK für geschliffene, wie sich aber später herausstellte, waren dieselben gleichfalls geblasen. Die von FICK gemachten Angaben über die Wirkung seiner Kontaktgläser auf die einzelnen menschlichen Augen mit irregulärem Astigmatismus sind äußerst kurz. Man begnügte sich offenbar, das Kontaktglas einzuführen und seine *momentane* Wirkung auf die Sehschärfe des Auges festzustellen. Ein Versuch, das ungenügende Kontaktglas durch ein zweites oder drittes besseres zu ersetzen, wurde nicht gemacht. Ebensowenig scheint man versucht zu haben, den Patienten das Kontaktglas zum wirklichen Tragen während längerer Zeit und zum Gewöhnen an dasselbe auszuhändigen. Man gewinnt daher durch die FICKschen Versuche keinen genügenden Einblick in den wirklichen praktischen Wert der Kontaktgläser.

Im Jahre 1892 hat SULZER die Studien mit dem FICKschen Kontaktglas von neuem aufgenommen. In einer Mitteilung an die französische ophthalmologische Gesellschaft beschreibt er drei Fälle (zwei mit Keratokonus, einen mit irregulärem Astigmatismus), bei welchen er durch eine Kontaktbrille die ähnlich der FICKschen gebaut war, die Sehschärfe beim ersten von $^5/_{50}$ auf $^5/_5$, beim zweiten von $^5/_{40}$ auf $^5/_6$ und beim dritten von Fingerzählen in 3 m auf $^5/_6$ gehoben hat. SULZER führt seine bedeutend besseren Resultate darauf zurück, daß seine Kontaktgläser nicht *geblasen*, sondern *geschliffen* waren. Aber auch aus seiner Publikation geht hervor, daß er die Kontaktgläser den Patienten nicht zum zeitweisen Tragen ausgehändigt hat, so daß wir durch ihn über die wirklich praktische Verwertbarkeit der Kontaktgläser nichts Genaueres erfahren. SULZER scheint auch seine Korrekturversuche mittels seiner Kontaktgläser praktisch an Menschen nicht weiter ausgeführt zu haben.

In einer späteren Publikation aus dem Jahre 1892 teilt uns FICK mit, daß es ihm seinerzeit nicht gelungen sei, *geschliffene* Kontaktgläser zu erhalten, weder von Jena noch von schweizerischen Optikern. Aus einer Dissertation vom Jahre 1889 von AUGUST MÜLLER (Brillengläser und Hornhautlinsen, Kiel) erfuhr er zufällig, daß ein Herr OTTO HIMMLER in Berlin geschliffene Kontaktgläser verfertigt habe, und es gelang ihm auch tatsächlich, von HIMMLER zwei solche Kontaktgläser zu erhalten. Mit dieser Sendung sprach HIMMLER FICK die Bitte aus, ihn in Zukunft mit ähnlichen Aufträgen zu verschonen, da er trotz eines Preises von 38 Mk. nichts daran verdiene. Durch briefliche Mitteilung erfuhr FICK, daß die SULZERschen, aus einem Stück geschliffenen Kontaktgläser, bei BENZONI, rue du Stand, Genf und bei BENVIST, BERTHIOD & Co., rue St. Martin 207, Paris, für 30 frs. das Stück käuflich zu haben seien. Im Jahre 1893 hat auch der durch seine Doppelfokus- und seine torischen Gläser bekannte Optiker STRÜBIN in Basel ein Kontaktglas geschliffen (Abb. 32), das ganz dem SULZERschen glich.

Die Kontaktgläser, die FICKschen wie die SULZERschen, haben in der Folgezeit meines Wissens nirgends dauernde praktische Verwendung gefunden, vielleicht deshalb, weil die Gläser schwer zu beschaffen waren, vielleicht noch mehr aber aus dem Grunde, weil man eine ungeeignete Füllungsflüssigkeit benützte und sich nicht die Mühe nahm, den Patienten einige Tage lang das Selbstein-

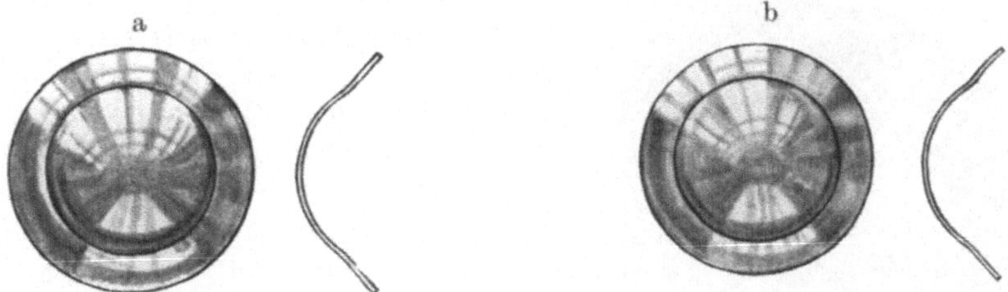

Abb. 32. a) SULZERsches Kontaktglas (Paris). b) FICKsches Kontaktglas (STRÜBIN, Basel).

führen der Gläser zu lehren, und weil schließlich die Patienten die Gläser ohne fremde Hilfe nicht zu entfernen vermochten.

Glänzend in seiner Wirkung und gleichzeitig wenig reizend, so daß es stundenlang hintereinander getragen werden kann, ist das sog. *Hydrodiaskop* von LOHNSTEIN[1]) und SIEGRIST. Dasselbe wurde 1896 von LOHNSTEIN, der selbst an

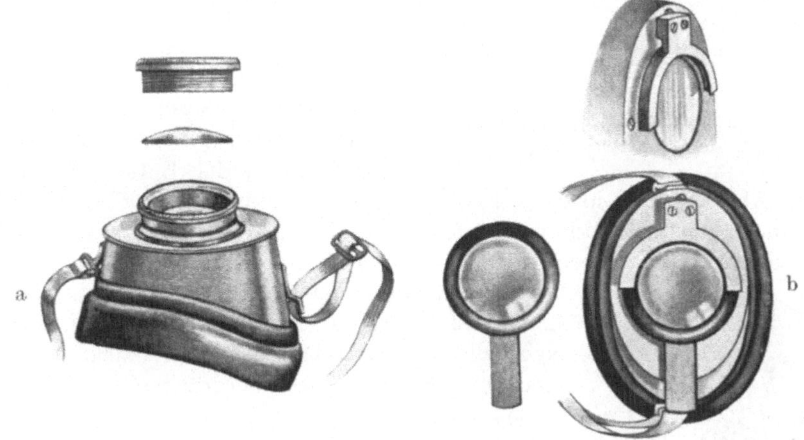

Abb. 33. Hydrodiaskop nach SIEGRIST.
a) Modell zum *Einschrauben* des plankonvexen Glases auf das nach vorne das Hydrodiaskop abschließende Planglas. b) Modell zum *Einstecken* des in entsprechender Fassung mit Handgriff befindlichen plankonvexen Glases.

Keratokonus litt, wie von SIEGRIST, unabhängig voneinander konstruiert (Abb. 33). Es besteht aus einem kleinen Wasserkasten, welcher mittels dünnen angekitteten Gummischläuchen auf die Augenlider und den Orbitalrand aufgesetzt und daselbst mittels eines um den Hinterkopf geführten Gummibandes fixiert wird. Die Tiefe des Wasserkastens mißt etwa $2-2\frac{1}{2}$ cm. Nach vorne ist

[1]) LOHNSTEIN: Zur Gläserbehandlung des unregelmäßigen Hornhautastigmatismus. Klin. Monatsbl. f. Augenheilk. Dezember 1896. — Zur Behandlung des Keratokonus Wochenschr. f. Therap. u. Hyg. d. Auges. Bd. 1. Nr. 15/16.

derselbe durch ein eingekittetes Planglas abgeschlossen. Vor diesem Planglase befindet sich eine Einrichtung zum Eindrehen oder zum Einstecken von plankonvexen Gläsern, welche die Hornhaut zu ersetzen haben. Da das neue Auge an der Vorderfläche des Wasserkastens beginnt, besitzt es doppelte Länge wie das alte, nicht korrigierte. Die neue Hornhaut braucht daher nur die Hälfte der Brechkraft aufzuweisen, wie die alte (siehe S. FATER: Hydrodiaskop und Keratokonus. Diss. Bern 1906 und Klin. Monatsbl. f. Augenheilk., Beilageheft 1906, ferner: SIEGRIST: Die Behandlung des Keratokonus, Klin. Monatsbl. f. Augenheilk., Bd. 56, 1916, S. 400.

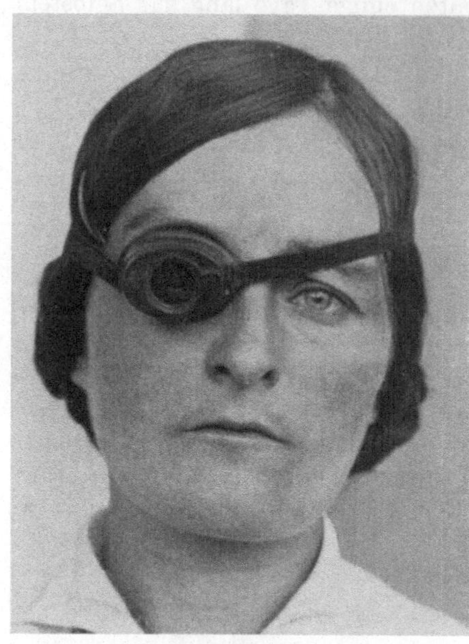

Abb. 34. Patientin mit Hydrodiaskop vor dem rechten Auge.

Das Hydrodiaskop dient hauptsächlich dazu, Fälle von vorgeschrittenem Keratokonus zu korrigieren. Augen, mit diesem Wasserkasten bewaffnet, erhalten größere Netzhautbilder, infolgedessen steigt auch bei einem emmetropen und normalsichtigen Auge, welches diesen Kasten vorsetzt, die Sehschärfe oft beträchtlich bis 1,75 oder 2,0. Keratokonuspatienten erhalten aber mittels des Hydrodiaskopes meist eine normale Sehschärfe von 1,0.

Der Hauptnachteil des Hydrodiaskopes ist in der Entstellung des Patienten (Abb. 34) und in der wesentlichen Beschränkung der Akkommodationsbreite zu suchen. Die Akkommodation kommt deshalb beim Tragen des Hydrodiaskopes nicht mehr recht zur Geltung, weil in dem neuen Auge, welches an der Vorderfläche des Hydrodiaskopes beginnt, die Linse viel zu weit nach hinten liegt. Die genannten Nachteile sind es, welche das Hydrodiaskop durch die modernen Kontaktgläser verdrängen lassen.

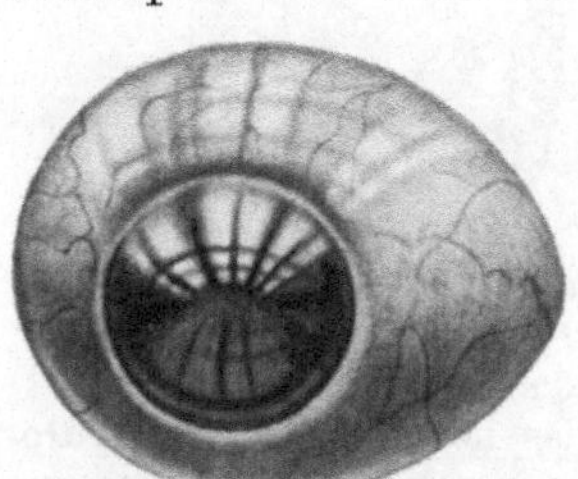

Abb. 35. MÜLLERsche Kontaktschale.

Das große Verdienst, die Kontaktglasfrage wieder aufgegriffen zu haben, und zwar ohne vorherige Kenntnis der FICKschen und der SULZERschen Gläser, gebührt ohne Zweifel der Firma MÜLLER-Wiesbaden.

Die MÜLLERsche *Kontaktschale* [1]) (Abb. 35) wird nur durch *Blasen*, ohne jedes andere Formungshilfsmittel als das Augenmaß hergestellt. Nur die individuelle Geschicklichkeit des Künstlers beeinflußt und bedingt den Erfolg. Es handelt sich da um dünne Kontaktschalen, welche ganz den künstlichen Augen, also den Bulbusschalen-Prothesen gleichen, nur an Stelle der Hornhaut-Iris eine dünne durchsichtige Glasmembran tragen. Sie werden über die vordere

[1]) MÜLLER, F. E.: Über die Korrektion des Keratokonus und anderer Brechungsanomalien mit MÜLLERschen Kontaktschalen. Inaug.-Diss. Marburg 1920.

Bulbuspartie aufgesetzt und wirken ähnlich wie die Kontaktgläser. Sie können, wenn sie, was ihre Form und ihre Anpassung an die Sklera des Auges angeht, gut ausgewählt sind, stundenlang, ohne wesentliche Beschwerden getragen werden, auch vermögen sie, wenn man zufällig eine sphärische und entsprechend starke Cornealwölbung findet, die Sehschärfe ganz wesentlich zu verbessern.

Der Hauptnachteil der MÜLLERschen Kontaktschalen ist darin zu suchen, daß diese Gläser so gut wie niemals *sphärische Krümmung* aufweisen und daß man, wenn man nicht eigene Messungsmethoden anwendet, keine Ahnung hat, wie stark ihre Refraktion ist. Man kann, wie ich in meiner Arbeit: „Die Behandlung des Keratokonus", Klin. Monatsbl. f. Augenheilk. Bd. 56, S. 417, gezeigt habe, durch Schwärzen der Hinterfläche der Kontaktschalen, durch nachheriges Einspannen in eine eigene Vorrichtung (Abb. 36) und Aufstellen derselben an die Stelle des zu beobachtenden Auges, im JAVALschen Ophthalmometer genau die Brechkraft und den Astigmatismus dieser Kontaktschalen bestimmen. Diese Messungen haben mich gelehrt, daß nur ein kleiner Bruchteil der bei den Bläsern von künstlichen Augen erhältlichen Kontaktschalen irgendwie zur Korrektur des Keratokonus in Betracht kommen. Die meisten besitzen zu geringe Brechkraft oder zu starken Astigmatismus. Diese Fehler sind darauf zurückzuführen, daß diese Gläser eben *geblasen* und nicht geschliffen sind. Man muß daher meist, wenn man ein Keratokonusauge korrigieren will, zahlreiche Kontaktschalen der Reihe nach probieren, bis man schließlich mehr oder weniger per Zufall eine annähernd passende Schale findet. Auch die Entfernung der Kontaktschalen erforderte fremde Hilfe, der Patient selbst ist dazu nicht imstande.

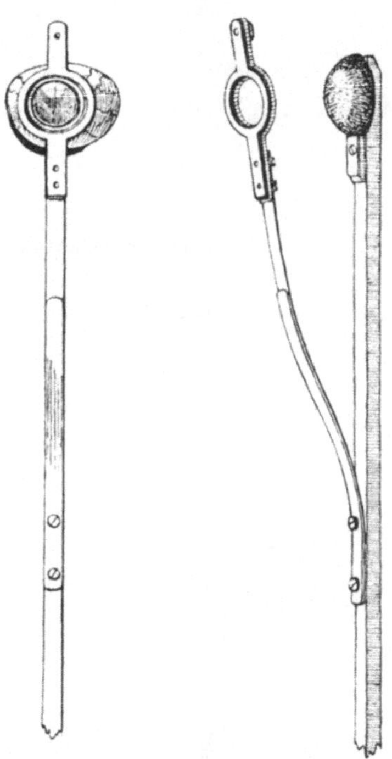

Abb. 36. Apparat zum Einspannen und zum Messen der Kontaktschalen mittels des JAVALschen Ophthalmometers nach SIEGRIST.

Diese Unsicherheit und Schwierigkeit bei der Auffindung einer irgendwie passenden Kontaktschale hat mich auch veranlaßt, schon im Jahre 1916 in der bereits angegebenen Arbeit über die Behandlung des Keratokonus die Forderung aufzustellen, daß die optischen Werkstätten uns *geschliffene* Kontaktschalen liefern sollten, mit *sphärischer* Krümmung und *genauer Graduierung*, welche uns ihre jeweilige Refraktion in Dioptrien angibt und uns die Bestimmung des richtigen korrigierenden Glases wesentlich erleichtert.

Meinen Forderungen suchten in der Folgezeit auch die ZEISSwerke gerecht zu werden, indem sie neue, und wie ich verlangt, geschliffene Kontaktgläser schufen [1]).

[1]) STOCK, W.: Über Korrektion des Keratokonus durch verbesserte, geschliffene Kontaktgläser. Ber. üb. d. 42. Vers. d. Ophthalmol. Ges. Heidelberg 1920. S. 352.

Die neuen ZEISSschen Kontaktgläser (Abb. 37) werden in 3 Variationen hergestellt. Sie tragen die Nummern 1—3. Sie gleichen vollkommen den STRÜBINschen Kontaktgläsern, auch haben sie große Ähnlichkeit mit dem Kontaktglase, welches SULZER seinerzeit in Paris hatte herstellen lassen. Sie sind nur durch die stärkere oder schwächere Wölbung und infolgedessen auch durch ihre stärkere oder schwächere Brechkraft voneinander verschieden. Abb. 37 zeigt die 3 Kontaktgläser von ZEISS in der Vorderansicht wie im Querschnitte.

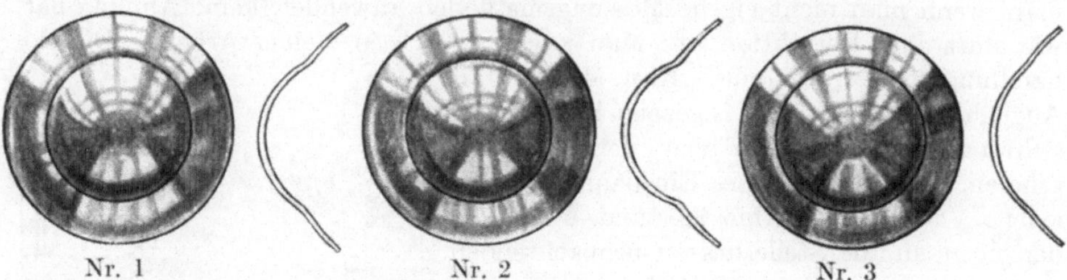

Abb. 37. Kontaktgläser (Nr. 1—3) der Firma CARL ZEISS, Jena.

Das Glas Nr. 1 hat eine Tiefe, resp. Wölbung von 8 mm,
„ „ „ 2 „ „ „ „ „ „ 9 „
„ „ „ 3 „ „ „ „ „ „ 7 „

Entsprechend dieser Wölbungsdifferenz besitzt
das Kontaktglas Nr. 1 eine Brechkraft von 45,0 D.
„ „ „ 2 „ „ „ 50,0 D.
„ „ „ 3 „ „ „ 40,0 D.

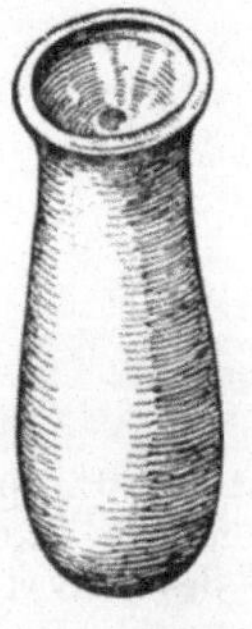

Im Gegensatz zu diesen ZEISS-Gläsern hat das STRÜBINsche Kontaktglas eine Tiefe von 5,5 resp. 6 mm und eine entsprechende Brechkraft von 43,0 resp. 44,0 D.

Abb. 38. Gummisauger zur Entfernung der Kontaktgläser von der Hornhaut nach SIEGRIST.

Die ZEISSschen wie die STRÜBINschen Kontaktgläser können nun sehr leicht nach einer gewissen Übung vom Patienten selbst, bei vornübergebeugtem Kopfe und fest aufgerissenen Lidern, auf den vorderen Bulbusabschnitt aufgesetzt werden, nachdem man sie zuvor mit etwas physiologischer Kochsalzlösung gefüllt hat. Man muß nun die drei verschiedenen Nummern der ZEISS-Gläser je einen Tag lang vom Patienten tragen lassen (Nr. 2 kommt selten in Betracht, wegen zu starker Wölbung und Brechkraft, man kommt meist mit Nr. 1 und 3 aus), um festzustellen, welches Glas am besten paßt und am wenigsten subjektiv stört. Dann muß der Patient lernen, *selbständig*, ohne fremde Hilfe, das Glas einzuführen und vor allem wieder herauszunehmen. Die Herausnahme gelingt nur dann, ebenso wie bei den MÜLLERschen Kontaktschalen, wenn der Patient sich des von mir angegebenen Gummisaugers [1]) (Abb. 38) bedient.

Wer sich die Mühe nimmt, seine Keratokonuspatienten für 5—6 Tage in die Klinik aufzunehmen und ihnen persönlich die drei ZEISSschen Kontaktgläser

[1]) Ber. üb. d. 42. Vers. d. Ophthalmol. Ges. Heidelberg 1920. S. 340.

der Reihe nach einzuführen, und dieselben je einen Tag lang tragen zu lassen, um auf diese Weise das passendste herauszufinden, und schließlich seine Patienten lehrt, die Gläser selbständig *ein-* und *aus*zuführen, der wird überrascht sein, wie gut das richtig passende Glas vom Auge ertragen wird, und wie gut die optischen Resultate sind.

Sobald nun das richtig sitzende und gut zu ertragende Glas (von den drei zur Verfügung stehenden) gefunden ist, wird mit sphärischen Vorsatzgläsern versucht, die meist noch bestehende, allerdings nicht mehr hochgradige sphärische Ammetropie (Astigmatismus ist ausgeschlossen, da das Kontaktglas rein sphärische Krümmung aufweist) zu bestimmen. Hierauf wird die Nummer des Kontaktglases und die Stärke des noch zu benötigenden sphärischen Korrekturglases den ZEISSwerken eingesandt, und man erhält das *definitive*, gleich gut sitzende, aber in der cornealen Wölbung besser zeichnende und korrigierende Kontaktglas zugestellt.

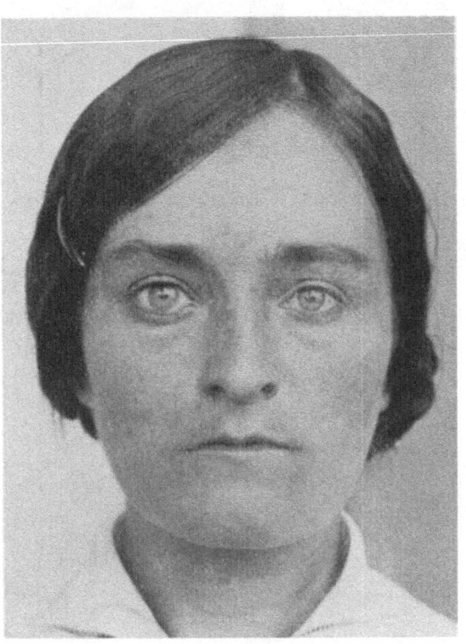

Abb. 39. Patientin mit MÜLLERscher Kontaktschale vor dem rechten Auge.

Über eine ganze Anzahl feinerer und interessanter Beobachtungen beim Tragen der neuen ZEISSschen Kontaktgläser soll in Bälde in einer eigenen Arbeit berichtet werden. Hervorzuheben ist nur noch, daß das STRÜBINsche Kontaktglas dem neuen ZEISSschen durchaus ebenbürtig ist, und daß es, falls es STRÜBIN möglich würde, einige Abstufungen in seinen Kontaktgläsern, ähnlich den ZEISSschen, zu schaffen und nach dem Ausprobieren noch die nötigen sphärischen Korrekturen anzubringen, man ebensogut die STRÜBINschen wie die ZEISSschen Kontaktgläser empfehlen könnte.

Jedenfalls habe ich den bestimmten Eindruck gewonnen, daß die neuen Kontaktgläser eine sichere Zukunft besitzen, und daß sie vielleicht eines Tages (eine Frage, mit der wir uns an der Berner Klinik auf das eifrigste beschäftigen) nicht nur dazu dienen werden, den Keratokonus zu korrigieren, sondern auch, was ich bereits vor Jahren betont [1]) habe, berufen sein werden, die idealsten Brillengläser der Zukunft darzustellen zur Korrektur der verschiedensten Ammetropien. Ideal sind diese Brillengläser, weil sie unsichtbar sind (Abb. 39) und weil sie, wie die Punktalgläser, bei jeder Blickrichtung scharf zeichnen, da sie ja, indem sie dem Auge bei seinen Bewegungen stets folgen, bei *jeder Blickrichtung zentriert* bleiben.

---

[1]) LÜDEMANN, A.: Hydrodiaskop oder Kontaktglas zur Korrektur des Keratokonus. Zeitschr. f. Augenheilk. Bd. 37, S. 289. 1917.

Distalbrillen oder Fernrohrbrillen für Schwachsichtige oder hochgradig Kurzsichtige.

Die Fernrohrbrillen (Abb. 40) sollen Schwachsichtigen und hochgradig kurzsichtigen Patienten dienen, indem sie das Netzhautbild vergrößern und dadurch eine Steigerung der Sehleistung herbeiführen. Besondere Vorteile gewähren diese Brillen hochgradig Kurzsichtigen, die das einfache korrigierende Brillenglas nicht dauernd zu tragen vermögen. Die Einzelkombination der Fernrohrbrille besteht aus zwei in eine Metallfassung gebrachten Teilen, einer vorderen Sammellinse und einer augennahen kleineren Zerstreuungslinse. Die beiden Linsen sind so gegeneinander abgestimmt, daß sie ein von Verzeichnung, Astigmatismus, schiefer Büschel und störenden Farbenfehlern freies Blickfeld ergeben.

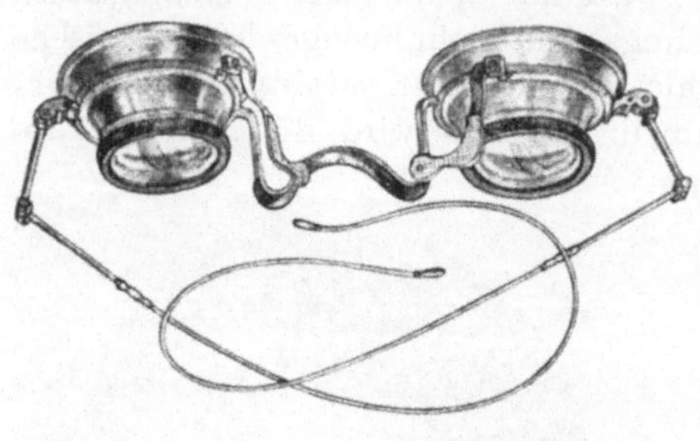

Abb. 40. Fernrohr- oder Distalbrille (ZEISS).

Siebbrillen.

Erwähnenswert sind noch die sog. *Siebbrillen* (Abb. 41), Brillen, bei denen sich an Stelle des Brillenglases eine mehrfach mit feinen Löchern durchsetzte Metallplatte findet. Diese Siebbrillen verschaffen den mit Refraktionsfehlern behafteten Augen ohne weitere Gläserkorrektion schärfere Netzhautbilder der Außenwelt und damit bei nicht zu sehr herabgesetzter Beleuchtung eine wesentlich verbesserte Sehschärfe. Ihre Wirkung beruht darauf, daß die Größe der Zerstreuungskreise der Netzhautbilder bei den verschiedensten Ammetropien nicht nur vom Grade der Ammetropie abhängt, sondern auch von der Basis des Strahlenkegels, der von einem Punkte aus in das Auge gesandten Lichtstrahlen (siehe S. 50). Je größer die Pupille eines Auges, desto größer die Basis dieser Strahlenkegel und umgekehrt. Die kleinen Öffnungen in der Metallplatte stellen kleine Pupillen dar, welche die Basis dieser Strahlenkegel ganz wesentlich

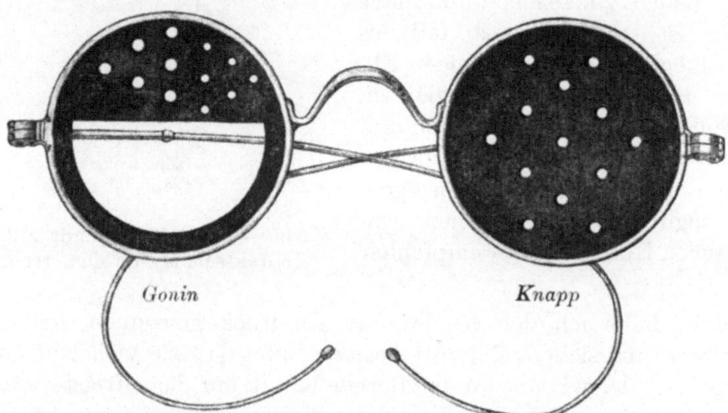

Abb. 41. Siebbrille.

verkleinern. Die Siebbrillen sind speziell Militärersatzbrillen. Brillentragende Soldaten, deren Brillen im Felde zerbrechen und nicht sofort erneuert werden können, finden in ihnen einen gewissen vorläufigen Ersatz.

GONIN[1]), im ferneren KNAPP[2]) und SCHERER[3]) haben im Jahr 1910 und 1911 solche Siebbrillen konstruieren lassen und beim schweizerischen Militär praktisch ausprobiert.

KNAPP schreibt über seine Siebbrille (Abb. 41):

„Ich verwandte als Versuchsmodell eine Brille, die rechts eine schwarze Metallplatte mit einer Anzahl gleichmäßig verteilter feiner Löcher aufwies, so daß je nach der Kopfhaltung durch ein beliebiges Loch gezielt werden konnte. Zugleich war das Gesichtsfeld auf diese Weise nicht allzusehr eingeschränkt.

Das linke Auge blieb ganz frei, um speziell beim Laufen noch ein besseres Gesichtsfeld zu haben.

Diese Siebbrille hat den großen Vorteil der Solidität und ferner den, daß Anlaufen und Beschmutzen ihren Gebrauch nicht hindert, sie hat den erheblichen Nachteil, daß die schwarze Platte vor dem Auge besonders im ersten Moment etwas unbequem erscheint, und hauptsächlich, daß sie dunkler macht, so daß sie also nur bei ziemlich hellem Wetter gut zu gebrauchen ist. Als großer Vorteil erscheint, daß sie alle Fehler, also auch Astigmatismus gut korrigiert. Unsere diesbezüglichen Versuche sind in der Arbeit von SCHERER näher beschrieben."

GONIN spricht sich über sein Modell (Abb. 41) folgendermaßen aus:

„J'ai fait construire un modèle par M. GAUTSCHY, opticien à Lausanne, qui pourrait être introduit dans les bataillons d'infanterie comme matériel de corps ou tenu en réserve dans les arsenaux au même titre que d'autres objets d'équipement. Ces lunettes munies de quatre ouvertures de 1 à 2 mm de diamètre ont sur les lunettes ordinaires l'avantage d'être beaucoup moins fragiles, de ne pas se troubler et de convenir à tous les vices de réfraction indifféremment, au moins jusqu'au degré de 2 à 3 D. Les essais que j'en au faits m'ont démontré qu'avec une acuité visuelle de $^1/_2$ sur le tableau de SNELLEN la nette té du cran de mire et du guidon est telle que la visée se fait avec la plus grande facilité. Je crois donc que l'emploi de ces lunettes dans l'armée améliorerait très notablement l'habileté au tir de bien des hommes dont on ne sait faire aujourd'hui."

Daß man auch in der deutschen Armee versucht hat, eine Art von Siebbrillen zu verwenden, geht aus dem Diskussionsvotum von BARTELS (Bericht über die 40. Vers. d. Ophth. Ges. Heidelberg 1916. S. 298) hervor.

Anhang.

Die verschiedenen Brillengläser werden in Brillengestellen, in Face-à-mains oder Klemmern (pince-nez) getragen. Es ist nicht immer gleichgültig, welche Fassungen der Patient für die ihm verordneten Gläser wählt. Oft haben die besten Gläser einen ungenügenden oder schlechten Erfolg, werden nicht ertragen, weil ihre Fassung unrichtig ist.

Vor allem muß die Fassung so sein, daß der Patient beim Blick in die Ferne wie beim Blick in die Nähe durch die optische Achse des Glases sieht. Die Gläser müssen also richtig zentriert vor dem Auge sitzen. Das Brillengestell darf nicht zu schmal und nicht zu breit sein, die Gläser dürfen nicht zu hoch und nicht zu tief gefaßt sein. Bei unrichtiger Zentrierung wirken die Gläser

---

[1]) GONIN, S.: Les conditions visuelles relatives au recrutement dans l'armée Suisse. Schweiz. Rundschau f. Med. 1910. — [2]) KNAPP, P.: Die Anforderungen an Sehschärfe und Refraktion der Infanterie. Schweiz. Rundschau f. Med. 1911. Nr. 46. — [3]) SCHERER, A.: Untersuchungen über die Anforderungen an Sehschärfe und Refraktion der Infanterie. Inaug.-Diss. Basel 1911.

leicht prismatisch, was subjektive Störungen verursacht. Handelt es sich um Zylindergläser, so muß, falls keine Brille getragen wird, durch die *Art* des Klemmers dafür gesorgt werden, daß die Zylinderachse *dauernd* in der richtigen Stellung vor dem Auge erhalten bleibt. Die gewöhnlichen Klemmer (Abb. 42, 1—5) gewähren keine Garantie hierfür. Es dürfen daher Zylindergläser nur in den von MOTAIS zuerst angegebenen Klemmerformen (Abb. 42, 9—11) oder besser aber in den sog. *Finger-Pince-nez* (Abb. 42, 6 u. 7), welche alle eine dauernd richtige Achsenstellung des Zylinderglases gewährleisten, verordnet werden. Auch ein Klemmer mit starrem Nasensteg (Abb. 42, 8) von der Firma STEGMANN und SEEGER, Rathenow ist für Zylindergläser gleichfalls empfehlenswert.

Für Leute, welche nur ein Leseglas bedürfen, während des Nahearbeitens aber häufig gezwungen sind, in die Ferne aufzusehen, dienen Fassungen resp. Gläser, welche im oberen Teile verkürzt sind, so daß der Träger beim Blick in die Ferne über das Glas hinwegzusehen vermag (panthoskopisch Abb. 42, 12 u. 13 und Abb. 43, 7—9).

Wer hingegen ein anderes Glas für die Nähe wie für die Ferne benötigt und aus irgend einem Grunde die Doppelfokusgläser nicht tragen und auch nicht zwei verschiedene Brillen benützen will, der kann sich dadurch helfen, daß er für die Nahearbeit einen *Vorhänger* (Abb. 43, 10 und 11) benützt. Die Gläser des Vorhängers haben in der Regel die Form eines Kreiszweiecks und nur die halbe Größe der Ferngläser. Der Brillenträger kann somit durch den oberen, freien Teil der Brille in die Ferne, durch ihren unteren Teil, vor dem die Vorhängergläser sitzen, in der Nähe deutlich sehen.

Vor einer Doppelfokusbrille hat eine Brille mit Vorhänger den Vorzug der bequemen Abnehmbarkeit des Vorhängers. Wird er nicht gebraucht, so entfernt man ihn und dann steht dem Brillenträger das ganze Blickfeld der Fernbrille, also auch der z. B. beim Treppensteigen, überhaupt beim Gehen am nötigsten gebrauchte untere Teil zur Verfügung. Die Doppelfokusbrille erfordert in solchen Fällen eine unbequeme, unnatürliche Kopfhaltung. Andererseits kann die Fernbrille im Bedarfsfalle schnell durch den Vorhänger zur Zweistärkenbrille umgewandelt werden. Bei zunehmender Alterssichtigkeit brauchen nur die Gläser des Vorhängers durch stärkere ersetzt zu werden; für verschiedene Arbeitsabstände kann man Vorhänger mit Gläsern verschiedener Stärke benutzen, ohne an der Fernbrille etwas ändern zu müssen. Ein Vorhänger kommt also auch billiger zu stehen als eine Brille mit den teuren Bifokalgläsern.

Das **Face-a-main** (Abb. 44, 6) werden Damen gerne wählen, welche kein Pince-nez und keine Brille tragen wollen und doch bisweilen gut in die Ferne oder in die Nähe zu sehen wünschen.

Klemmerbrillen (Abb. 43, 6) sind Mitteldinger zwischen Klemmern und Brillen, und zwar deshalb, weil ihr vorderer Teil einem Klemmer ähnlich sieht, während sich an den Seiten die bei den meisten gut sitzenden Brillen üblichen Reitfedern anschließen. Sie sind für empfindliche Nasen konstruiert, deren Rücken den Druck einer gewöhnlichen Brille nicht erträgt.

Wendebrillen (Abb. 44, 1 und 1a sowie Abb. 42, 14) werden da verwendet, wo nur ein einziges sehtüchtiges Auge zur Verfügung steht, und wo je ein Glas für die Ferne und ein Glas für die Nähe in *ein* und dasselbe Brillengestell

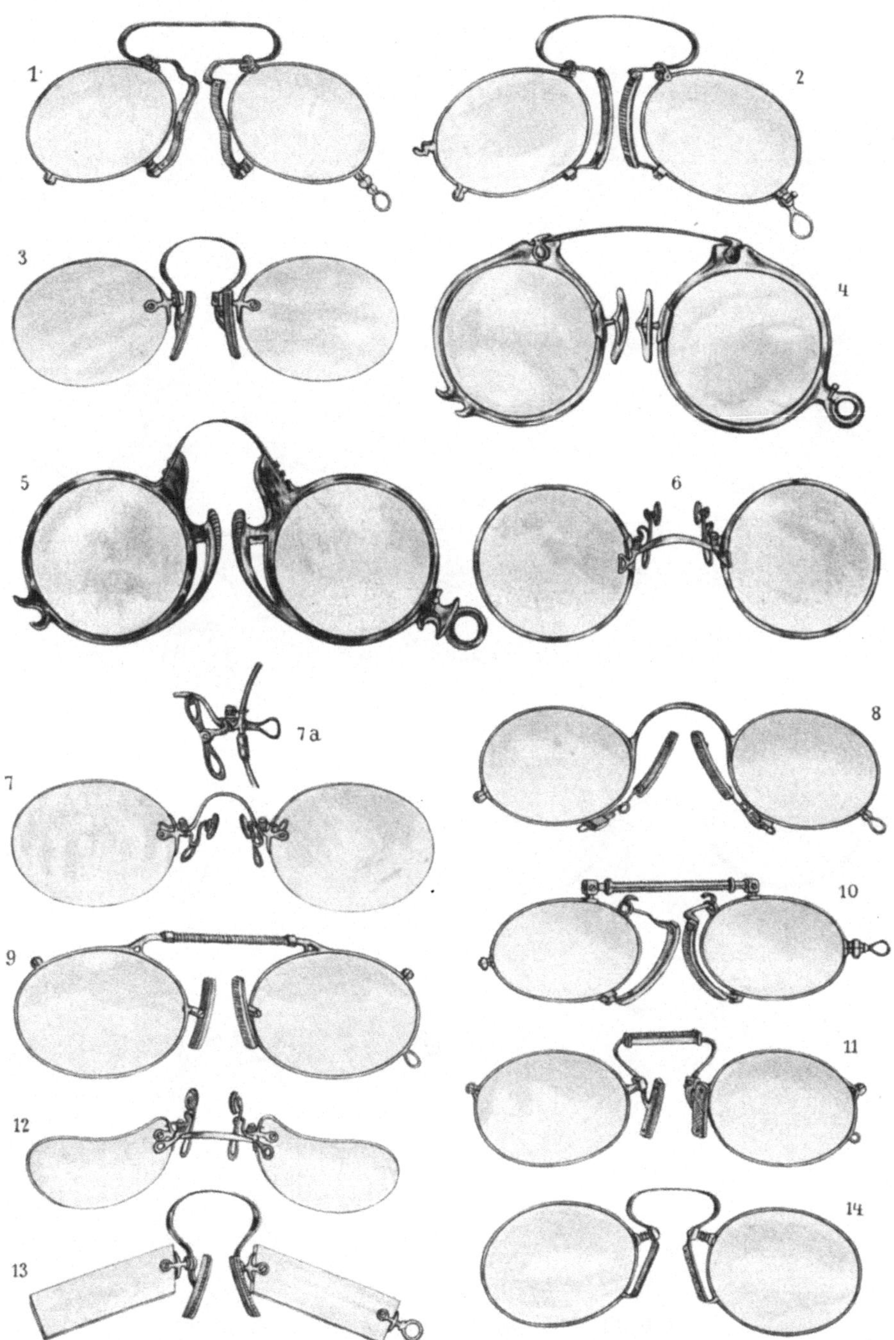

Abb. 42. Verschiedene Klemmerformen.

1 und 2 Autofixform mit Zelluloid oder Kork auf dem Steg. 3 Klemmer ohne Rand, Sportform. 4 Oxford-Klemmer, Metallränder mit Zelluloid umlegt. 5 Horn- resp. Schildpatt-Kaiser-Klemmer. 6 und 7 Fingerklemmer mit und ohne Rand. 8 Klemmer mit starrem Nasensteg nach STEGMANN und SEEGER. 9, 10, 11 Klemmer nach MOTAIS. 12 und 13 Pantoskopische Klemmer nur für Nahearbeit, das Auge für das Fernesehen oben freilassend. 14 Wende-Klemmer für Einäugige, auf der einen Seite das Fernglas, auf der anderen Seite das Arbeitsglas.

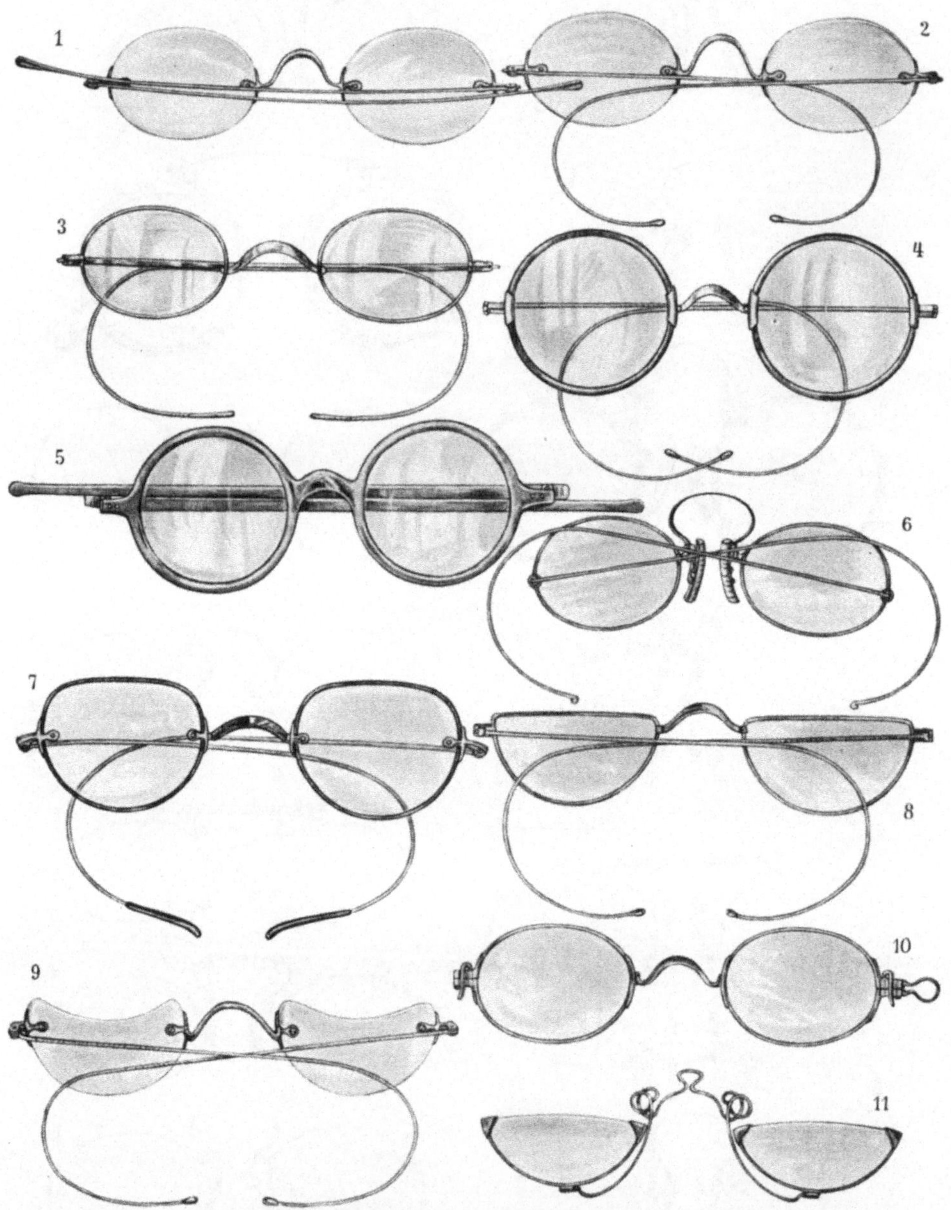

Abb. 43. Verschiedene Brillenformen.

1 Reitbrille ohne Rand mit Damenfedern. 2 Reitbrille ohne Rand mit Komfortfedern. 3 Reitbrille mit Rand und Komfortfedern. 4 Reitbrille mit angerollten Zelluloidrändern und Kabelfedern. 5 Horn- resp. Schildpatt-Damenbrille. 6 Klemmerbrille. 7, 8, 9 Pantoskopische Brillenform, Gläser im oberen Teile verkürzt, um das Auge beim Fernesehen freizulassen. 10 und 11 Vorhänger, um die Fernebrille zum Nahesehen einzustellen. (11 Vorhänger nach ZEISS.)

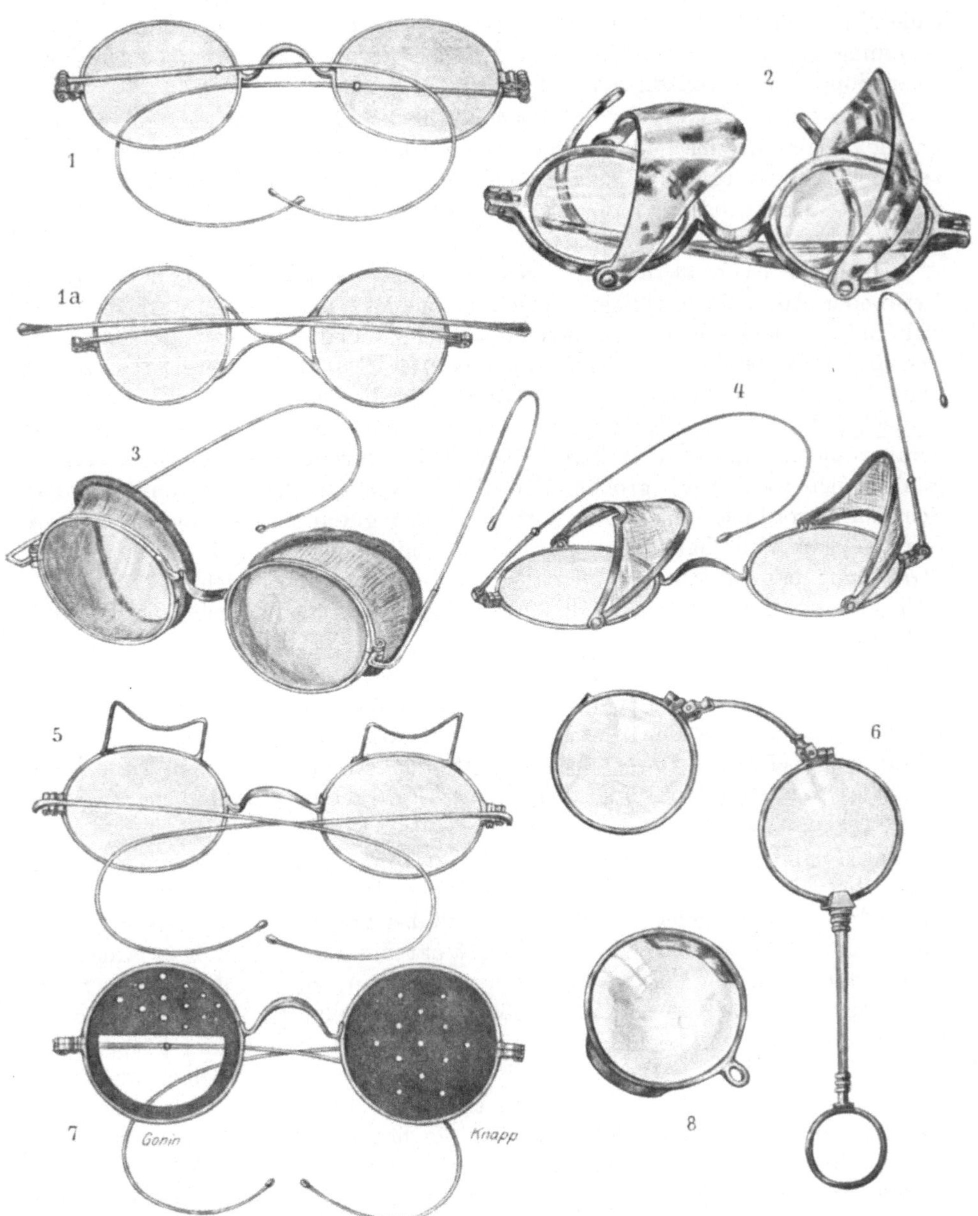

Abb. 44. Verschiedene Brillenformen.

1 Wendebrille mit Doppelscharnier. 1a Wendebrille mit doppeltem Nasensteg. 2 und 4 Schutzbrillen mit Seitenklappen aus Horn oder Drahtgeflecht. 3 Schielbrille mit Metallplatte oder Mattglas, auf der einen Seite (für das gute Auge) und dem korrigierenden Glase auf der andern. Seitenklappen aus Stoff. 5 Ptosisbrille mit Drahtbügel an der oberen Einfassung zum Aufhalten des Oberlides. 6 Face-a-main. 7 Siebbrille nach KNAPP und GONIN. 8 Monocle.

eingesetzt werden soll, das dann so zu wenden ist, daß einmal das eine, das andere Mal das andere Glas vor das gute Auge zu sitzen kommt. Diese Wendung geschieht meist durch ein Doppelscharnier (Abb. 44, 1) oder durch einen doppelten Nasensteg (Abb. 44, 1a).

Schutzbrillen sind durch die Muschelform der Gläser (statt deren oft auch Celluloid- oder Zellonscheiben verwendet werden) und speziell dadurch gekennzeichnet, daß sie das Auge ganz umschließen. Dies wird erreicht durch seitlich angesetzte Körbe oder Klappen (Abb. 44, 2 und 4), sowie auch durch Stoff-, Leder- oder Metallansätze.

Schielbrille (Abb. 44, 3) trägt vor dem besser sehenden und in der Regel fixierenden Auge einen völligen Verschluß aus Mattglas oder schwarzem Blech, während vor dem schlechter sehenden, meist monolateral schielenden Auge das richtig korrigierende Glas sitzt. Auch bei der Schielbrille werden am besten Seitenklappen angebracht, da die Kinder, denen man das gut sehende Auge verdeckt, allzusehr die Neigung verspüren, seitlich mit dem verdeckten Auge herauszusehen und so den Zweck der Brille illusorisch zu machen. Solche Schielbrillen werden mit großem Vorteil bei monolateralem konkomitierendem Schielen verordnet, um durch Verschluß des guten Auges (täglich mehrere Stunden) die Sehschärfe des amblyopen Schielauges zu heben und so den Strabismus monolateralis in einen alternans überzuführen, welcher für das volle Gelingen der Schieloperation mit Erlangung von Binokularsehen die Grundbedingung ist.

Ptosisbrillen (Abb. 44, 5) gehören zu den sog. orthopädischen Brillen, die keine optische, sondern eine rein mechanische Wirkung vermitteln sollen. Die Ptosisbrillen haben an den Einfassungen angelötete oder durch einstellbare Verschraubung befestigte Drahtbügel oder ähnliche Gebilde, die zum Halten des Oberlides bzw. des Unterlides bei Ptosis, Ectropium und ähnlichen Krankheitserscheinungen dienen.

Das **Monokel** (Abb. 44, 8) soll ebenfalls erwähnt werden, weil man den Augenarzt öfters frägt, was er von dem Gebrauche desselben denkt. In der Regel (Ausnahmen mag es gelegentlich geben) muß das Tragen des Monokels als Modetorheit aufgefaßt werden. Der liebe Gott hat uns nicht dafür *zwei* Augen gegeben, damit wir nur das eine von ihnen benützen, sondern damit wir mittels des Sehens mit *beiden* Augen der großen Vorteile teilhaftig werden, welche das binokulare Sehen mit sich bringt, wie Tiefenwahrnehmung und körperliches, stereoskopisches Sehen. Wenn der liebe Gott das monokulare Sehen für vorteilhafter erachtet hätte, so hätte er uns eben nur ein einziges Auge geschaffen, wie dies vor Zeiten die Zyklopen besaßen, er hätte uns dann aber auch gleichzeitig wohl eine bessere Einrichtung wachsen lassen, um Monokel vor dem Auge fixieren zu können, für den Fall, daß dieses einzige Auge optische Fehler aufwiese.

Akkommodation.

Zum Wesen des emmetropen Auges gehört es, daß es für die Ferne eingestellt ist, daß seine Netzhaut in jener Ebene aufgestellt ist, in welcher sein dioptrischer Apparat ein scharfes und deutliches Bild der fernen Außenwelt entwirft (Brennebene). Ein emmetropes Auge kann also, ohne sich im geringsten anzustrengen, lediglich infolge seines richtigen Baues, scharf und deutlich in die Ferne sehen. Ein deutliches *Nahesehen* ist aber unmöglich, wenn das Auge nicht seinen Akkommodationsapparat in Funktion treten läßt, womit die Linse stärker gewölbt wird.

Man kann sich leicht davon überzeugen, daß ein Auge nicht gleichzeitig scharf und gut in die Ferne und in die Nähe sehen kann. Blickt man z. B. in die Ferne und bringt in die Blicklinie, in einer Entfernung von ungefähr 30 cm, einen Gegenstand, z. B. einen Finger, da wird man gewahr, daß man nicht *zugleich* den vorgesetzten Finger und die ferne Gegend deutlich erkennen kann. Will man den Finger deutlich sehen, so muß man eine gewisse Anstrengung machen, die um so größer und für das Auge um so empfindlicher ist, je näher der Finger an das Auge herangerückt wird. Etwas geht mit dem Auge vor, während es von der Ferne in die Nähe blickt. Das was sich da abspielt, ist eben die Akkommodation, welche wir beim Nahesehen in Funktion setzen. *Wir verstehen also unter Akkommodation die Fähigkeit des Auges, sich auf Objekte, die sich in verschiedener Entfernung befinden, so einzustellen, daß sie auf der Netzhaut scharf abgebildet werden.*

Bevor die Akkommodation eingehender besprochen wird, soll noch die Frage beantwortet werden, warum nahe Gegenstände von einem emmetropen Auge undeutlich gesehen werden, wenn *nicht* akkommodiert wird.

Strahlen, die von einem *fernen* Punkte oder Gegenstande ausgehen und ein emmetropes Auge treffen, vereinigen sich wieder in einem scharfen Punkte oder zu einem scharfen Bilde, direkt *auf* der Netzhaut (Abb. 45a). Strahlen, die von einem *nahen* Punkte oder Gegenstande ausstrahlen und das emmetrope Auge treffen, vereinigen sich dagegen *hinter* der Netzhaut (Abb. 45b). *Auf* der *Netzhaut* entsteht von einem leuchtenden nahen Punkte kein scharfes Bild, sondern ein sog. Zerstreuungskreis (Abb. 46a).

Ein Gegenstand besteht optisch, wie ja auch jede Linie, aus zahlreichen einzelnen Punkten. Nur, wenn die Strahlen jedes einzelnen Punktes sich wieder in einem entsprechenden Punkte vereinigen, erhalten wir ein scharfes Bild des leuchtenden Gegenstandes. Entspricht jedoch jedem Punkte ein Zerstreuungskreis, so erhalten wir ein unscharfes, verschwommenes Bild, auf welchem alle

Punkte, alle Linien ineinanderfließen. Abb. 46 veranschaulicht diese Verhältnisse. Sie zeigt zwei Punkte, eine Linie und einen Gegenstand (Hand) in Zerstreuungskreisen.

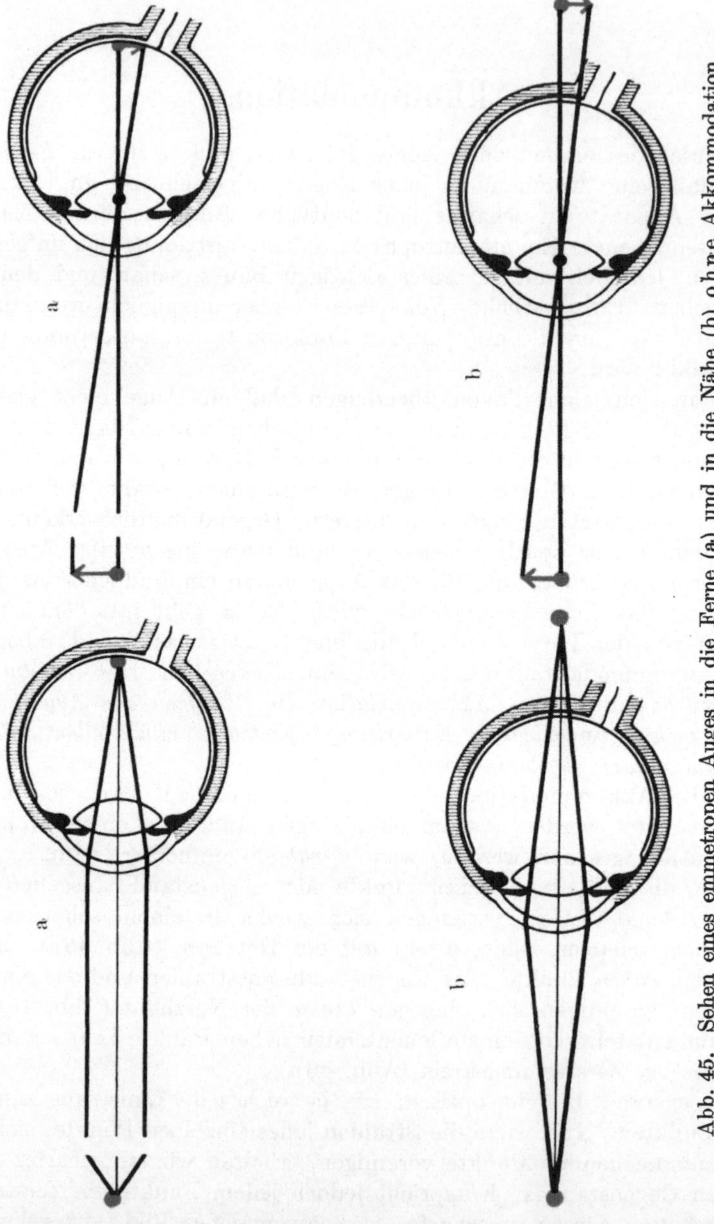

Abb. 45. Sehen eines emmetropen Auges in die Ferne (a) und in die Nähe (b) ohne Akkommodation.

Es ist ganz klar, daß das Bild eines leuchtenden Gegenstandes, ja der ganzen Außenwelt, um so undeutlicher sein muß, je größer die Zerstreuungskreise sind.

Was hat nun Einfluß auf die Größe der Zerstreuungskreise, von welcher die mehr oder weniger ausgesprochene Undeutlichkeit der gesehenen Bilder abhängt?

1. Von Einfluß auf die Größe der Zerstreuungskreise ist vor allem die Entfernung der Netzhaut vom Vereinigungspunkte der Strahlen. Je näher also der fixierte Gegenstand dem emmetropen, akkommodationslosen Auge liegt, desto weiter hinter der Retina erfolgt die Vereinigung der immer divergenter auffallenden Strahlen, desto größer die Zerstreuungskreise. Dieser Grundsatz gilt aber auch für das *Fernesehen* der mit optischen Fehlern behafteten Augen. Je weiter die Netzhaut in solchen Augen von der Brennebene, sei es nach vorne

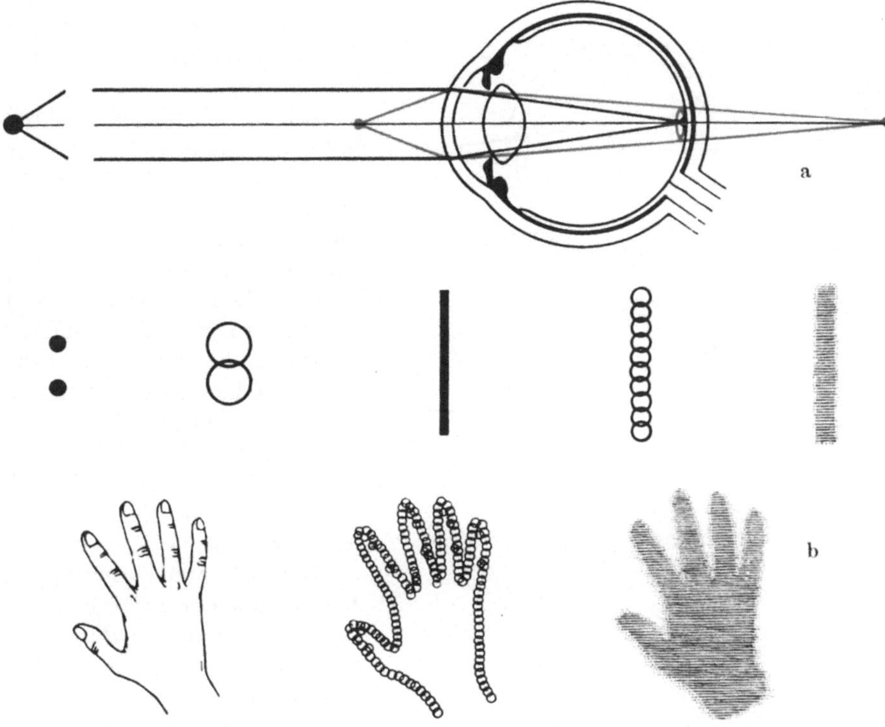

Abb. 46. Sehen in Zerstreuungskreisen.

oder nach hinten, entfernt liegt, desto größer die Zerstreuungskreise, desto undeutlicher das Sehen.

2. Von Einfluß auf die Größe der Zerstreuungskreise ist aber auch die *Weite* der *Pupille*.

Je weiter die Pupille, desto größer die Basis des Strahlenkegels, der von der Netzhaut geschnitten wird, desto größer auch die entsprechenden Zerstreuungskreise und umgekehrt. Abb. 47 veranschaulicht diese Verhältnisse. Bei drei vollkommen gleich großen, emmetropen Augen bei völlig gleicher Nahelage des leuchtenden Punktes, erhält man auf der Netzhaut doch ganz verschieden große Zerstreuungskreise, lediglich infolge der verschiedenen Weite der Pupille. Auf dieser Tatsache beruht häufig die Beobachtung, daß Augen von gleichem Kurzsichtigkeitsgrade doch verschieden gut sehen, weil sie verschieden weite Pupillen haben.

Auch das bekannte Blinzeln der Kurzsichtigen erklärt sich dadurch, daß der Kurzsichtige durch Blinzeln sich die Pupille verengern und damit die Zerstreuungskreise sich verkleinern will, um so deutlicher zu sehen. Von dieser Eigenschaft der Kurzsichtigen zu blinzeln, *μύειν* auf griechisch, leitet sich der Name Myopie für Kurzsichtigkeit ab.

Auch die Tatsache, daß Leute selbst mit starken Refraktionsfehlern ohne korrigierende Brille scharf in die Ferne zu sehen vermögen, sobald sie durch eine kleine Öffnung hindurchsehen, weil sie hierdurch ihre Pupille verengern, muß hier erwähnt werden. Auf dieser Tatsache beruht die später zu erwähnende Siebbrille.

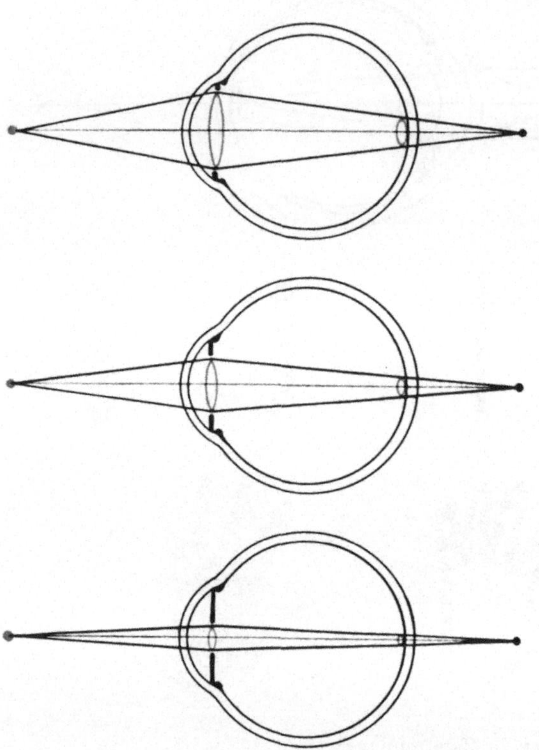

Abb. 47. Einfluß der Größe der Pupille auf die Größe der Zerstreuungskreise.

Alle diese Zerstreuungskreise hat nun beim emmetropen Auge, sobald in die Nähe gesehen werden soll, die Akkommodation durch entsprechende Vermehrung der Brechkraft des dioptrischen Systemes zu zerstreuen. Sie hat zu bewirken, daß alle Strahlen, die von einem nahen Punkte oder Gegenstande ausgehen und das Auge treffen, sich in einem scharfen Punkte (nicht in einem Zerstreuungskreise) oder zu einem deutlichen Bilde auf der Netzhaut vereinigen.

Der Akkommodationsapparat besteht aus der *Linse* und ihrer *Kapsel*, aus dem *Ciliarmuskel*, der in der Hauptsache ein Ringmuskel ist (MÜLLERsche Portion), aber auch längs und schräg verlaufende Muskelfasern enthält (BRÜCKEsche Portion), und schließlich aus den den Muskel mit der Linse verbindenden, zahllosen, feinen Zonulafasern, welche von den Firsten und Tälern der Ciliarfortsätze ausgehen, um an Hinter- und Vorderfläche, ebenso wie am Äquator der Linsenkapsel zu inserieren.

Stellt sich ein jugendliches emmetropes Auge durch entsprechende Akkommodation auf einen etwa 40 cm vor ihm liegenden Gegenstand ein, so treten an dem betreffenden Auge folgende Veränderungen auf:

1. Die Pupille wird enger; es handelt sich hier um eine Mitbewegung der Iris, resp. des Irissphincters.

2. Die Linsenvorderfläche zeigt ebenso wie die Linsenhinterfläche eine verstärkte Wölbung. Diese stärkere Wölbung ist auf der Vorderfläche mehr ausgesprochen als auf der Hinterfläche.

3. Durch Vorrücken des vorderen Linsenscheitels flacht sich die vordere Kammer etwas ab.

Stellt sich nun das betreffende Auge durch *maximale* Akkommodationsanstrengung auf sehr nahe gelegene Punkte oder Gegenstände ein, so kann man bei geeigneter Versuchsanordnung beobachten, daß die ganze Linse um ein Viertel- bis ein Drittelmillimeter, ihrer Schwere folgend, nach unten sinkt. Wird der Kopf seitwärts gehalten, sinkt die Linse selbstverständlich nach der betreffenden Seite.

Ferner kann man beobachten, daß während diesen maximalen Akkommodationsanstrengungen die Linse zu schlottern beginnt, sobald das Auge kleine zuckende Bewegungen ausführt.

Wie sind diese Veränderungen des Auges beim Übergang von seiner Ruhelage zum Zustande der Akkommodation zu deuten? Wie hat man sich den ganzen Akkommodationsprozeß überhaupt vorzustellen?

In früheren Zeiten glaubte man in der den Akkommodationsvorgang begleitenden Pupillenveränderung allein den Akkommodationsprozeß suchen zu müssen. Andere Autoren waren der Ansicht, daß bei der Einstellung des Auges für die Nähe die Hornhaut sich stärker wölbe oder die Bulbusachse sich verlängere. Der bekannte Jesuit SCHEINER war der erste, der schon im Jahre 1619 die Angabe machte, das Wesen der Akkommodation sei in einer vermehrten Wölbung der Linse zu suchen und THOMAS YOUNG lieferte zuerst den Beweis per exclusionem, daß sich die Akkommodation tatsächlich in der Linse abspielen müsse. Den ersten sicheren *positiven* Nachweis einer wirklichen Gestaltsveränderung der Linse während der Akkommodation erbrachten LANGENBECK und CRAMER und unabhängig von ihnen HELMHOLTZ. Alle drei Forscher beobachteten *vor* und *während* der Akkommodation die PURKINJEschen Reflexbilder der Linsenvorder- und hinterfläche und fanden, daß dieselben während der Akkommodation und entstrechend dem Grade derselben sich verkleinerten, was nur durch eine stärkere Wölbung der Linse zu erklären war.

Heute stellt man sich den Akkommodationsprozeß nach HELMHOLTZ-HESS folgendermaßen vor:

Die Linse besteht im jugendlichen menschlichen Auge aus einem kugelförmigen, außerordentlich elastischen Körper, welcher in einer feinen Kapsel eingeschlossen ist. Diese Kapsel wird bei Ruhe des Auges durch den kräftigen Muskelring des Ciliarmuskels mittels der Zonulafasern stark angespannt erhalten, wodurch die Linse selbst eine bedeutende Abflachung erfährt. Ähnlich sieht ein Gummiball aus, der von beiden Händen von vorne nach hinten zusammengepreßt wird. Den Druck der beiden Hände ersetzt im ruhenden Akkommodationsapparate die allseitig angespannte Linsenkapsel.

Von der Richtigkeit dieser Auffassung kann man sich leicht überzeugen, wenn man ein frisch enucleiertes jugendliches Auge, z. B. eines Affen, im Äquator in zwei Teile teilt, den vorderen Teil auf die Hornhaut legt und von hinten die Linse betrachtet (Abb. 48a). Sobald man die Zonulafasern durchschneidet, quillt die zuvor abgeflachte Linse, ihrer Elastizität folgend, kugelförmig auf (Abb. 48b). Was man hier durch Durchtrennung der Zonulafasern, also durch vollkommene Entspannung derselben erreicht, kann auch das lebende Auge durch Kontraktion seines ringförmigen Ciliarmuskels erreichen. Durch Verkleinerung dieses Ansatzringes der Zonulafasern werden diese Fasern entspannt, infolgedessen kommt es zu einer Entspannung der Linsenkapsel und damit wird der Linse selbst die Möglichkeit gegeben, ihrer Elastizität zu folgen und sich entsprechend der Stärke der Kontraktion des Ciliarmuskels und der daraus folgenden Kapselentspannung mehr und mehr der Kugelform zu nähern (Abb. 48c).

Durch die Untersuchungen von GULLSTRAND wissen wir, daß bei der Akkommodation nicht nur die Linse sich stärker wölbt, sondern daß sie auch im Innern eine Verschiebung ihrer Schichten erfährt, worauf mit die Zunahme ihrer Brechkraft zurückzuführen ist.

Bei *maximaler* Ciliarmuskelkontraktion und maximaler Entspannung der Linsenkapsel erschlafft die Fixation der Linse hinter der Pupille, so daß sie

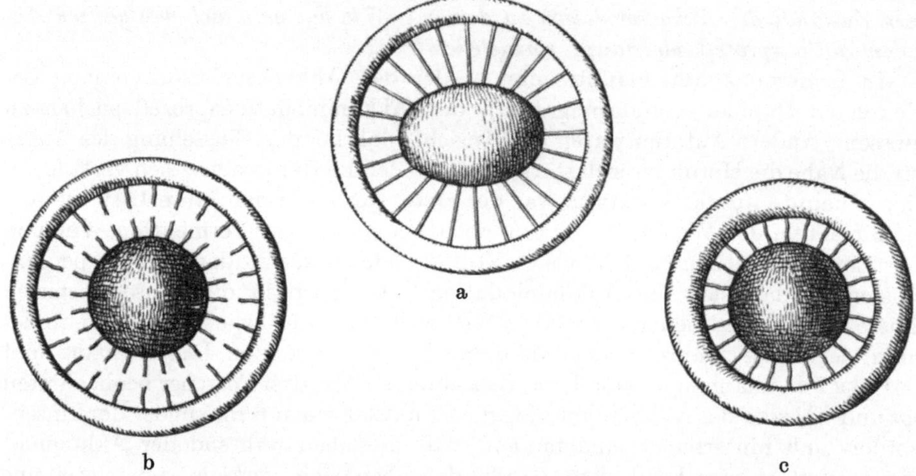

Abb. 48. Linse bei angespannten (a) durchschnittenen (b) oder durch Ciliarmuskelkontraktion erschlafften (c) Zonulafasern.

ihrer Schwere nach etwas nach unten zu sinken und bei leichten Augenbewegungen zu schlottern vermag.

Eine wichtige Frage ist die nach dem Einflusse der Akkommodation auf den intraokularen Druck. Während früher verschiedene Autoren an eine Druckerhöhung im hinteren Bulbusabschnitte oder an eine allgemeine Druckerhöhung im Innern des ganzen Auges glaubten, ist man heutzutage auf Grund der Arbeiten von HESS und HEINE[1]) zu der Überzeugung gelangt, daß auch eine maximale Akkommodation den intraokularen Druck nicht wesentlich beeinflußt. Wenn bei maximaler Akkommodationsanstrengung die Linse ihrer Schwere nach

[1]) HESS, C.: Arbeiten aus dem Gebiete der Akkommodationslehre. I. Einige neue Beobachtungen über den Akkommodationsvorgang. v. Graefes Arch. d. Ophth. Bd. 42, Abt. 1, S. 288. — HESS, C.: Arbeiten aus dem Gebiete der Akkommodationslehre. v. Graefes Arch. f. Ophth. Bd. 43, Abt. 3, S. 477. — HESS, C. und L. HEINE: Arbeiten aus dem Gebiete der Akkommodationslehre. v. Graefes Arch. f. Ophth. Bd. 46, Abt. 2, S. 243. — HESS, C. und L. HEINE: Über das Verhalten des intraokularen Druckes bei der Akkommodation und über die Akkommodationsbreite bei verschiedenen Säugetieren. Ber. üb. d. 27. Vers. d. Ophth. Ges. Heidelberg 1898. S. 139.

etwas sinken und bei Augenbewegungen schlottern kann, so muß eine Druckdifferenz zwischen vorderem und hinterem Augenabschnitte ausgeschlossen sein. Aber auch der gesamte intraokulare Druck verändert sich bei maximalen Akkommodationsanstrengungen nicht, wie manometrische Messungen in der Vorderkammer bei Affen- und Taubenaugen, die über eine große Akkommodationsbreite verfügen, während der Eserinwirkung oder der elektrischen Reizung des Ciliarmuskels gezeigt haben. Die Kenntnis dieser Tatsache ist äußerst wichtig für unsere Auffassung von der Pathogenese und der Therapie der Myopie.

Innervation: Der Ciliarmuskel wird vom Oculomotorius, und zwar von der Radix brevis desselben innerviert. Reizung des Oculomotorius erzeugt Akkommodationskrampf und Refraktionserhöhung des betreffenden Auges. Lähmung des Oculomotorius erzeugt Lähmung der Akkommodation.

Leistungen der Akkommodation: Bevor wir die Leistungen der Akkommodation bestimmen können, müssen wir einige Begriffe genauer definieren und feststellen.

1. *Was ist der Fernpunkt des menschlichen Auges?*

Unter Fernpunkt versteht man jenen Punkt im Raume, auf welchen das Auge bei der *geringstmöglichen* Wölbung seiner Linse eingestellt ist, d. h. jenen Punkt, welcher sich bei völliger Ruhe des Auges scharf und deutlich auf der Netzhaut abbildet. Er wird bestimmt, indem man die Refraktion des Auges bestimmt. Siehe bei den einzelnen Refraktionszuständen.

2. *Was ist der Nahepunkt des menschlichen Auges?*

Unter Nahepunkt versteht man jenen Punkt im Raume, auf welchen das Auge bei *maximaler* Wölbung seiner Linse eingestellt ist, d. h. jenen Punkt, von welchem bei maximaler Linsenwölbung ein scharfes Bild auf der Netzhaut sich entwickelt. Man bestimmt denselben, indem man den nächsten Abstand vom Auge mißt, in welchem feine Druckschrift noch eben deutlich entziffert, also gesehen werden kann.

Was ist Akkommodationsbreite? Unter Akkommodationsbreite versteht man die Vermehrung an Brechkraft oder Refraktion, welche das Auge gewinnen kann, wenn es aus dem Zustande der völligen Ruhe, der geringstmöglichen Linsenwölbung, zum Zustande der maximalen Akkommodation, d. h. der größtmöglichen Linsenwölbung übergeht. Die Akkommodationsbreite ist also nichts anderes als die Differenz der Refraktion des ruhenden und des maximal akkommodierenden Auges. Bezeichnet man die Akkommodationsbreite als A, die Refraktion des Auges bei Fernpunktseinstellung (Punctum remotum) mit R und die Refraktion bei Nahepunktseinstellung (Punctum proximum) mit P, so gilt die Formel:

$$A = P - R,$$

d. h. Akkommodationsbreite = Refraktion bei Einstellung des Auges auf den Nahepunkt minus Refraktion des Auges bei Einstellung auf den Fernpunkt.

Was ist Akkommodationsgebiet? Es ist das Gebiet, das zwischen Fernpunkt und Nahepunkt liegt. Man versteht darunter also die ganze Strecke der verschiedenen Entfernungen, in welchen ein Auge, sei es in der Ruhelage, sei es mittels der verschiedenen möglichen Akkommodationsanstrengungen (Linsenwölbung) deutlich sehen kann. Gleiche Akkommodationsbreiten haben bei den verschiedenen Refraktionszuständen der Augen durchaus nicht immer gleiche Akkommodationsgebiete im Gefolge.

Man mißt in der Praxis die Akkommodationsbreite, indem man nach der Korrektur etwa vorhandener optischer Fehler dem Auge eine feine Druckschriftprobe vorlegt und diese soweit dem Auge annähern läßt, bis sie undeutlich wird. Die so gefundene Entfernung vom Auge, bis zu welcher diese Druckschrift noch deutlich gesehen wird, in 1 Meter, also in 100 cm dividiert, gibt uns die Größe der Akkommodationsbreite an. Kann also eine solche Druckprobe noch bis auf 20 cm gut gesehen werden, so beträgt die Akkommodationsbreite in diesem Fall $\frac{100}{20} = 5$ Dioptrien.

Die **Akkommodationsbreite** ist nun beim menschlichen Auge durchaus nicht etwas Konstantes, sondern eine mit dem zunehmenden Alter nach bestimmten Regeln *ausnahmslos* sich vermindernde Größe. Wenn man das Alter eines Menschen kennt, so kennt man auch seine Akkommodationsbreite und umgekehrt. Während im Alter von 10 Jahren das Auge eine Akkommodationsbreite von 14 Dipotrien aufweist, die Linse sich also bei maximaler Ciliarmuskelkontraktion um etwa 14 Dioptrien stärker wölben kann (Abb. 49), ist die Akkommodationsbreite beim 70 jährigen Greis vollständig erloschen, d. h. die Linse kann trotz der noch immer möglichen Ciliarmuskelkontraktion ihre Linsengestalt nicht mehr ändern, da sie um diese Zeit ihre Elastizität vollständig verloren hat. Das allmähliche Schwinden der Akkommodationsbreite mit zunehmendem Alter beruht also nicht auf einer Schwäche des Ciliarmuskels, sondern lediglich auf dem zunehmenden Verlust der Linse an Elastizität. Während beim jugendlichen Auge die geringste Ciliarmuskelkontraktion und Kapselerschlaffung eine Stärkerwölbung der Linse veranlaßt, vermag beim greisen Auge auch die stärkste Ciliarmuskelkontraktion und Kapselerschlaffung keine Gestaltsveränderung der Linse mehr auszulösen. Dieselbe ist rigide und starr geworden und beharrt in ihrer abgeflachten Linsenform (Abb. 50 c). Bei älteren Leuten wird daher schon eine relativ geringe Muskelkontraktion und entsprechende Kapselerschlaffung die noch mögliche Wölbungsvermehrung der Linse bringen, stärkere Muskelanstrengungen können keine weiteren Linsenveränderungen mehr bedingen.

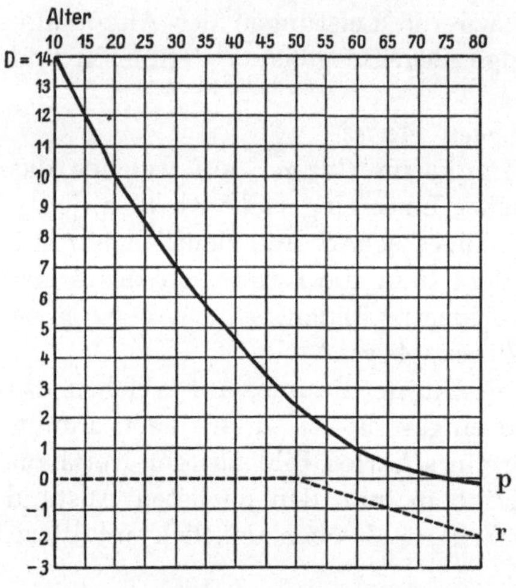

Abb. 49. Akkommodationsbreite. Kurve nach DONDERS.

p Kurve der Lage des Nahepunktes. r Kurve der Lage des Fernpunktes. Auf der Abszisse sind die Lebensjahre, auf der Ordinate die Lage des Nahe- (p) resp. Fernpunktes (r) in Dioptrien angegeben.

Wer diese Ausführungen verstanden, wird ohne weiteres einsehen müssen, daß in vorgerückterem Alter die noch mögliche Akkommodation nicht *mehr* Muskelkraft erfordert als im jugendlichen Alter. Er wird auch darüber klar sein, daß im höheren Alter die Einstellung auf den Nahepunkt durchaus nicht maximale Ciliarmuskelanstrengung erfordert.

Aus der Tatsache der zunehmenden Verminderung der Akkommodationsbreite mit dem Alter ergibt sich auch ohne weiteres das zunehmende Hinausrücken des Nahepunktes. Während ein Auge, welches noch über eine Akkommodationsbreite von 10 Dioptrien verfügt, in einer Entfernung von 10 cm deutlich und scharf sehen kann, den Nahepunkt also in 10 cm hat, wird ein Auge, welches nur noch 5 Dioptrien Akkommodationsbreite aufweist, nur noch bis zu einer Nähe von 20 cm scharf und deutlich zu sehen vermögen. Bei ihm ist der Nahepunkt von 10 auf 20 cm vom Auge abgerückt.

Rückt der Nahepunkt mit zunehmendem Alter und zunehmendem Verlust an Akkommodationsbreite über die gewohnte Arbeitsdistanz von 25—30 cm vom Auge weg, so machen sich während der Nahearbeit Beschwerden geltend, welche uns nötigen, die Bücher, die Hefte mehr und mehr von den Augen zu entfernen, entsprechend dem vom Auge abrückenden Nahepunkt. Alle diese Beschwerden, die Unmöglichkeit in der gewohnten Arbeitsdistanz deutlich und scharf zu sehen, nennt man *Weitsichtigkeit, Alterssichtigkeit* oder *Presbyopie*. Abb. 49 zeigt uns die Abnahme der Akkommodationsbreite mit zunehmendem Alter. Aus derselben können wir ohne weiteres ablesen, wann unsere Akkommodation nicht mehr genügt, unser Auge auf eine Entfernung von 25—30 cm scharf und deutlich einzustellen.

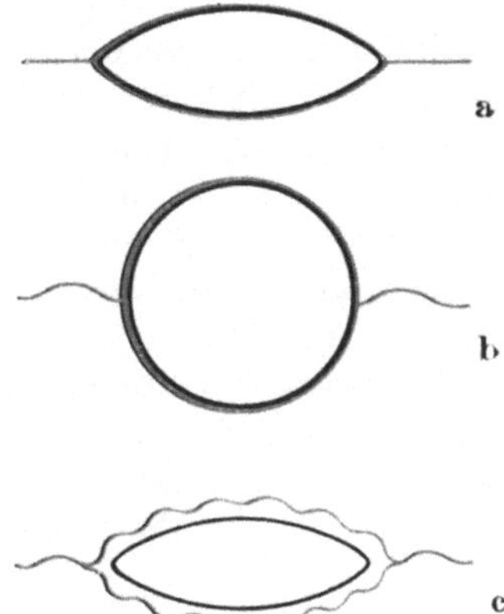

Abb. 50. a Linse bei angespannten Zonulafasern. b Jugendliche Linse bei erschlafften Zonulafasern und demnach erschlaffter Kapsel. Linse strebt sofort der Kugelform zu. c Alte Linse bei erschlafften Zonulafasern und demnach erschlaffter Kapsel. Die Linse kann ihre Gestalt nicht mehr ändern, ihre Elastizität ist verloren.

Die **Presbyopie** (Weitsichtigkeit, nicht Übersichtigkeit) muß durch Vorsetzen von sphärischen Konvexgläsern korrigiert werden, die eben das zu leisten haben, was der zunehmend defekter werdende Akkommodationsapparat nicht mehr zu leisten vermag. Bei dem *emmetropen* Auge beginnt die *Presbyopie* meist gegen das 45. Jahr sich einzustellen. Selbstverständlich zeigen sich bei den einzelnen Individuen gewisse Schwankungen in der Zeit des Beginns. Frühzeitiger tritt die Presbyopie bisweilen auf bei an Glaukom leidenden Patienten oder bei solchen, die an Diabetes erkrankt sind.

Zur Korrektur der Weitsichtigkeit hält man sich am besten an die Regeln, welche LANDOLT[1]) aufgestellt hat:

bei	40	Jahren	+ 0,25	Dioptrien,
,,	45	,,	+ 1,0	,,
,,	50	,,	+ 1,5	,,
,,	55	,,	+ 2,0	,,
,,	60	,,	+ 2,5	,,
,,	65	,,	+ 2,75	,,
,,	70	,,	+ 3,3—3,5	Dioptrien.

Man wendet uns nun häufig ein, daß die Regel von der Abnahme der Akkommodationsbreite mit dem Alter gar nicht so selten Ausnahmen erleide. Bald

[1]) LANDOLT, E.: Du verre correcteur de la Presbyopie. Arch. d'opht. Mai 1895.

ist es eine Großmutter, bald ein alter Onkel, der uns als Beispiel angeführt wird, und der trotz seines hohen Alters noch *ohne* Brille zu lesen imstande sei. Also, schließt man, besitzen diese Leute immer noch eine gewisse Akkommodationsbreite. Dieser Schluß ist durchaus unrichtig; es handelt sich bei solchen Fällen immer um Kurzsichtige, welche schlecht in die Ferne sehen, und welche in der Ruhelage ihrer Augen, wie im Kapitel über die Kurzsichtigkeit ausgeführt wird, auf die Nähe eingestellt sind und daher für das Nahesehen die Akkommodation, deren Breite bei ihnen gerade so abnimmt wie bei den Emmetropen, in keiner Weise benötigen. Findet sich aber in seltenen Fällen einmal ein altes Individuum, welches *gleichzeitig ohne Brille gut* in die Ferne sieht und anstandslos in der Nähe liest und schreibt, so sind diese Fälle nur so zu erklären, daß solche Individuen mit dem einen Auge emmetrop sind und mit demselben ohne Brille gut in die Ferne sehen, mit dem anderen aber an Kurzsichtigkeit leiden und mit diesem gut ohne Brille in die Nähe sehen können. Aus diesen Erörterungen ergibt sich, daß das in geringem Grade kurzsichtige Auge *später* weitsichtig wird als das emmetrope und daß das wenigstens 3,0 Dioptrien kurzsichtige Auge *niemals* weitsichtig wird, obgleich bei ihm die Akkommodationsbreite wie beim emmetropen Auge mit dem Alter abnimmt und schwindet. Im ferneren folgt aus diesen Erörterungen, daß der Übersichtige früher als der Emmetrope weitsichtig wird, und zwar um so früher, je stärker seine Übersichtigkeit ist, und zwar deshalb, weil jeweilen von der noch zur Verfügung stehenden Akkommodationsbreite an erster Stelle die Übersichtigkeit korrigiert werden muß, so daß der Rest der Akkommodationsbreite viel früher nicht mehr zum Einstellen des Auges auf die gewohnte Arbeitsdistanz genügt. Man hat also bei den Hypermetropen den Grad der Hypermetropie zu den LANDOLT schen Korrekturzahlen der Presbyopie hinzuzählen, bei den Myopen den Grad der Myopie von denselben abzuziehen.

Relative Akkommodation: Wenn man mit *beiden* Augen einen in endlicher Entfernung gelegenen Punkt oder Gegenstand fixiert, also auf denselben akkommodiert, so werden auch beide Augenachsen sich auf denselben richten. Sie werden also ganz von selbst auf denselben konvergieren. Konvergenz und Akkommodation haben von frühester Jugend an gelernt, miteinander zu arbeiten, sich einander gegenseitig anzupassen, so daß, wenn auf eine bestimmte Entfernung akkommodiert wird, auch die beiden Augenachsen auf die gleiche Entfernung sich einstellen, d. h. konvergieren. Man sagt daher Konvergenz und Akkommodation arbeiten synergisch. Diese gegenseitige Abhängigkeit von Akkommodation und Konvergenz ist aber keineswegs eine absolute. Es besteht zu jeder Zeit eine gewisse, allerdings nicht sehr weit begrenzte, Unabhängigkeit dieser zwei Funktionen voneinander, welche man als *relative Akkommodation* bezeichnet. Während auf eine ganz bestimmte Distanz konvergiert wird, können die Augen, ohne daß die richtige Konvergenz aufgegeben wird und dadurch Doppelsehen entsteht, ihre Akkommodation, welche auf die gleiche Distanz eingestellt ist, in einem gewissen Maße erschlaffen oder verstärken, was man daran erkennt, daß sie vorgesetzte Konvex- oder Konkavgläser überwinden. Der Punkt, auf den konvergiert wird, teilt also das Gebiet der relativen Akkommodation in zwei Teile, in einen negativen vor dem Konvergenzpunkte liegenden und in einen positiven, hinter (näher dem Auge zu) demselben sich befindlichen (Abb. 51).

Nimmt man z. B. die normale Arbeitsdistanz von 30 cm und läßt die Augen eines jugendlichen Emmetropen auf diese Entfernung akkommodieren, so werden beide Augen eine Akkommodationsanstrengung von drei Dioptrien aufbringen müssen. Auf den gleichen Punkt *konvergieren* auch die beiden Augen. Man kann nun, ohne daß die Konvergenzstellung sich verändert (was sich durch Doppelsehen anzeigen würde) durch Vorsetzen von immer stärker werdenden sphärischen Konkavgläsern (bis —3,0 Dioptrien) die Akkommodation bis auf 6,0 Dioptrien erhöhen (positiver Teil der relativen Akkommodation), oder durch Vorsetzen von immer stärker werdenden Konvexgläsern (bis +2,0 Dioptrien) die Akkommodation um zwei Dioptrien, also bis auf eine Dioptrie vermindern (negativer Teil der relativen Akkommodation).

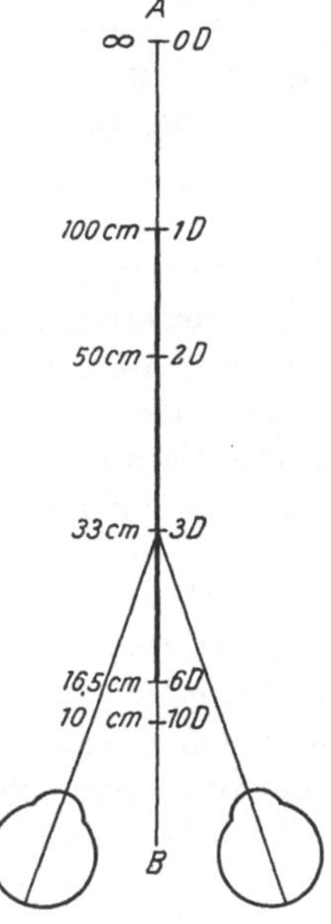

Abb. 51. Relative Akkommodation.

Stärkere Anspannung oder Erschlaffung des Akkommodationsapparates ist ohne Aufgabe der Konvergenzstellung mit dem daraus resultierenden Doppelsehen nicht mehr möglich. Die positive Akkommodation beträgt also in diesem Falle + 3,0 Dioptrien, die negative — 2,0 Dioptrien.

Von der Stärke der noch jeweilen zur Verfügung stehenden positiven relativen Akkommodation hängt es ab, ob man in einer bestimmten Entfernung ohne zu große Ermüdung arbeiten kann oder nicht.

Bei einem jugendlichen Individuum wird beim Sehen oder Arbeiten in Nahepunktsdistanz die *gesamte* Ciliarmuskelkraft benötigt. Es bleibt keine positive relative Akkommodation als Reserve mehr übrig. Es muß also mit der Gesamtmuskelkraft gearbeitet werden, was ein Auge nicht lange aushält. Denn eine Arbeit ist nur dann ohne allzugroße Ermüdung durchführbar, wenn immer noch eine gewisse Reservemuskelkraft, beim Auge also eine gewisse positive relative Akkommodation als Reserve zur Verfügung steht. Im späteren Alter liegen die Verhältnisse anders, weil da meist schon eine geringe Muskelanstrengung genügt, um die noch mögliche Akkommodationsleistung zu erlangen.

Pathologie der Akkommodation: Wir haben hier zu behandeln die krankhaften Zustände des Akkommodationsapparates, die *Lähmung* und den *Krampf* des Akkommodationsmuskels.

Wenn ein emmetropes Auge mit guter Sehschärfe nicht mehr deutlich in die Nähe zu sehen vermag, so liegt die Ursache dieser Störung entweder im aktiven oder im passiven Teile des Akkommodationsapparates, d. h. entweder im Ciliarmuskel und den denselben innervierenden Nerven oder in der Linse. Die Veränderungen der Linse, welche zu einer Störung des Nahesehens führen, haben wir bereits unter dem Namen Weitsichtigkeit oder Presbyopie besprochen. Sie stellen eine mit dem Alter eintretende, rein physiologische, nicht eine pathologische Erscheinung dar. Die Läsionen im Ciliarmuskel oder in den Ciliarnerven, welche zu der gleichen Funktionsstörung führen, heißt man Ciliarmuskel-Paralyse oder -Parese. Da der Effekt der Presbyopie und der Ciliarmuskelparese resp. -paralyse der gleiche ist, wurden diese beiden Affektionen früher häufig verwechselt, jedoch mit Unrecht, denn die Akkommodationsparese ist durchaus nicht immer identisch mit der Ciliarmuskelparese.

In der Jugend wird selbst eine geringe Schwäche des Ciliarmuskels eine leicht nachweisbare Einschränkung der für das betreffende Alter noch vorhandenen Akkommodationsbreite bedingen. Bei 70jährigen Leuten kann der Ciliarmuskel dagegen völlig gelähmt sein, ohne daß man das klinisch irgendwie feststellen könnte, da in jenem Alter die Linse völlig rigide geworden und unverändert bleibt, ob der Ciliarmuskel sich kontrahiert oder nicht. Jede Ciliarmuskelkontraktion bleibt in diesem Alter optisch völlig latent. Im mittleren Lebensalter hat die Linse bereits bei mäßiger Ciliarmuskelkontraktion und Kapselerschlaffung das ihr noch mögliche Maximum der Wölbungsvermehrung erreicht. Verstärkte Ciliarmuskelkontraktion bleibt ohne Erfolg, d. h. optisch latent. Es kann also in diesem Alter der Ciliarmuskel die Hälfte seiner Kraft durch eine Parese verloren haben, ohne daß dies klinisch bestimmbar oder meßbar wäre, da die noch übrig bleibende Muskelkraft genügen würde, die Kapsel der Linse so zu erschlaffen, daß die Linse die ihr noch mögliche Wölbungszunahme erreichen kann. Von der Ciliarmuskelkontraktion, welche also jedes normale Auge jederzeit ohne Schwierigkeit aufbringen kann, kommt mit zunehmendem Alter infolge der Rigidität der Linse ein immer kleiner werdender Teil optisch zur Wahrnehmung, ein immer größer werdender Teil bleibt latent. Das was eine alte Linse an Akkommodation noch zu leisten vermag, wird durch eine ganz geringe Kontraktion des Ciliarmuskels und durch eine ganz unbedeutende Erschlaffung der Zonulafasern und der Linsenkapsel ausgelöst (Hess). Jede stärkere Ciliarmuskelkontraktion und Kapselerschlaffung bleibt optisch wirkungslos. Im höheren Alter ist die *gesamte* Ciliarmuskelkontraktion latent und von keiner Gestaltsveränderung der Linse und Zunahme der Refraktion begleitet. Aus alledem folgt, *daß Paresen des Ciliarmuskels um so schwieriger objektiv nachzuweisen sind, je älter das betroffene Individuum, je größer daher die bereits latent gewordene Ciliarmuskelkontraktion ist.*

Welches sind die Symptome der Akkommodationsparalyse? Man kann diese Frage nicht kurz mit einigen Worten beantworten, da die Symptome ganz verschieden sind, je nach dem Alter und nach der Refraktion des betreffenden Individuums. Die intensivsten Störungen macht die Akkommodationslähmung bei den Übersichtigen. Dieselben können ihren Fehler nicht mehr korrigieren beim Fernesehen, sie können sich nicht mehr für die Nähe einstellen, sie sehen daher schlecht in die Ferne und noch schlechter in die Nähe.

Der Emmetrope empfindet geringere Störungen, da er seinen Akkommodationsapparat für das deutliche Fernesehen nicht benötigt. Er wird nur in die Nähe nicht deutlich zu sehen vermögen.

Am wenigsten wird der Kurzsichtige durch die Akkommodationslähmung belästigt, da sein sowieso schlechtes Fernesehen durch Akkommodation nicht verbessert, sondern nur verschlechtert werden kann, und da er, wenn seine Myopie wenigstens 3,0 Dioptrien beträgt, ohne Akkommodation infolge seines für die Nähe eingerichteten Augenbaues deutlich und gut in 30 cm, also in der gewohnten Arbeitsdistanz sehen kann.

Was das Alter angeht, so werden, wie bereits ausgeführt, die jugendlichen Individuen, welche noch über eine sehr große Akkommodationsbreite verfügen, die nun plötzlich erlischt, die intensivsten Störungen empfinden, während man bei Greisen die Ciliarmuskellähmung weder objektiv noch subjektiv in irgendwelchen Symptomen festzustellen vermag.

Die **Ursachen der Akkommodationsparese oder -paralyse** sind mannigfach. Schon die allgemeine Körperschwäche bei Chlorose, bei Anämie usw. bedingt eine Schwäche des Ciliarmuskels. Dann zeigt sich Lähmung des Akkommodationsmuskels bei totaler oder partieller Oculomotoriuslähmung, bei Vergiftungen mit faulem Fleisch (Botulismus), Pilzen und Austern, vorübergehend bei den verschiedensten Allgemein- und Infektionskrankheiten, wie Masern, Influenza, Hysterie, Neurasthenie, Diabetes, nach stumpfen Traumen, welche das Auge treffen, bei sympathischer Reizung oder drohender Sympathie und nach Anwendung der sog. Mydriatica, wie Atropin, Scopolamin, Homatropin usw. Spezielle Beachtung verdient die Akkommodationslähmung nach überstandener *Diphtherie*. Diese eigentümliche Akkommodationslähmung tritt nur bei der echten Diphtherie, und zwar am häufigsten nach Rachendiphtherie auf, und zwar erst 1—3 Wochen nach Ablauf der Erkrankung. Der Grad der Akkommodationslähmung steht durchaus nicht in einem Verhältnis zur Schwere der Rachendiphtherie. Oft führen ganz leichte, vom Patienten und dessen Umgebung kaum oder gar nicht beachtete Fälle von Rachendiphtherie zu schweren, lange dauernden Ciliarmuskellähmungen. Der Ciliarmuskel ist bei Diphtherie immer beidseitig und gleich intensiv geschädigt. Der Sphincter der Iris bleibt in der Regel intakt, äußere Augenmuskeln werden seltener mitgeschädigt. Eserin wirkt bei solchen Fällen ganz gleich wie beim gesunden Auge. Das BEHRINGsche Diphtherieserum hat durchaus keinen günstigen Einfluß zu verzeichnen.

Die *Prognose* der Diphtherie-Akkommodationslähmung ist in der Regel gut, da nach 4—5 Wochen spontane Heilung eintritt.

Was den Sitz dieser Akkommodationslähmung nach Diphtherie angeht, so hat man an den Muskel, ebenso an die Kernregion der innervierenden Nerven gedacht. Neuerdings glaubt man, daß es sich um eine Neuritis der betreffenden Ciliarnerven zwischen Ganglion ciliare und Bulbus handle, welche durch die Diphtherietoxine hervorgerufen werde.

Die *Therapie* der Akkommodationslähmung fällt kausal im allgemeinen mit der Behandlung des Grundleidens zusammen. Symptomatisch müssen Emmetropen und ganz besonders Hypermetropen entsprechende Konvexgläser für die Nahearbeit verordnet werden. Den Hypermetropen verordnet man ein konvexes Doppelfokusglas, welches sowohl eine gute Ferne- wie Nahesehschärfe garantiert. Der Kurzsichtige braucht nur dann ein Konvexglas für die Nahearbeit, wenn seine Myopie kleiner als drei Dioptrien ist. Das Glas hat seine Myopie zu 3—3,5 Dioptrien zu ergänzen.

Der Akkommodationskrampf: Jugendliche Hypermetrope müssen beständig, um scharf und deutlich zu sehen, ihren Akkommodationsapparat in Funktion setzen. Selbst wenn man ihnen diese Muskelleistung durch vorgesetzte Konvexgläser abnehmen will, lassen sie sich dies nur zum geringsten Teile gefallen und korrigieren gleichsam krampfhaft durch Ciliarmuskelkontraktion den größten Teil ihres Fehlers selbst (latente Hypermetropie). An diese, durchaus zweckmäßigen, anhaltenden Ciliarmuskelkontraktionen denken wir nicht, wenn wir von *Akkommodationskrampf* sprechen. Der eigentliche Akkommodationskrampf ist dadurch charakterisiert, daß er zwecklos ist.

Er tritt vor allem bei Hypermetropen auf, welche bei der Nahearbeit ihren

Akkommodationsapparat allzusehr anstrengen müssen, er schießt dabei über das vernünftige Ziel der Einstellung auf eine passende Nähe hinaus, indem er die Augen nötigt, sich *übermäßig* mehr und mehr den Arbeitsobjekten zu nähern. Man findet bisweilen Akkommodationskrampf selbst bei kurzsichtigen Augen, welche doch schon in der Ruhelage für die Nähe eingestellt sind, und kann hier am deutlichsten seine Zwecklosigkeit erkennen. Der Akkommodationskrampf bei Kurzsichtigkeit ist nicht so häufig wie man dies früher annahm. Er erklärt sich dadurch, daß der Myope durch seine Konvergenz beim Nahesehen Akkommodationsimpulse erhält, die vermehrte Konvergenz erzeugen, aus welcher sich immer wieder neue und stärkere Akkommodationsimpulse ableiten.

Augen, die an Akkommodationskrampf leiden, zeigen meist eine Differenz der Brechkraft, je nachdem man sie subjektiv, mit Hilfe der Sehproben oder objektiv, mittels der Skiaskopie prüft. In letzterem Falle löst sich meist der Akkommodationskrampf, da im Dunkelzimmer keine bestimmten Objekte fixiert werden. Ferner findet man fast regelmäßig bei Augen, die an Akkommodationskrampf leiden, bei der subjektiven Prüfung mehr oder weniger stark ausgeprägte Kurzsichtigkeit (da der Akkommodationskrampf die Brechkraft des dioptrischen Systemes auch beim Fernesehen erhöht) und verminderte Sehschärfe. Auch klagen Patienten mit Akkommodationskrampf über Ermüdung, Kopfschmerzen und über andere sensible Störungen während der Nahearbeit, und die Augenspiegeluntersuchung zeigt meist eine hyperämische Papille.

Die Ursachen des Akkommodationskrampfes sind in der Regel in allzu großer Überanstrengung der Augen bei der Nahearbeit zu suchen. Wird den Augen mehr zugemutet, als der Akkommodationsmuskel auf die Dauer leisten kann, sei es infolge allgemeiner Schwäche oder allzu starker Übersichtigkeit, oder infolge von hypermetropen Astigmatismen, so wird eben der Ciliarmuskel entweder streiken oder in einen nur zeitweisen oder dauernden Krampfzustand verfallen.

Auch durch künstliche Mittel kann Akkommodationskrampf erzeugt werden, und zwar durch Miotica. Am intensivsten wirkt von diesen Mitteln das Eserin (Physostigminum salicyl.) in 0,5—1%iger Lösung; Pilocarpin wirkt weniger intensiv. Einmal habe ich die allerintensivsten dauernden Akkommodationskrämpfe beobachtet bei einem jungen Menschen von 18 Jahren, der an einer chronischen Septicämie mit Endocarditis, Nephritis, Milzschwellung, Chorioretinitis centralis und Conjunctivitis metastatica, alles infolge einer vernachlässigten Angina, litt. Monatelang zeigten die eigentlich emmetropen Augen dieses jungen Patienten infolge von Akkommodationskrämpfen eine Myopie von 8—10 Dioptrien. Nur durch mehrmaliges Atropinisieren gelang es jeweilen, den emmetropen Refraktionszustand wieder zeitweilig herzustellen. Es gibt also offenbar, was bisher nicht bekannt zu sein schien, Toxine, die nicht eine Akkommodationslähmung, sondern einen intensiven Akkommodationskrampf auslösen.

Die Fälle von gewöhnlichem Akkommodationskrampf erfordern zu ihrer *Behandlung* entweder eine streng durchgeführte Abstinenz von Nahearbeit, oder noch besser eine Atropinkur, welcher eine genaue Korrektur der allenfalls vorhandenen optischen Fehler, vor allem der Hypermetropie und des Astigmatismus, oder Gleichgewichtsstörungen der äußeren Augenmuskeln, zu folgen hat. Von Vorteil zur Befestigung des Heilerfolges kann nur eine allgemeine Kräftigung des Gesamtorganismus und eine vernünftige Augendiät bei der Nahearbeit sein.

Sehschärfe.

Ein normales menschliches Auge muß neben einer annähernd emmetropen Refraktion vor allem auch normale Sehkraft besitzen. Bevor wir erörtern, was man unter einer *normalen Sehkraft* versteht, soll zuerst festgestellt werden, was für Momente die Sehkraft eines Auges vermindern und beeinflussen können.

Die Sehkraft eines Auges kann auf vierfache Weise vermindert werden:

1. Durch dioptrische Fehler, also durch Kurzsichtigkeit, Übersichtigkeit und Astigmatismus.

2. Durch Trübung der Medien, also durch Hornhautflecken, Linsen- und Glaskörpertrübungen.

3. Durch Schädigungen der photographischen Platte, d. h. der Netzhaut, entweder *direkt* durch die mannigfachsten Erkrankungen der Retina und deren

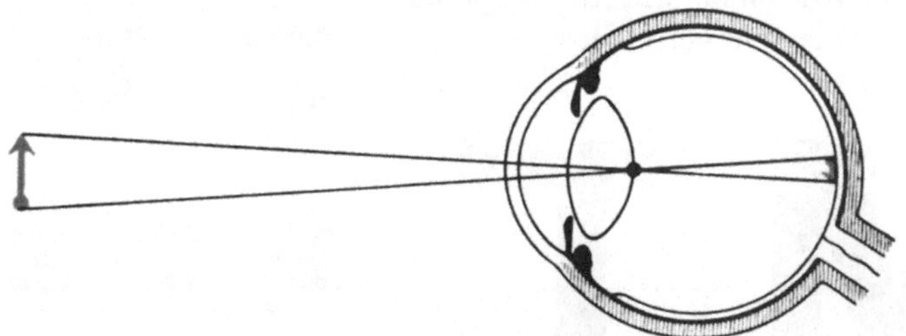

Abb. 52. Angulus visorius von 1 Minute. Der Bogen dieses Winkels auf der Netzhaut entspricht dem Minimum visibile oder separabile von 0,004 mm Länge.

Gefäße oder *indirekt* durch Erkrankungen und Atrophie der Aderhaut, welche die Ernährung der Neuro-Epithelschichte der Netzhaut besorgt.

4. Durch Beschädigung der optischen Leitung oder der optischen Zentralstation, also durch Entzündung oder Atrophie des Sehnerven, der intracerebralen Sehbahn einschließlich der Occipitalrinde.

Sieht ein Auge schlecht infolge einer der drei zuletzt aufgezählten Schädigungen, so spricht man von Schwachsichtigkeit, Amblyopie oder Sehschwäche. Sieht ein Auge schlecht infolge eines Refraktionsfehlers, so kann man sich von der *wirklichen* Sehschärfe des betreffenden Auges erst dann ein richtiges Bild machen, wenn man den Refraktionsfehler korrigiert. Man unterscheidet demnach in diesen Fällen die *unkorrigierte* Sehschärfe von der *korrigierten,* welch letztere man erst nach der Korrektur des Refraktionsfehlers erhält.

Wie und womit messen wir die Sehschärfe des menschlichen Auges?

Der Astronom Hoock machte im Jahre 1705 die Angabe, daß unter 100 Personen kaum eine sich finde, welche zwei Sterne als zwei getrennte leuchtende Punkte unterscheiden könne, deren scheinbare Entfernung kleiner sei als eine

Minute. Seit dieser Zeit gilt der Sehwinkel von einer Minute als Maß für die Sehschärfe des menschlichen Auges.

Ein Gegenstand erscheint unserem Auge unter einem Winkel von einer Minute, wenn die Strahlen, welche von den Endpunkten dieses Gegenstandes ausgehen und zum optischen Mittelpunkte, zum sog. Knotenpunkte unseres Auges (Gegend des hinteren Linsenpoles) ziehen, einen Winkel von einer Minute bilden (Abb. 52). Dieser minimale Winkel, der sog. „*Angulus visorius*“, dessen Bogen, wenn die Strahlen von ihrem Kreuzungspunkte weiter auf die Netzhaut gezogen werden, im emmetropen Auge einer Netzhautlänge von ca. 0,004 mm entspricht, bildet das *Minimum visibile* von PORTERFIELD oder das *Minimum separabile* von GIRAUD-TEULON, d. h. die kleinste Distanz, welche zwei Bildpunkte trennen darf, ohne daß die getrennte Wahrnehmung derselben leidet.

Wer also zwei Punkte, deren Abstand einem Winkel von einer Minute entsprach, getrennt zu erkennen vermochte, der besaß eine normale Sehschärfe. Eine weiter durchgeführte wissenschaftliche Abstufung der Sehschärfebestimmung kannte man früher nicht.

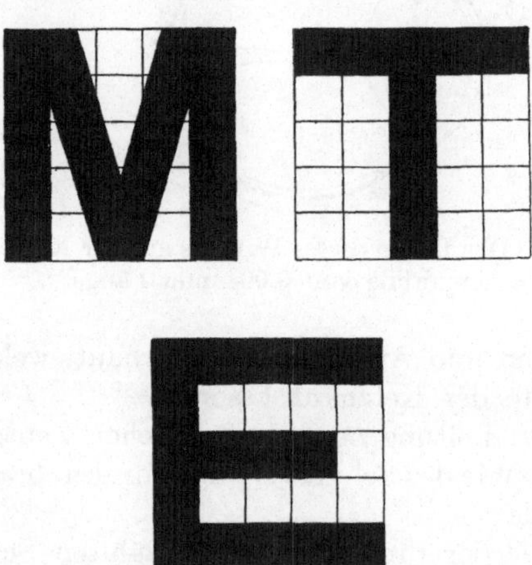

Abb. 53. Optotypen der SNELLENschen Sehproben.

D = 60.

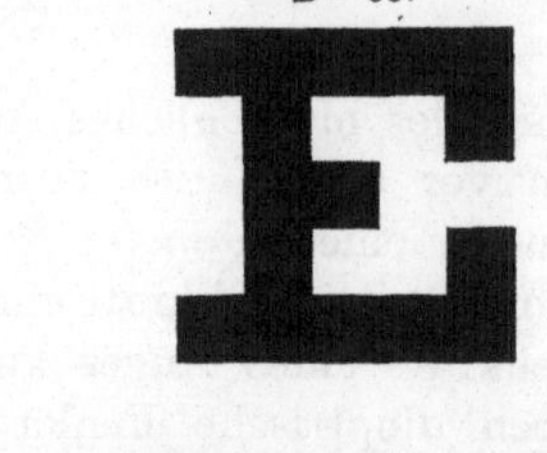

D = 36.

T B

D = 24.

D L N

D = 18.

P T E R

D = 12.

F Z B D E

D = 8.

O E L Z T G

D = 6.

L P O R F D Z

Abb. 54. Sehprüfungstafel nach SNELLEN.

Seit dem Jahre 1862 besitzen wir nun sowohl von GIRAUD-TEULON als auch von SNELLEN Sehproben, die auf den Angulus visorius von einer Minute aufgebaut sind und eine wissenschaftlich exaktere Abstufung der Sehschärfebestimmung gestatten. Trotzdem, daß die ersteren durchaus nicht den letzteren nachstehen, haben doch in der *Praxis* die SNELLENschen Proben durchgeschlagen und die Proben von GIRAUD-TEULON verdrängt.

Die SNELLENschen Sehproben (Abb. 53) bestehen aus isolierten Lettern des großen Alphabetes, deren Breite und Höhe der fünffachen Strichbreite entsprechen. Sie sind eingeschrieben in Quadrate, welche in der über ihnen angegebenen Distanz unter einem Winkel von 5 Minuten erscheinen. Dadurch, daß diese Quadrate der Höhe und Breite nach in 5 Teile geteilt sind, resultieren 25 kleine Quadrate, die in der genannten Distanz unter einem Winkel von einer Minute erscheinen und gleichzeitig die Strichdicke der einzelnen Buchstaben repräsentieren. Es entspricht also bei den SNELLENschen Proben die *Strichbreite* dem Prinzip des Minimum separabile.

Diese Proben zerfallen meist in 7 Gruppen von Buchstaben, über welchen mit der Bezeichnung von D. die Distanz in Metern angegeben ist, in welcher diese Lettern unter einem Winkel von 5 resp. 1 Minute erscheinen (Abb. 54). Wer die kleinsten Lettern mit der Überschrift D. = 6 in einer Entfernung von 6 Metern (in einer solchen Entfernung vom Patienten werden die Sehproben in der Regel aufgestellt) noch erkennen kann, besitzt eine Sehschärfe von 1,0. Wer nur die größeren Lettern in 6 Meter zu erkennen vermag, welche die Überschrift D. = 12 tragen, welche also erst in einer Entfernung von 12 Meter unter einem Winkel von einer Minute erscheinen, der besitzt nur eine halbe Sehschärfe.

Die Sehschärfe wird also bei den SNELLENschen Tafeln bestimmt nach der Formel:

$$\text{Visus} = \frac{\text{d}}{\text{D}},$$

wobei das kleine d den Abstand des Patienten von der Tafel, also in der Regel 6 Meter, das große D die über den einzelnen Gruppen angegebene Zahl von Metern bedeutet, in welcher Distanz die Striche der einzelnen Lettern unter einem Winkel von einer Minute erscheinen.

Bei der Sehschärfeprüfung muß natürlich ein Auge nach dem anderen unter Verdeckung des nicht geprüften Auges untersucht werden. Mit diesen SNELLENschen Sehproben kann man Sehschärfen von 1, $^2/_3$ oder $^3/_4$, $^1/_2$, $^1/_3$, $^1/_4$, $^1/_6$ und $^1/_{10}$ bestimmen.

Diese SNELLENschen Sehproben waren nun jahrzehntelang in allgemeinem Gebrauche und allgemeinem Ansehen, ohne daß sich Bedenken ernsterer Art gegen sie geltend gemacht hätten. Erst in den letzten 20 Jahren erhoben sich Stimmen, welche auf zahlreiche mehr oder weniger große Unvollkommenheiten dieser Proben aufmerksam machten, so daß nunmehr das alte Ansehen dieser grundlegenden, ersten, auf wissenschaftlicher Basis konstruierten SNELLENschen Sehproben sich im Wanken befindet, und daß immer allgemeiner neue, moderne Sehproben an Stelle der alten treten.

Welches sind nun die Bedenken, welche gegen die SNELLENschen Sehproben vorgebracht werden? Wie weit dürfen diese Angriffe auf eine altbewährte und beliebte Methode der Sehschärfebestimmung wirklich Anspruch auf Berücksichtigung erheben?

1. Der *erste* Vorwurf, der den SNELLENschen Proben gemacht wird, ist der, daß sie noch immer mit gemeinen Brüchen rechnen und sich noch nicht dazu verstanden haben, wie alle anderen theoretischen und praktischen Disziplinen der Neuzeit, Dezimalbrüche statt gemeiner Brüche einzuführen.

MONOYER hat allerdings schon vor etwa 30 Jahren bei seinen Sehproben als erster das Dezimalsystem eingeführt, aber lange Zeit hindurch keine Nachahmer gefunden, da die große Mehrzahl der Ophthalmologen unbeirrt beim Systeme der gemeinen Brüche beharrte.

Als ein großer und wesentlicher Vorzug des Dezimalsystems muß aber die Möglichkeit bezeichnet werden, eine regelmäßigere Progression in den zu

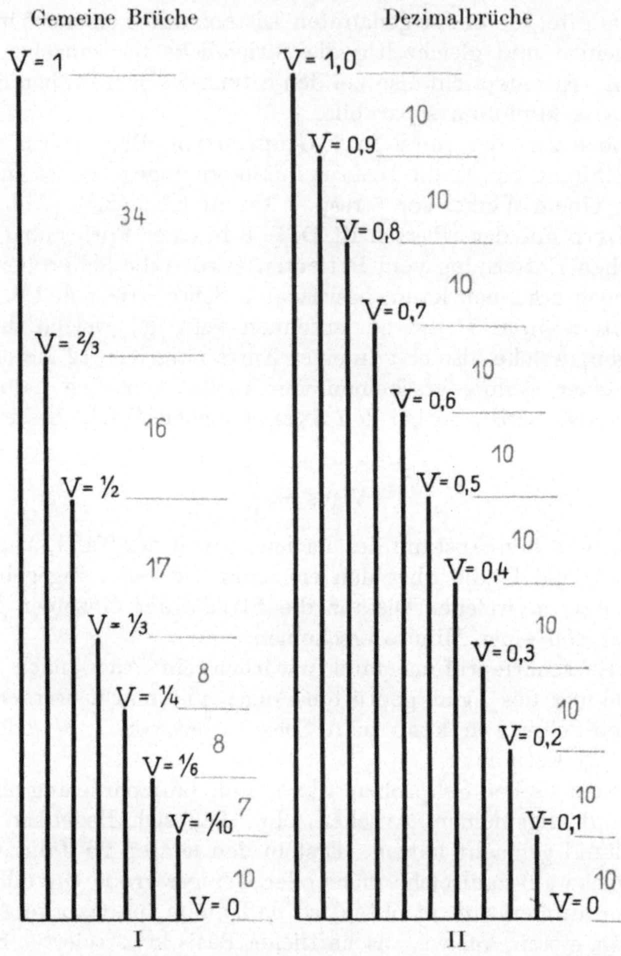

Abb. 55. Kurve der Sehschärfe.
Zwei Kurven der mit den Sehproben von SNELLEN (I) und den modernen Sehproben mit Dezimalsystem (II) bestimmbaren Sehschärfen. Die Zahlen zwischen den horizontalen Strichen bezeichnen die Abstufungen der einzelnen Sehschärfen in Hundertstel ausgedrückt und zeigen bei den ersteren die *unregelmäßige*, bei den zweiten die *regelmäßige* Progression.

bestimmenden Sehschärfen zu gestatten, als dies mit SNELLENS Sehproben der Fall ist.

Mit den SNELLENschen Proben können wir, wie bereits erwähnt, folgende Sehschärfen bestimmen:

$$1,\ {}^2/_3 \text{ oder } {}^3/_4,\ {}^1/_2,\ {}^1/_3,\ {}^1/_4,\ {}^1/_6 \text{ und } {}^1/_{10}.$$

Drücken wir diese Brüche in Hundertstel aus, so wird die äußerst unregelmäßige Progression erst recht manifest und deutlich. Sie beträgt:

$$\frac{100}{100}, \frac{66}{100} \text{ oder } \frac{75}{100}, \frac{50}{100}, \frac{33}{100}, \frac{25}{100}, \frac{17}{100}, \frac{10}{100}.$$

So findet sich z. B. auf bestimmten Tafeln und Ausgaben zwischen $\frac{100}{100}$ und $\frac{66}{100}$ keine Zwischenstufe mehr und gerade hier, wo eine feinere Bestimmung der Sehschärfe oft äußerst notwendig und erwünscht wäre, versagt die Methode vollkommen (Abb. 55).

Das Dezimalsystem erlaubt nun viel regelmäßigere Abstufungen der Sehschärfen. Mit Hilfe von ihm ist es möglich, Sehschärfen zu bestimmen von 0,1, 0,2, 0,3, 0,4, 0,5 usw., was doch unbedingt als großer Vorzug erscheinen muß (vgl. Abb. 55 und Abb. 56).

2. Als *weiterer* Nachteil der alten Proben ist hervorzuheben, daß es mit denselben nicht möglich ist, ohne daß man die Distanzen von Tafel und Patient zueinander ändert, was in der Regel bei den Sehschärfeprüfungen nicht gemacht wird, höhere Sehschärfen als 1,0 und niederere als 0,1 zu bestimmen.

Es ist nun eine Tatsache, die wir Augenärzte täglich beobachten können, die übrigens auch dem Laien leicht verständlich sein wird, daß *normale* Augen bei verschiedenen Individuen ganz verschieden scharf zu sehen vermögen. Es ist allbekannt, daß unter normalen Menschen das Gehör verschieden scharf ausgebildet sein kann. Es gibt unter normalen Menschen außerordentlich feinhörige Personen, während die große Masse einen mittleren Grad von Gehörfähigkeit besitzt. Ähnlich verhält es sich mit allen unseren Sinnesorganen. Es ist daher nicht zu verwundern, daß auch die *normale* Sehkraft in gewissen Grenzen schwankt. Wenn wir von Sehschärfe 1 als von normaler Sehschärfe sprechen, so bedeutet das keineswegs, daß jeder normale Mensch mit normalem Sehorgan Sehschärfe 1,0 und nicht mehr besitzen müsse. Durchaus nicht! Sehschärfe **1,0** bedeutet das *Minimum* von Sehleistung, was von einem *normalen* Auge verlangt werden muß. Jedes normale Auge muß wenigstens eine Sehschärfe von 1,0 haben. Sehr viele Augen haben aber Sehschärfe 1,25 und 1,5, auch Sehschärfe 1,75 ist nicht allzu selten, ja es gibt Individuen, die eine doppelte, ja dreifache Sehschärfe, also 2,0 oder 3,0 besitzen.

Derjenige, der nun mit den SNELLENschen Proben untersucht, begnügt sich mit Sehschärfe 1,0 und verzichtet darauf, nachzusehen, ob die Sehschärfe nicht noch größer sei.

Wer die Resultate der modernen Schuluntersuchungen studiert, wird überrascht sein, wie wenige Kinder bloß über eine Sehschärfe von 1,0 verfügen, und wie relativ viele, ebenso wie die Erwachsenen, selbst eine Sehschärfe besitzen, die größer ist als 1,5.

So fand Dr. STOCKER bei den Schuluntersuchungen der Luzerner Stadtschulen unter 4614 Schüleraugen 2781, welche eine Sehschärfe $>$ 1,0 besaßen, also 60,2%. Darunter kam

eine Sehschärfe von 1,5 2127 mal vor,
„ „ „ 1,75 68 mal,
eine doppelte „ 2,0 6 mal;

ähnliche Resultate ergaben zahlreiche Nachuntersuchungen, besonders auch bei unseren Rekruten[1]).

Die Prüfung auf höhere Grade von Sehschärfen hat aber auch noch eine praktische, nicht bloß eine rein theoretische, wichtige Bedeutung. Hat ein Patient

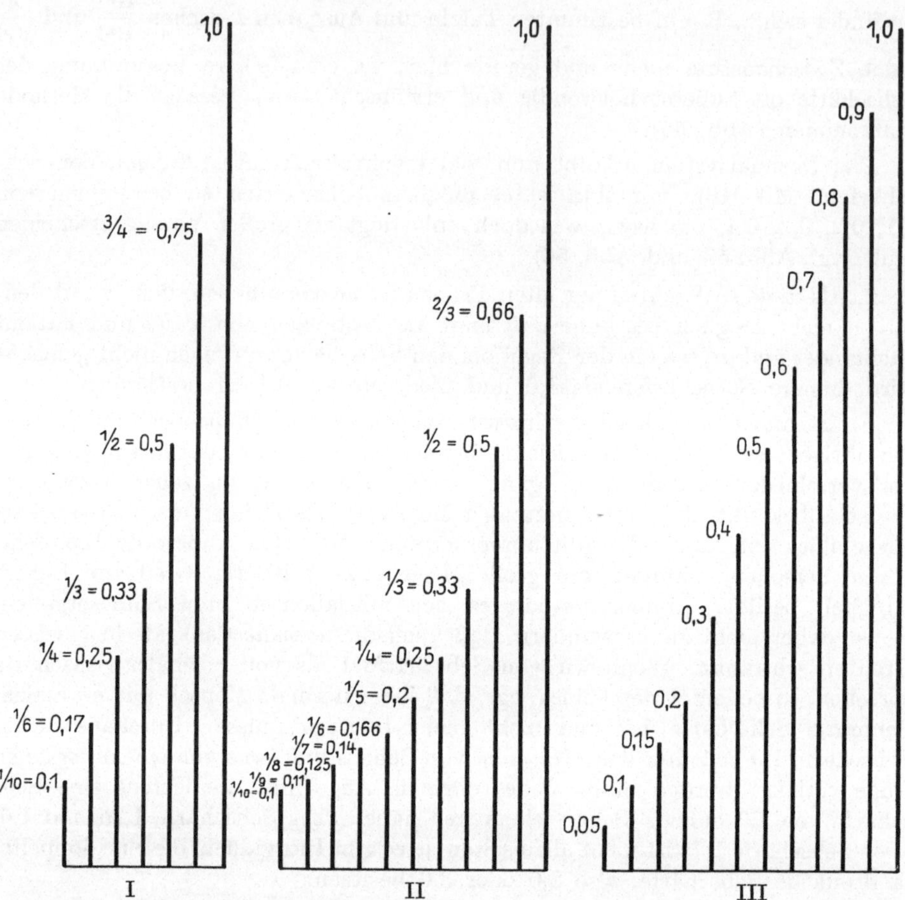

Abb. 56. Drei Kurven der mit den Sehproben von Snellen (I), Lotz (II) und Pflüger (III) bestimmbaren Sehschärfen. Während die Pflügerschen Sehproben mit Dezimalsystem eine völlig regelmäßige Progression aufweisen, zeigen die Snellenschen eine unregelmäßige. Eine völlig sinnlose Progression aber, mit zahlreichen minimalen Zwischenstufen bei den niederen Sehschärfen zeigen die Sehproben von Lotz.

z. B. *vor* einem Augenleiden Sehschärfe 1,75 oder 1,5 gehabt, so wird bei der Sehprüfung, falls man sich zur Prüfung der Snellenschen Proben bedient, eine Abnahme der Sehkraft erst dann bemerkt werden, wenn die frühere Sehkraft

[1]) Steiger, A.: Untersuchungen über Sehschärfe und Treffsicherheit. Korresp.-Blatt f. Schweiz. Ärzte 1900. Nr. 2. — Knapp, P.: Die Anforderungen an Sehschärfe und Refraktion der Infanterie. Schweiz. Rundschau f. Med. 1911. Nr. 46. — Scherer, A.: Untersuchungen über die Anforderungen an Sehschärfe und Refraktion der Infanterie. Zeitschr. f. Augenheilk. Bd. 26. 1911. Inaug.-Diss. Basel 1911.

des Patienten beinahe um die Hälfte geschwunden, d. h. unter 1,0 gesunken ist. Daß dies einen Nachteil der Sehschärfebestimmung bildet, wird wohl niemand leugnen können.

Ferner kann es auch für die Ausmusterung unseres Militärs [1]) nur von Nutzen sein, wenn von vorn herein jene Leute bezeichnet werden, welche über eine vorzügliche oder gar außergewöhnlich gute Sehschärfe verfügen, denn bei der Tragweite der modernen Geschütze, bei der großen Bedeutung, welche die Fliegertruppe zur Aufklärung und für so verschiedene andere Zwecke gewonnen, sollte jeder Artillerist, Flieger und Schütze mehr als bloß Sehschärfe 1,0 besitzen. Welcher Soldat aber (und es gibt deren viele) eine *höhere* Sehschärfe als 1,0 besitzt, sagt uns keine Untersuchungskommisison, die noch mit SNELLENS Tafeln prüft. Die schweizerischen sanitärischen Militär-Untersuchungskommissionen bestimmen die Sehschärfe seit mehreren Jahren auf das direkte Gesuch der schweizerischen Augenärztegesellschaft hin mit PFLÜGERschen Haken bis auf Visus 1,5.

Diese militärärztlichen Auseinandersetzungen sind leider noch immer nötig, da sich die allgemeine Hoffnung auf den bald eintretenden ewigen Weltfrieden als illusorisch erwiesen hat.

3. Ein weiterer Einwurf gegen die alten Sehproben ist die Behauptung, Schriftzeichen seien überhaupt nicht geeignet zur exakten Bestimmung der Sehschärfe.

Es ist eine unleugbare Beobachtung und jene, welche sich viel mit Sehschärfebestimmungen abgegeben haben, werden dieselbe kennen, daß nicht alle Lettern gleich deutlich und gleich leicht erkannt werden können.

Ein U T L z. B. wird leichter als ein R B und S erkannt. Worauf beruht diese Erscheinung?

Erstens darauf, daß zur leichteren und schwereren Erkennung einzelner Buchstaben nicht bloß die schwarzen Striche von Belang sind, sondern ebenso sehr die weißen Zwischenräume. Während die Striche stets die gleiche Weite aufweisen, variieren die Zwischenräume je nach den Buchstaben nicht nur in der Form, sondern auch in der Größe und Breite. Wenn von den 25 Minutenquadraten, in welchen z. B. das M wie jeder andere SNELLENsche Buchstabe eingezeichnet ist, etwa 6 weiß und 19 schwarz sind, beim T dagegen 16 weiß und 9 schwarz (Abb. 53), so können diese Lettern doch sicherlich nicht als etwas Gleichartiges für unser Sehorgan gelten, und es werden durch solche verschiedenartige Zeichen, auch wenn sie uns der Regel gemäß unter dem Winkel von 5 Minuten erscheinen, unbedingt ganz verschiedenartige Forderungen an unser Sehorgan gestellt.

Es kann ferner für die Erkennbarkeit und Deutlichkeit eines Buchstabens unbedingt nicht gleichgültig sein, ob die denselben zusammensetzenden Striche parallel zueinander verlaufen, wie beim großen U oder ob sie sich wie beim T rechtwinkelig schneiden oder gar unter spitzem Winkel wie beim A zusammenstoßen. Denn die Erkennbarkeit von Lettern, deren Striche in spitzem Winkel sich treffen, leidet ganz wesentlich unter der sog. Irradiation, unter Zerstreuungskreisen.

---

[1]) STEIGER, A.: l. c. — KNAPP, P.: l. c. — SCHERER, A.: l. c. — PFLÜGER, E.: Sehproben und Sehprüfung. Optotypi Pflüger. 2. Aufl. Basel: Carl Sallmann 1896.

Dazu kommt noch als letztes, daß einerseits der Gebildete und Schriftgeübte die Letternproben leichter zu entziffern vermag als der Ungebildete, daß andererseits mit Letternproben Analphabeten, also auch kleinere Kinder, nicht untersucht werden können, so daß das Prinzip einer einheitlichen, gleichförmigen Untersuchung aller, der Kinder wie der Erwachsenen, aufgegeben werden muß und eine Vergleichung der einzelnen Resultate unmöglich wird. Auch können Letternproben nicht dazu benützt werden, um die Resultate der Sehschärfeprüfung verschiedener Völker miteinander zu vergleichen, da auch da stets wieder neue Sehproben mit den den einzelnen Völkern entsprechenden Lettern benützt werden müßten.

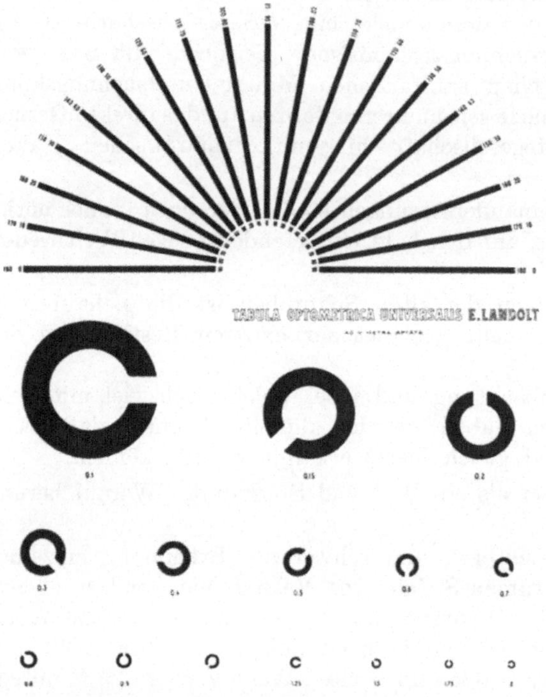

Abb. 57. LANDOLTsche Sehproben.

Das also sind die Vorwürfe und Bedenken, die immer allgemeiner und lauter gegen die SNELLENschen Sehproben vorgebracht werden. Sie richten sich nicht gegen das allen Sehproben zugrunde liegende Grundprinzip des Einminutenwinkels als Sehwinkel (Angulus visorius), sondern bloß gegen die Anwendung dieses Prinzipes.

Die *modernen* Sehproben suchen nun den verschiedenen, soeben dargelegten Aussetzungen gerecht zu werden. So haben sie vor allem das *Dezimalsystem* eingeführt und das veraltete System der gemeinen Brüche vollkommen beseitigt. Über jedem zu lesenden Zeichen steht in Dezimalen die Sehschärfe aufgezeichnet, welche ein Auge besitzt, welches dieses Zeichen in der geforderten, ein- für allemal festgelegten, Untersuchungsdistanz, zu lesen vermag.

Im ferneren haben die modernen Sehproben die Tendenz, Lettern- oder Zahlenproben, welche alle als ungleichartige Zeichen gelten müssen, durch *gleichartige* Zeichen (Optotypen) zu ersetzen, wie z. B. durch den Haken mit zwei (STEIGER) [1]) oder drei (SNELLEN und PFLÜGER, STEIGER) Zinken oder durch Kreise mit bestimmten Ausschnitten (LANDOLT [Abb. 57]), bei welchen die

[1]) STEIGER, A.: Schul-Sehproben. Zürich: Hofer & Co. Einheitliche Sehproben zur Untersuchung der Sehschärfe in die Ferne und in die Nähe. Beitr. z. Augenheilk. 1892. H. 7. — PFLÜGER, E.: l. c. Sehproben und Sehprüfung. Basel: Carl Sallmann 1896. — LANDOLT, E.: Nouveaux objets-types pour la détermination de l'acuité visuelle. Paris: Octave Doin 1899. — La détermination de l'acuité visuelle. Arch. d'opht. Avril 1903. — Die Vereinheitlichung der Bestimmung der Sehschärfe. Zeitschr. f. Augenheilk. Bd. 13. 1905.

Dicke des Kreises wie des Ausschnittes dem Minutenwinkel entsprechen. Die neueren Sehproben haben durchschnittlich auch so kleine Optotypen, daß man mit denselben, ohne die Untersuchungsdistanz zu ändern, Sehschärfen von 1,25—2,0, bei einigen selbst bis 10,0 bestimmen kann. Bei den letzteren (den Pflügerschen Hakenproben [Abb. 58]) dienen die ganz kleinen Haken nicht dazu, um tatsächlich Sehschärfen von 10,0, welche ja überhaupt nicht vorkommen, festzustellen, sondern sie dienen der Entlarvung der Simulation.

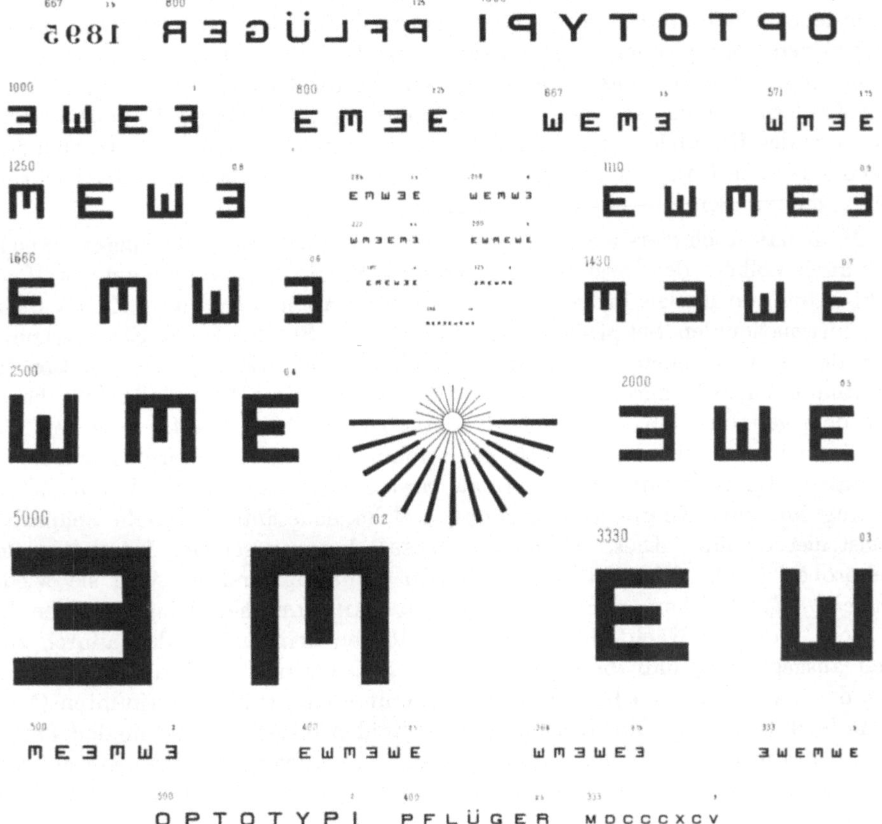

Abb. 58. Pflügersche Sehproben auf 10 m Distanz berechnet.

Hat z. B. jemand eine Sehschärfe von 1,0, so wird er die Pflügerschen Haken, welche die Überschrift 1. tragen, in der geforderten Entfernung von 10 Metern entziffern können. Nähert man diese Person der Sehprobentafel bis auf einen Meter, so muß sie die Haken mit der Überschrift 10. anstandslos richtig angeben können, entfernt man sie wieder auf eine Distanz von fünf Metern, so muß sie die Haken mit der Überschrift 2. deutlich erkennen können usw. Prüft man einen Simulanten auf die angegebene Weise auf verschiedene Distanzen, welche vor der Untersuchung genau abzustecken sind, so wird er sich unfehlbar durch seine nicht übereinstimmenden Angaben entlarven.

Man hat den PFLÜGERschen Hakenproben zum Vorwurf gemacht, daß man mit denselben nicht nur das Minimum separabile prüfe, sondern in einem gewissen Maße auch den Formensinn, so daß die Untersuchungsresultate zu günstige seien. Die LANDOLTschen Ringe und die PFLÜGERschen Haken gleicher Größe sind schon deshalb als Testobjekte nicht völlig gleichwertig, weil bei ersteren die geometrische Darstellung des Minimum separabile nur einmal, bei letzteren dagegen fünfmal in der gleichen Abbildung geboten wird. Wissenschaftlich exakter sind zweifelsohne die LANDOLTschen Proben, bei welchen der Formensinn kaum eine Rolle spielt, und mit denen ausschließlich das Minimum separabile bestimmt wird. Wenn wir persönlich den PFLÜGERschen Hakenproben den Vorzug geben, so geschieht es nur deshalb, weil sie sich in der Praxis besser bewährt haben. Es ist leichter, von unseren Patienten, ganz speziell von den Kindern, genaue Angaben über die Richtung der einzelnen Haken, als über die Lage des Ringdefektes zu erhalten, ganz besonders, wenn man den Kindern einen hölzernen Haken in die Hand gibt, welchen sie entsprechend der Richtung des gezeigten Sehprobenhakens zu halten haben.

Man hat auch versucht, *internationale Sehproben* zu konstruieren, welche von allen Völkern der Erde benützt werden können. Die zwei zuletzt veröffentlichten internationalen Proben erfüllen meiner Ansicht nach ihren Zweck nicht. Die internationalen Sehprobentafeln, welche Dr. SULZER [1]) im Einverständnis mit der französischen Ophthalmologen-Gesellschaft dem X. internationalen Ophthalmologen-Kongreß in Luzern 1904 unterbreitet hat (Abb. 59), haben von dem genannten Kongresse (s. Kongreßbericht C. S. 27—49) eine derartige Ablehnung erfahren, daß es sich nicht lohnt, auf diese Sehproben zurückzukommen. Im Anschluß an die damals gewaltete Diskussion wurde auf meinen Antrag hin eine Kommission ernannt, welche neue internationale Sehproben konstruieren sollte. Diese neuen, von HESS [2]) herausgegebenen internationalen Sehproben (Abb. 60) sind schon deshalb nicht einwandfrei, weil sie wieder *ungleichartige* Zeichen, nämlich neben den LANDOLTschen Ringen Zahlen benützen. Der eine Nachteil, den Zahlen mit sich bringen, wurde dadurch zum Teil ausgeglichen, daß dieselben so gewählt wurden, daß ihre Erkennbarkeit mit den LANDOLTschen Ringen von bestimmter Größe übereinstimmten (Minimum legibile, HESS). Im übrigen sind die Zahlen dieser internationalen Proben insofern in ihrer Gestalt unglücklich gewählt, als sie von den allgemein üblichen Formen der Druckschrift wesentlich abweichen und daher fremdartigen Eindruck machen.

Die Wiedergabe der LANDOLTschen Ringe ist zudem, namentlich bei den kleineren Optiotypen (11. Auflage, Verlag BERGMANN) so fehlerhaft, daß eine exakte Visusbestimmung mit denselben ausgeschlossen ist.

Schließlich ist die Tatsache nicht umzustoßen, daß weder Zahlen noch Lettern benützt werden können, um Sehschärfebestimmungen bei den verschiedensten Völkern, ebenso wie bei Analphabeten anzustellen. Statt, wie gewünscht, einen *einheitlichen* Optotypen zu wählen, hat man deren zwei verschiedene aufgestellt, so daß die Resultate, welche man mit diesen sog.

[1]) SULZER: Rapport sur l'acuité visuelle dans ses rapport avec l'incapacité de travail. Soc. franç. d'opht. 1904. Kongreßbericht Luzern 1904. — [2]) HESS: Über einheitliche Bestimmung und Bezeichnung der Sehschärfe. Internat. Ophth. Kongr. Neapel 1909. S. 5.

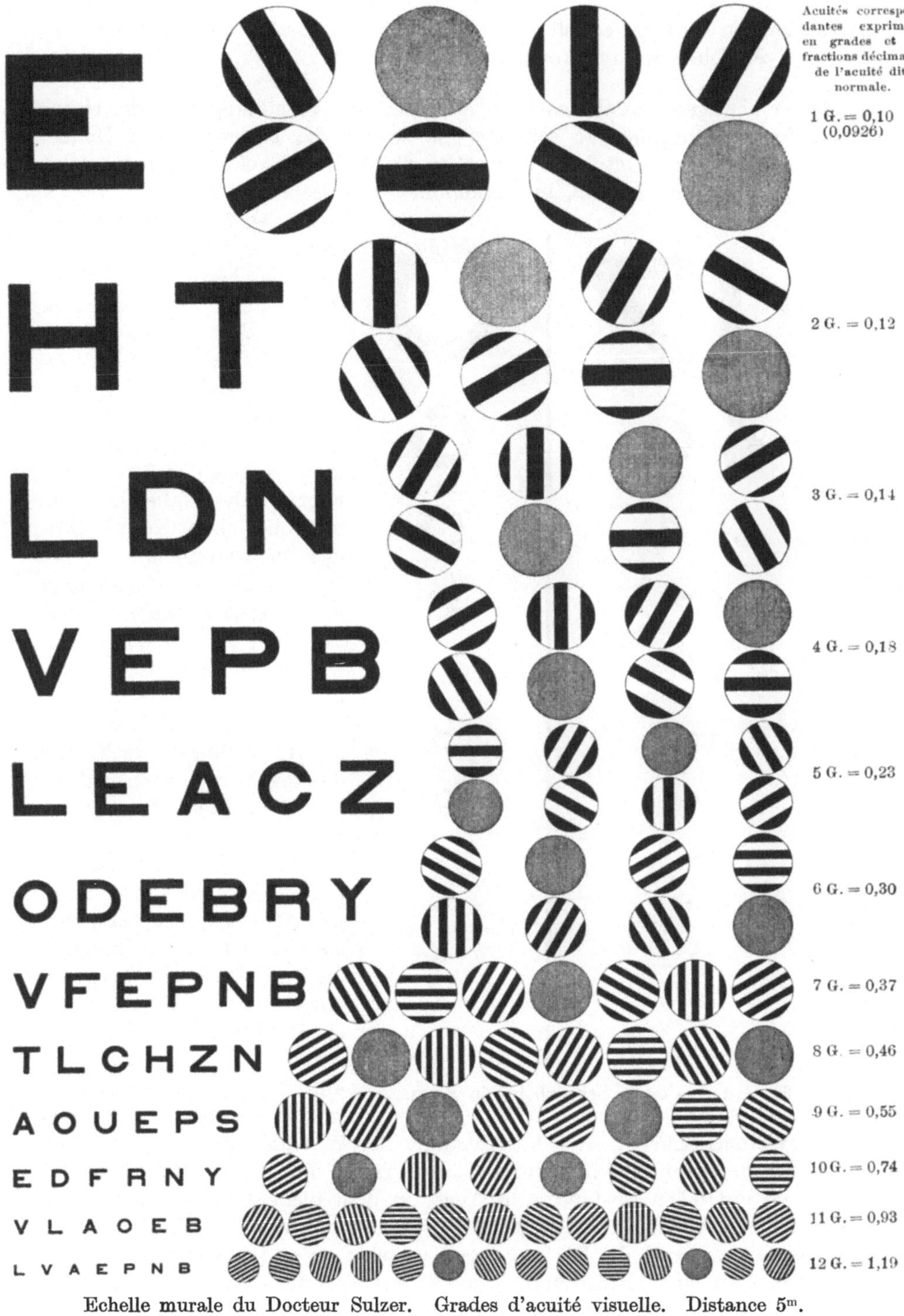

Acuités correspondantes exprimées en grades et en fractions décimales de l'acuité dite normale.

E — 1 G. = 0,10 (0,0926)

H T — 2 G. = 0,12

L D N — 3 G. = 0,14

V E P B — 4 G. = 0,18

L E A C Z — 5 G. = 0,23

O D E B R Y — 6 G. = 0,30

V F E P N B — 7 G. = 0,37

T L C H Z N — 8 G. = 0,46

A O U E P S — 9 G. = 0,55

E D F R N Y — 10 G. = 0,74

V L A O E B — 11 G. = 0,93

L V A E P N B — 12 G. = 1,19

Echelle murale du Docteur Sulzer. Grades d'acuité visuelle. Distance 5^m.

Abb. 59. Sehproben von SULZER, dem internationalen Ophthalmologen-Kongresse in Luzern 1904 als internationale Sehproben vorgeschlagen.

internationalen Proben erzielt, keine einheitlichen sind und niemals miteinander verglichen werden können.

Meiner heutigen Ansicht nach ist es überhaupt vollständig unnötig, eigene internationale Sehproben zu schaffen, da sowohl die PFLÜGERschen Hakenproben wie die LANDOLTschen Ringproben die Aufgabe, welche internationalen Proben gestellt werden muß, in vollkommener Weise erfüllen.

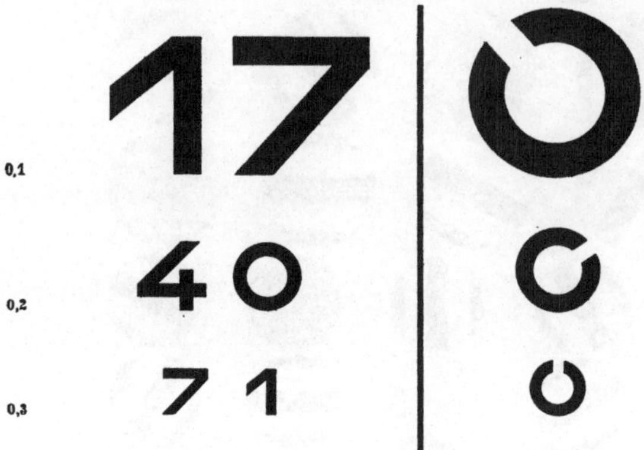

Abb. 60. Internationale Sehproben von HESS.

In der Mehrzahl der Fälle wollen wir aber nicht nur die Sehschärfe beim Sehen in die Ferne, sondern auch beim *Sehen in die Nähe*, die sog. *Nahesehschärfe* bestimmen. Es hat daher schon frühzeitig nicht an Proben der verschiedensten Art gefehlt, welche den Zweck verfolgten, die Nahesehschärfe mit und ohne Korrektionsglas zu bestimmen.

Wie bei der Feststellung der Sehschärfe für die Ferne unterscheiden wir auch beim Nahesehen eine unkorrigierte und eine korrigierte Sehschärfe, und wie dort (vgl. S. 61) bedingen auch hier die angeführten vier Möglichkeiten eine Beeinflussung der Sehschärfe.

Beim Nahesehen kommt ein *neuer Faktor* hinzu, nämlich fünftens die *Akkommodation*. Ist die Akkommodation eines emmetropen Auges normal, so beeinflußt sie die Sehschärfe beim Nahesehen erst ungefähr vom 40.—45. Lebensjahre an, d. h. mit dem Beginn der Presbyopie (Weitsichtigkeit). Mit der Abnahme der Wölbungsfähigkeit der Linse wegen zunehmender Rigidität ihrer Fasern rückt der Nahepunkt (Punctum proximum) auf einen Abstand vom Auge, in dem kleine Objekte nicht mehr wahrgenommen werden können. Wird dieser Abstand beispielsweise mit 60 cm angenommen, so wird die Prüfung des Nahesehens mit Hilfe von Sehproben, welche man in einer Entfernung von 30 cm vor dem Auge aufstellt, ein schlechtes Resultat für den Visus ergeben, wenn es sich auch sonst um ein durchaus normales Auge handeln mag. Die mangelhafte Akkommodationsfähigkeit muß darum mit passenden Gläsern auskorrigiert werden, wodurch wir die korrigierte Nahesehschärfe erhalten, welche zahlenmäßig mit der vorher eruierten Fernsehschärfe übereinstimmen muß.

Die Akkommodation kann aber auch *vor* dem Eintritt der Presbyopie die Nahesehschärfe ungünstig beeinflussen, nämlich wenn sie ungenügend funktioniert (Akkommodationsschwäche) oder wenn sie gänzlich aufgehoben ist (Akkommodationslähmung).

Wir können also anschließend an die auf S. 61 angeführten vier Punkte sagen:

5. Die Sehkraft eines Auges kann weiterhin beim Nahesehen vermindert werden durch die Akkommodation, und zwar a) in physiologischer Weise durch die Presbyopie und b) in pathologischer Weise durch Akkommodationsschwäche und durch Akkommodationslähmung.

Das über die Definition der Fernesehschärfe Gesagte gilt auch für die Sehschärfe in der Nähe.

Wie oben angeführt, ist für die Fernesehproben (Optotypentafeln) eine stets einzuhaltende, unveränderliche Untersuchungsdistanz vorgesehen, denn nur so können wir ceteris paribus bei einer großen Reihe von Prüfungen vergleichbare Werte erhalten. In der physiologischen Optik wird auch für die Visusbestimmung in der Nähe ein konstanter *Untersuchungsabstand* benützt, und zwar ein solcher von 25 cm, eine Distanz, welche für die Bedürfnisse des praktischen Lebens jedoch zu klein ist. Die hauptsächliche Form des Nahesehens besteht in allen Kulturländern im Lesen, Schreiben und in der Handarbeit. Für alle diese Betätigungen ist aber ein größerer Sehabstand als 25 cm die Regel, so daß mit einem mittleren Wert von 30 cm den praktischen Anforderungen am besten gedient ist und wir darum die Nahesehproben für diese Distanz als Untersuchungsabstand einrichten müssen.

Soll die Prüfung des Nahesehens gleich exakte Resultate wie die Visusprüfung für die Ferne ergeben, so müssen wir dem Auge eine den oben beschriebenen analoge Optotypentafel für 30 cm Distanz vorhalten. Am einfachsten läßt sich eine derartige Tafel herstellen, indem man eine PFLÜGERsche oder LANDOLTsche Optotypentafel photographisch so weit verkleinert, daß für alle Optotypen der Wert d in der Formel Visus $= \frac{d}{D}$ gleich 30 cm wird. Eine nach diesem Prinzip ganz besonders exakt gearbeitete Naheprobe ist die auf photographischem Wege verkleinerte PFLÜGERsche Haken-Optotypentafel aus dem Jahre 1892 und das von HEGNER[1]) eingeführte „Lesetäfelchen" für den Untersuchungsabstand von 25 cm. Auch STEIGER hat schon im Jahre 1892 einheitliche Sehproben zur Untersuchung der Sehschärfe in die Ferne und in die Nähe veröffentlicht, bei welchen der zweiarmige Haken benützt wurde, und bei denen die Nahesehproben eine exakte Verkleinerung der Ferneproben darstellen. Sie sind berechnet für eine Distanz von 25 cm.

In weitaus den meisten Fällen wird in der Praxis die Prüfung des Nahesehens vom Patienten nur darum gewünscht, weil er eine Abnahme der Leistungs-

[1]) HEGNER: Zur Methodik der Sehprüfung. Arch. f. Augenheilk. Bd. 88. 1921. — BIRKHÄUSER: Grundsätzliches über Leseproben. Klin. Monatsbl. f. Augenheilk. 1922. S. 932. — STEIGER: Einheitliche Sehproben zur Untersuchung der Sehschärfe in die Ferne und in die Nähe. Beitr. z. Augenheilk. 1892. H. 7.

fähigkeit seiner Augen beim Lesen, Schreiben oder der Handarbeit bemerkte und er durch Ordination korrigierender Brillengläser die normale Nahesehschärfe wieder herzustellen wünscht. Man hat daher zu allen Zeiten neben den eigentlichen Optotypen sog. „*Leseproben*“ benützt, kleine Bücher oder Blätter, auf denen ein fortlaufender Lesetext in verschieden großen Druckschriften vorgedruckt ist. Bei der Bestimmung der korrigierenden Gläser kann sich der Patient an Hand der „Leseproben“ gleichzeitig davon überzeugen, ob er nun mit der korrigierten Sehschärfe wieder imstande ist, große, mittlere und kleine Druckschrift im üblichen Abstande von 30 cm mühelos zu lesen. Dieser praktische Vorteil der Leseproben hat ihnen unbestritten den ersten Platz bei der Prüfung des Nahesehens zugewiesen und ihnen unter allen Kulturnationen allgemeine Verbreitung gesichert.

Leseproben sind zahlreiche veröffentlicht worden. Die bekanntesten sind diejenigen von SNELLEN [1]) und JÄGER [2]), in neuerer Zeit die aus der Berner Augenklinik hervorgegangenen „Scalae typographicae“ von BIRKHÄUSER [3]). Nach dem oben Gesagten können die der Druckschrift entnommenen Buchstaben, auch wenn sie nach SNELLENs Vorschlag unter dem Fünfminutenwinkel gezeichnet wurden, niemals den Prüfwert der Optotypen erreichen, um so weniger eine beliebig gewählte und beliebig konstruierte Druckschrift mit fortlaufendem Text. Wenn überdies für die verschiedenen Größenabstufungen einer gedruckten Leseprobe jeweilen verschiedenartige Typencharaktere gewählt werden, kann eine auch nur annähernd richtige Sehschärfeprüfung überhaupt nicht erwartet werden. Die bis vor einigen Jahren allgemein gebrauchten Leseproben krankten an solchen Fehlern und gestatteten auch keine Prüfung höherer Visuswerte, da die kleinsten vorhandenen Textgruppen noch mit einer Sehschärfe von 0,7 leicht gelesen werden können.

BIRKHÄUSER hat in eingehenden Untersuchungen den Nachweis erbracht, daß bei richtiger Auswahl der Lettern und unter Beobachtung mathematisch genauer Reproduktion der gleichen Schriftart in allen Größenabstufungen Leseproben mit fortlaufendem Text hergestellt werden können, welche bei der Visusprüfung in der Nähe die gleichen Sehschärfegrade ermitteln lassen, wie bei der Prüfung in großer Distanz. Die „Scalae typographicae“ enthalten in dezimaler Abstufung Textgruppen für die Visuswerte 0,1 bis 1,5 und erlauben dadurch die Ermittlung der unkorrigierten und korrigierten Sehschärfe selbst für Höchstanforderungen an das Sehvermögen, was für gewisse qualifizierte Berufe von besonderer Bedeutung ist.

Die neuesten BIRKHÄUSERschen Leseproben sind in 14 verschiedenen Sprachen abgefaßt. Sie stellen ohne Zweifel das Vollendetste und Exakteste dar, was bisher auf diesem Gebiete geschaffen wurde.

Was für die Fernesehproben wichtig ist, gilt auch für die Nahesehproben: sie müssen gut beleuchtet sein und stets im gleichen Untersuchungsabstand gehalten werden.

---

[1]) SNELLEN: Optotypi ad visum determinandum. Göttingen: Peters. [2]) JÄGER: Schrift-Skalen. Wien: L. W. Seidel & Sohn. [3]) BIRKHÄUSER: Scalae typographicae. Basel: Emil Birkhäuser & Co. — BIRKHÄUSER: Ein neuer Weg zur Herstellung von Leseproben (Sehproben) für die Nähe. Berlin: Julius Springer 1918.

Die sog. optischen Fehler oder Refraktionsfehler des menschlichen Auges.

Nicht alle menschlichen Augen sind so gebaut, daß die Netzhaut in jener Ebene sich befindet, in welcher der dioptrische Apparat parallel auffallende Strahlen in einem Punkte vereinigt, oder von der fernen Außenwelt ein scharfes deutliches Bild erzeugt. Nicht bei allen menschlichen Augen befindet sich also die Netzhaut in der Brennebene des dioptrischen Systems. Es gibt Augen, welche im Verhältnis zur Brechkraft ihres dioptrischen Systemes zu *kurz* (Abb. 61 H) oder zu *lang* (Abb. 61 M) sind. Die einen nennt man *übersichtig* oder hypermetrop, die anderen *kurzsichtig* oder myop. Übersichtigkeit wie Kurzsichtigkeit werden als *optische Fehler*, als sog. *Refraktionsfehler* des Auges bezeichnet, obgleich es eigentlich durchaus falsch ist, bei nicht zu hohen Graden von Kurzsichtigkeit oder Übersichtigkeit von *Fehlern* zu sprechen, wie dies bisher üblich war. Es ist dies gerade so falsch, wie wenn man Leute, welche nicht allzu sehr *unter* oder *über* der *Durchschnittsgröße* des Menschen stehen, als pathologisch klein oder pathologisch groß bezeichnen würde. Ist bei einzelnen Menschen die Abweichung von der Durchschnittsgröße sehr ausgesprochen, dann spricht man allerdings von Zwerg- oder Riesenwachstum und auch Augen, bei denen die Netzhaut allzusehr nach

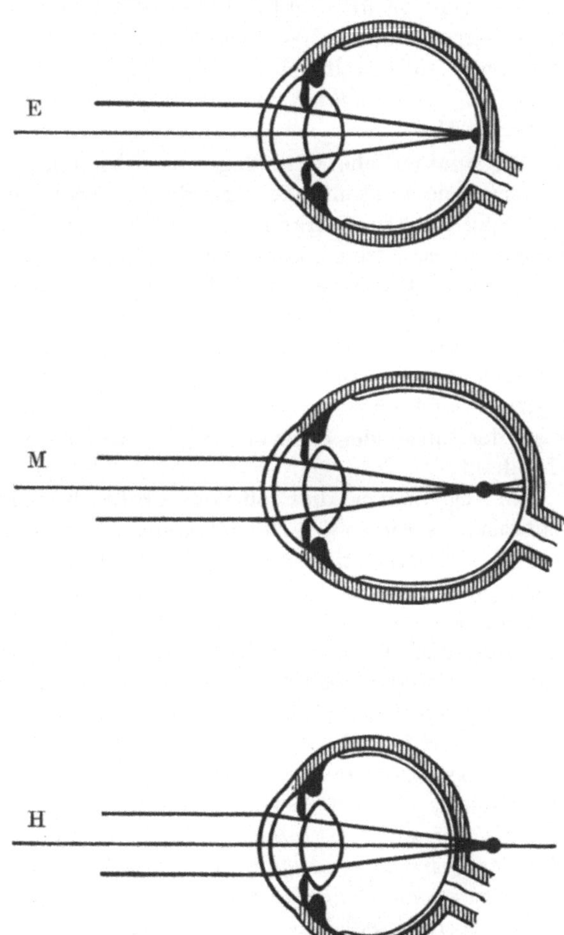

Abb. 61. Die drei sphärischen Refraktionen. E Emmetropie. M Myopie. H Hypermetropie.

vorne oder nach hinten von der Brennebene absteht, müssen schließlich als fehlerhaft bezeichnet werden.

Im ferneren gibt es Augen, bei denen die Hornhaut nicht, wie man es bei einem normalen Auge verlangen muß, annähernd sphärische Krümmung aufweist, sondern bei welchen die Hauptmeridiane der Hornhaut in mehr oder weniger hohem Grade voneinander in Wölbung und daher auch in Brechkraft differieren. Solche Augen nennt man *astigmatisch*. Der *Astigmatismus* ist der dritte optische Fehler des menschlichen Auges.

Die Übersichtigkeit (Hypermetropie).

Ein Auge ist übersichtig, hypermetrop, wenn seine Netzhaut *vor* der Brennebene seines dioptrischen Systemes aufgestellt ist, wenn also das scharfe Bild der fernen Außenwelt sich irgendwo hinter der Netzhaut entwickelt. Ein solches Auge ist *im Verhältnis zur Brechkraft seines dioptrischen Systemes zu kurz* (Abb. 61 H).

Die anatomische Grundlage der Übersichtigkeit: Die Übersichtigkeit kann verschiedene anatomische Grundlagen aufweisen. Am häufigsten handelt es sich wohl um einen wirklichen Kurzbau oder Kleinbau des Auges. Bei manchen Fällen ist die Ursache aber auch in einer zu schwachen Wölbung, also in einer zu geringen Brechkraft der Hornhaut bei normaler Länge des Augapfels zu suchen. Auch nach Extraktion der Linse (Aphakie) wird das Auge übersichtig, weil es nunmehr im Verhältnis zu der stark verminderten Brechkraft seines dioptrischen Systemes zu kurz ist. Theoretisch könnte man sich eine Hypermetropie auch entwickelt denken auf der Grundlage einer zu schwachen Brechkraft der Linse oder einer zu starken Abrückung der Linse nach hinten von der Hornhaut.

Im allgemeinen, dies soll von vornherein hervorgehoben werden, steht fest, daß fast alle Augen der Neugeborenen mehr oder weniger übersichtig sind, und daß diese Übersichtigkeitsgrade in weiten Grenzen von 1—10 Dioptrien untereinander differieren. Mit dem Wachstum des menschlichen Organismus vergrößert sich auch das Auge, so daß in den meisten Fällen die Übersichtigkeit abnimmt und in vielen Fällen Emmetropie eintritt. In einer gewissen Anzahl von Fällen geht jedoch das Größen- resp. Längenwachstum des Auges über das von uns gesteckte Ziel der Emmetropie hinaus und es kommt zur Entwicklung von Kurzsichtigkeit.

Die Hypermetropie ist also auf jeden Fall *angeboren* und hat die Tendenz, sich nach der Geburt eher zu vermindern, jedenfalls niemals sich zu vermehren.

Wie müssen die Strahlen beschaffen sein, die von einem Punkte ausgehen und das übersichtige Auge treffen, damit sie sich auf der Netzhaut dieses Auges wieder zu einem Punkte vereinigen, d. h. mit anderen Worten, für welche Strahlen ist das übersichtige, hypermetrope Auge eingerichtet?

Damit Strahlen, die von einem Punkte herkommen, sich im hypermetropen Auge wieder zu einem Punkte auf der *zu weit nach vorne gelagerten* Netzhaut vereinigen, müssen sie bereits etwas konvergent sein, sonst vereinigen sie sich eben hinter der Netzhaut. Sie müssen um so konvergenter sein, je kürzer das Auge, je schwächer die Brechkraft der Hornhaut, je größer also die Übersichtigkeit ist. Konvergente Strahlen gibt es aber im Universum nicht. Während divergente

Strahlen aus endlichen Entfernungen, parallele Strahlen von unendlicher Entfernung herkommen, kommen konvergente Strahlen von überunendlicher Entfernung her. Daher nennt man auch ein Auge, welches für diese Strahlen eingerichtet ist, übersichtig, hypermetrop.

Diese Bezeichnung „übersichtig“ will also keineswegs besagen, wie vielfach geglaubt wird, daß ein solches Auge besser sehe oder in größere Entfernung sehe als ein emmetropes Auge, sondern sie will nur andeuten, daß ein solches Auge auf überunendlich, d. h. auf konvergente Strahlen, eingestellt sei.

Wo liegt beim übersichtigen Auge der Fernpunkt und wo der Nahepunkt?

Der *Fernpunkt* des übersichtigen Auges liegt in Überunendlich, d. h. *hinter* dem Auge (Abb. 62), denn das übersichtige Auge ist ja für konvergente Strahlen eingestellt, die ihren Vereinigungspunkt hinter dem Auge haben, um so näher dem hinteren Augenabschnitte, je übersichtiger das Auge ist. Ist ein übersichtiges Auge für konvergente Strahlen eingerichtet, die sich einen Meter hinter dem Auge vereinigen, dann besitzt es 1 Dioptrie Hypermetropie, der Fernpunkt ist gleich dem Vereinigungspunkte der konvergenten Strahlen, für die es eingestellt ist, er findet sich also einen Meter hinter der Netzhaut. Je höher die Hypermetropie ist, desto konvergenteren Strahlen ist das Auge angepaßt, desto näher hinter der Netzhaut liegt ihr Vereinigungspunkt, der Fernpunkt. Beträgt die Hypermetropie z. B. 5 Dioptrien, so liegt er 20 cm hinter dem Auge. Man braucht also nur die Dioptrienzahl in 100 cm zu dividieren, um die Lage des Fernpunktes hinter dem Auge zu bestimmen.

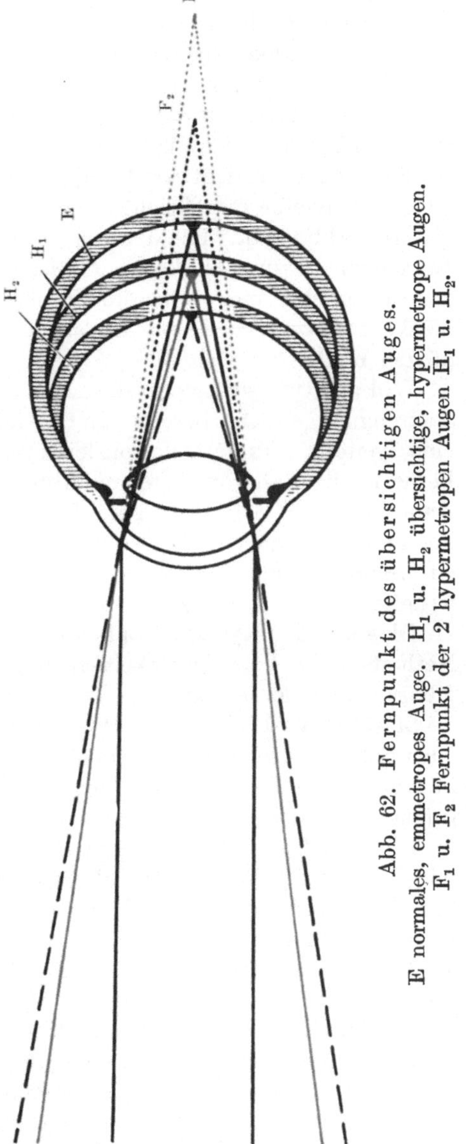

Abb. 62. Fernpunkt des übersichtigen Auges.
E normales, emmetropes Auge. H_1 u. H_2 übersichtige, hypermetrope Augen. F_1 u. F_2 Fernpunkt der 2 hypermetropen Augen H_1 u. H_2.

Was den *Nahepunkt* angeht, so liegt derselbe selbstverständlich immer weiter vom Auge entfernt als bei einem emmetropen Auge eines gleichalterigen Individuums, und zwar um so weiter, je übersichtiger das Auge ist. Man hat nur von der in jedem Alter verfügbaren Akkommodationsbreite die Stärke der Hypermetropie, in Dioptrien ausgedrückt, abzuziehen, um mittels der noch restierenden Akkommodationsbreite den Nahepunkt bestimmen zu können.

Wie steht es mit dem Sehen des hypermetropen Auges? Wie bereits erwähnt, ist beim hypermetropen Auge die Brechkraft des dioptrischen Systemes für die zu weit nach vorne liegende Netzhaut zu schwach. Das scharfe Bild der fernen Außenwelt entwickelt sich infolgedessen *hinter* ihr, um so weiter hinter ihr, je übersichtiger das Auge ist. *Auf* der *Netzhaut* selbst kommt es zu einem undeutlichen Bilde, zu einem Sehen in Zerstreuungskreisen (Abb. 63a). Will das hypermetrope Auge scharf und deutlich in die Ferne sehen, so muß es die Brechkraft seines dioptrischen Systemes je nach dem Grade der Übersichtigkeit mehr oder weniger verstärken, bis die von der Ferne kommenden, parallel auffallenden Strahlen sich direkt *auf* der Netzhaut zum Bilde vereinigen. Diese Verstärkung kann erreicht werden durch entsprechende *Akkommodation* (Abb. 63c) oder, wo dieselbe insuffizient ist, durch das Vorsetzen von sphärischen Konvexgläsern (Abb. 63b). Hieraus folgt, daß ein Hypermetroper im Gegensatz zum Emmetropen zum *deutlichen Fernesehen beständig* seine Akkommodation anzustrengen hat, und wo dieselbe infolge des hohen Alters oder infolge von Ciliarmuskellähmung oder aus anderen Gründen defekt ist, Konvexgläser benützen muß.

Will der Übersichtige in die *Nähe* sehen, so hat er zu der Akkommodationsanstrengung, welche bereits für das deutliche Fernesehen notwendig ist, noch eine weitere Akkommodationsleistung aufzubringen, um das Auge von der Ferne in die Nähe einzustellen (Abb. 63d). Der Übersichtige muß also bei der Nahearbeit im Gegensatz zum Emmetropen eine *zweifache* Akkommodationsanstrengung machen. Es ist die Kenntnis hiervon zum Verständnis der noch zu besprechenden subjektiven Symptome der Übersichtigkeit durchaus notwendig.

Diagnose der Hypermetropie und Bestimmung ihres Grades: Es gibt zweierlei Methoden, die Übersichtigkeit auch dem Grade nach zu bestimmen, eine *objektive* und eine *subjektive.*

Objektiv wird die *totale* Hypermetropie bestimmt mittels der Skiaskopie oder Schattenprobe, ferner mit Hilfe des Augenspiegels bei der Untersuchung im aufrechten Bilde. Beide Methoden werden in den Augenspiegelkursen eingehend besprochen und gelehrt.

Die *subjektive* Methode beginnt damit, daß bei jedem Auge isoliert zuerst mit Hilfe von Sehproben die *Fernesehschärfe* bestimmt wird, dann werden dem betreffenden Auge zuerst schwache, dann immer stärkere sphärische Konvexgläser vorgesetzt, bis es angibt schlechter zu sehen. *Das stärkste Glas, mit welchem die beste Sehschärfe erzielt wird, oder mit welchem wenigstens nicht schlechter gesehen wird, gibt den Grad der manifesten Übersichtigkeit an.*

Da der Übersichtige zum deutlichen Fernesehen stets einer Anstrengung seiner Akkommodation bedarf, so gewöhnt er sich unwillkürlich beim Fixieren an einen gewissen Grad von Akkommodation. Von dieser Akkommodationsanstrengung läßt er sich durch Vorsetzen von Konvexgläsern nur einen Teil abnehmen, während er einen anderen Teil krampfhaft durch Akkommodation *dauernd selbst* korrigiert. Den Teil, welchen sich das hypermetrope Auge durch vorgesetzte Konvexgläser abnehmen läßt, nennt man die *manifeste* Hypermetropie. Jenen Teil, welchen das hypermetrope Auge krampfhaft selbst weiter korrigiert und sich nicht durch Konvexgläser abnehmen läßt, nennt man die *latente* Hypermetropie. Beide Teile zusammen bilden die *totale* Hypermetropie.

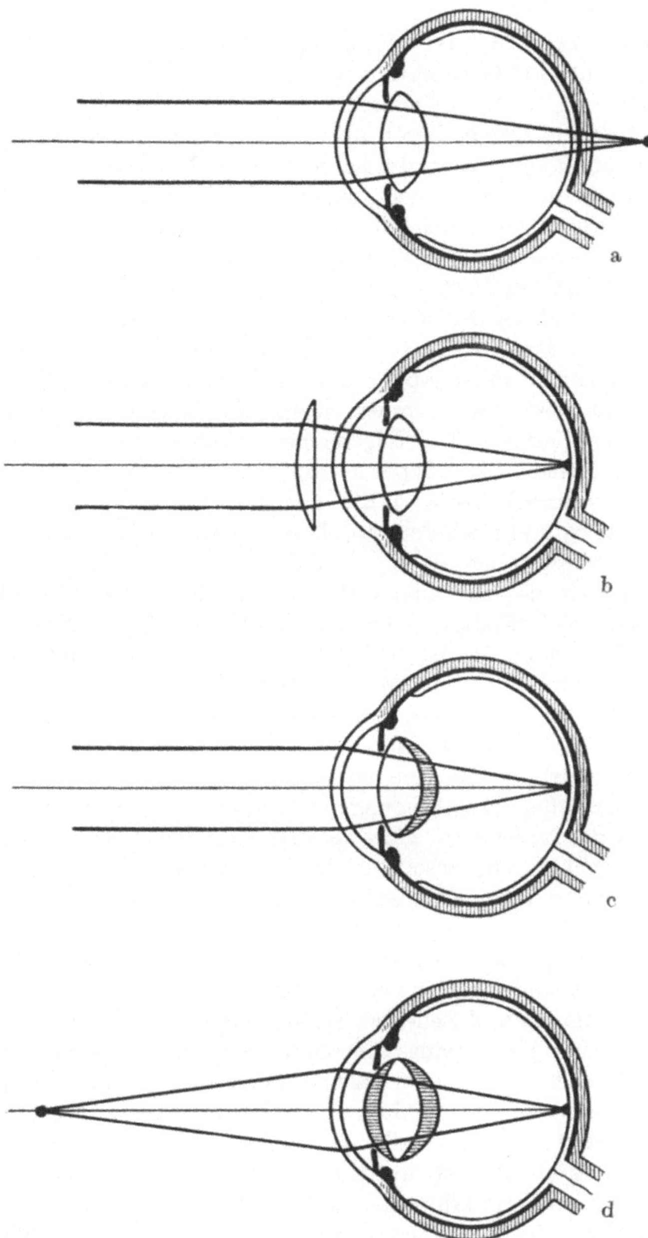

Abb. 63. Akkommodation des übersichtigen Auges bei Fern- und Nahesehen.

a) Parallel auffallende, von der Ferne kommende Strahlen vereinigen sich hinter der Netzhaut zu einem scharfen Punkte. b) Die Vereinigung zu einem Punkte *auf* der Netzhaut wird erzwungen durch ein vorgesetztes, entsprechend starkes Konvexglas oder c) durch eine entsprechende Akkommodationsanstrengung. d) Strahlen, die von einem nahe gelegenen, leuchtenden Punkte, also divergent auf das hypermetrope Auge auffallen, können nur durch eine doppelte Akkommodationsanstrengung auf der Netzhaut zur Vereinigung gebracht werden. Die eine Anstrengung macht die divergenten Strahlen zuerst parallel, die zweite Anstrengung zwingt die nun parallelen Strahlen, sich nicht *hinter*, sondern *auf* der Netzhaut zu vereinigen.

Durch die *objektive* Untersuchung mittels Skiaskopie oder mit Hilfe des Augenspiegels wird im Gegensatz zur subjektiven Methode die *totale* Hypermetropie bestimmt, weil im Dunkelzimmer das untersuchte Auge nichts Bestimmtes fixiert und infolgedessen auch keine Akkommodationsanstrengungen macht. Man kann auch mittels der subjektiven Untersuchung die totale Hypermetropie bestimmen, man braucht nur *vor* der Untersuchung den Akkommodationsapparat durch Atropin zu lähmen. Im vorgeschrittenen Alter, in welchem der Akkommodationsapparat physiologisch defekt wird, wird auch ohne Atropin mittels der subjektiven Methode die ganze Übersichtigkeit bestimmt werden können. Das Verhältnis der manifesten zur latenten Hypermetropie ist eben *kein* das ganze Leben hindurch *konstantes*. Mit dem zunehmenden Alter, mit der beginnenden Presbyopie, d. h. mit der Verminderung der Linsenelastizität verkleinert sich immer mehr die latente Hypermetropie auf Kosten der manifesten. Im allgemeinen nimmt man an, daß bis zum 15. Jahre ein Drittel der Hypermetropie manifest sei. Von da bis zum 25. Jahre wird allmählich die Hälfte der Hypermetropie manifest, bis zum 40. Jahre $^2/_3$ bis $^3/_4$ und nach dem 45. Jahre ist wohl die ganze Hypermetropie als manifest zu bezeichnen.

In der Regel ist die gewöhnliche Hypermetropie nicht stärker als etwa sechs Dioptrien, übersteigt sie diesen Grad, so findet man in der Mehrzahl der Fälle noch andere Anomalien, wie z. B. Colobome der Chorioidea oder der Iris, oder es handelt sich direkt um eine Mikrophthalmusbildung.

Welches sind die subjektiven Symptome der Übersichtigkeit? Das Hauptsymptom der Übersichtigkeit ist die sog. *akkommodative Asthenopie*. Unter diesem Namen versteht man die mannigfachen Störungen und Beschwerden, welche die übermäßige Anstrengung des Akkommodationsapparates in erster Linie während der Nahearbeit, ganz speziell bei schwächlichen oder bei stärkergradigen Hypermetropen, besonders wenn dieselben längere Zeit des Tages in der Nähe arbeiten müssen, im Gefolge hat. Diese Beschwerden und Störungen sind folgende:

Der Hypermetrope kann unter den genannten Verhältnissen meist nicht lange in die Nähe scharf und deutlich sehen. Es beginnt das fixierte Objekt, es beginnen die Buchstaben und Zeilen zu verschwimmen und undeutlich zu werden, so daß er bald eine Arbeitspause eintreten lassen muß. Nach kurzer Zeit geht die Nahearbeit wieder besser, aber bald wird eine weitere Pause nötig. Es häufen sich nun diese nötigen Pausen immer rascher, bis die völlige Unmöglichkeit zu weiterer Nahearbeit sich einstellt. Zu diesem nur die Deutlichkeit des fixierten Gegenstandes betreffenden Symptome gesellen sich recht häufig auch unangenehme *subjektive* Empfindungen, wie Druck im Kopf und in den Augen, Brennen der Augen, bald auch gegen den Hinterkopf hin ausstrahlende Schmerzen. Bei Kindern sieht man nicht selten andere nervöse Symptome auftreten, wie Reizbarkeit oder Weinerlichkeit, unruhige Haltung, Schwindel, eingenommener Kopf, Zuckungen der Lid- und Gesichtsmuskeln und sehr häufig auch ein zunehmendes Annähern des Kopfes resp. der Augen an die Bücher und Hefte, was auf einen stärker und stärker werdenden *Akkommodationskrampf* hindeutet. Auch chronische Conjunctivitis und Blepharitis wird bisweilen auf die chronischen Überanstrengungen des Akkommodationsapparates bei Hypermetropie zurückzuführen sein.

Die Hypermetropie ist also, es kann dies nicht genug hervorgehoben werden, recht häufig die Ursache einer gewissen Nervosität unserer Kinder und des habituellen Kopfschmerzes der Erwachsenen.

Ein *weiteres subjektives Symptom* der Übersichtigkeit ist die *Verminderung der Sehschärfe.* So lange das hypermetrope Kind oder der hypermetrope Erwachsene kräftig genug ist und über eine genügende Akkommodationsbreite verfügt, um seine Hypermetropie *dauernd* zu korrigieren, wird die Ferne-Sehschärfe nicht leiden. Wo diese Korrektur aber mangelhaft wird, treten selbstverständlich unscharfe Bilder der Außenwelt auf der Netzhaut auf, die Sehschärfe sinkt. Korrigiert ein Kind mittels seines Akkommodationsapparates aus irgendwelchem Grunde *längere Zeit* seine Hypermetropie nicht, so wird die Netzhaut des betreffenden Auges, welche immerfort undeutliche Bilder erhält, sich funktionell nicht in der richtigen Weise entwickeln können. Es sinkt die Sehschärfe und sie bleibt dauernd schlecht, auch wenn der Fehler später durch Konvexgläser korrigiert wird. Es bildet sich also eine Art von Schwachsichtigkeit aus. Nur durch langdauernde *immerwährende* Gläserkorrektion kann in solchen Fällen die Sehschärfe wieder gehoben werden. Abgesehen von dieser Schwachsichtigkeit infolge mangelnder Korrektur der Hypermetropie beobachtet man glücklicherweise selten selbst geringgradig hypermetrope Augen mit äußerst schlechter, absolut unkorrigierbarer Sehschärfe, ohne daß man für diese Schwachsichtigkeit (Amblyopie) mit unseren Untersuchungsmethoden irgend einen genügenden Grund entdecken könnte „Amblyopie ohne Befund". Es handelt sich da offenbar um mangelhafte Entwicklung der feineren Struktur der lichtempfindlichen Netzhautelemente.

Bisweilen sieht man stark hypermetrope Individuen sich beim Lesen und Schreiben übermäßig den Büchern und Heften nähern, so daß gar nicht so selten, selbst von Ärzten, Kurzsichtigkeit diagnostiziert wird. Es handelt sich hier um Fälle von Akkommodationskrampf oder häufiger um Fälle von hoher Übersichtigkeit, welche auf die allzu anstrengende Korrektur des Fehlers durch Akkommodation vollständig verzichten und sich durch Annähern an die Bücher und Hefte große Netzhautbilder verschaffen und so ihr Sehvermögen etwas verbessern.

Ein letztes Symptom der Hypermetropie ist, wie bereits früher erwähnt, das *frühzeitigere Einsetzen* der *Presbyopie* oder *Weitsichtigkeit.* Ein Teil der in dem jeweiligen Alter zur Verfügung stehenden Akkommodationsbreite muß zur Korrektur der Übersichtigkeit verbraucht werden, der übrig bleibende Rest dient allein noch zur Einstellung für die Nähe. Er wird um so früher nicht mehr zum Arbeiten in der gewohnten Arbeitsdistanz genügen, je größer die Übersichtigkeit ist. Wer den Grad der Hypermetropie kennt und das Alter des Hypermetropen, kann an Hand der Tabelle der Akkommodationsbreiten (Abb. 49) mit Leichtigkeit den jeweiligen Beginn der Presbyopie bei den Hypermetropen bestimmen.

Die Disposition der Hypermetropie zum Strabismus convergens concomitans soll nur kurz erwähnt werden.

Anatomie des hypermetropen Bulbus: Daß es sich bei der gewöhnlichen Hypermetropie meist um einen mehr oder weniger ausgesprochenen *Kleinbau* des Auges oder um eine allzu schwache Krümmung der Hornhaut handelt, wurde bereits im vorausgehenden hervorgehoben. Erwähnenswert ist im ferneren noch, daß beim hypermetropen Auge die vordere Kammer in der Regel etwas flacher ist als bei Emmetropie oder gar Myopie. Dies rührt daher, daß in dem verkleinerten Bulbus die Linse gleich groß wie im emmetropen Auge sich entwickelt und der Ciliarmuskel infolge seiner dauernden Kontraktion (latente Hypermetropie) zur dauernden Verstärkung der Linsenwölbung und zum Vorrücken des vorderen Linsenpols Veranlassung gibt. Schließlich findet man in der Mehrzahl der Fälle, daß der vordere Teil des Ciliarmuskels der sog. BRÜCKEsche Ringmuskel auf Kosten des hinteren Teiles hypertrophiert, nach der Ansicht einzelner Autoren infolge der außergewöhnlichen Inanspruchnahme.

Ophthalmoskopische Veränderungen bei Hypermetropie: Bisweilen findet man bei hypermetropen Augen die Papille hyperämisch, leicht geschwellt mit unscharfen Grenzen. Man hat diesen Zustand als Neuritis hypermetropum bezeichnet und ihn als Ausdruck der Überanstrengung solcher Augen aufgefaßt. Daß es sich hier nicht um eine wirkliche Neuritis handelt, geht aus der *Konstanz* der Veränderungen, dem Ausbleiben atrophischer Zustände, dem Fehlen von Hämorrhagien usw. hervor. Es ist daher richtiger, von einer Pseudo-Neuritis zu sprechen. Nach der Ansicht verschiedener Forscher handelt es sich hier auch nicht um einen ophthalmoskopischen Ausdruck der Überanstrengung, sondern um eine angeborene Papillenanomalie.

Therapie der Übersichtigkeit: Für die Behandlung der Übersichtigkeit gilt folgender Grundsatz: *Die Hypermetropie muß nur korrigiert werden, wenn sie Symptome macht,* also nur dann, wenn entweder die Sehschärfe vermindert ist, oder wenn asthenopische Beschwerden existieren. Hat ein Übersichtiger eine gute Fernesehschärfe und klagt er nicht über asthenopische Beschwerden, so braucht er auch nicht behandelt zu werden. Er wird mit seiner Übersichtigkeit mittels der Akkommodation selbst fertig. Die Mehrzahl der Übersichtigen, vor allem die niederen Grade von Hypermetropie, benötigen keine Behandlung.

Klagt ein Übersichtiger über asthenopische Beschwerden bei der Nahearbeit, nicht beim Fernesehen und ist seine Sehschärfe normal, so korrigiert man ihm seine manifeste Hypermetropie nur für die Nahearbeit. Genügt dies nicht, um die Beschwerden zu heben, so wird später auch ein Teil der latenten Übersichtigkeit korrigiert. Klagt ein Hypermetroper auch über Beschwerden beim Fernesehen oder zeigt sich die Sehschärfe vermindert, so muß, anfänglich wenigstens, die manifeste Hypermetropie *dauernd* korrigiert werden. Bei späteren Nachkontrollen wird man sich häufig überzeugen können, daß durch das Brillentragen die manifeste Hypermetropie wächst, d. h. daß der Hypermetrope sich mit der Zeit gerne mehr als den ursprünglichen Teil seiner Hypermetropie korrigieren läßt. Durch das dauernde Brillentragen wird bei solchen Fällen, besonders in der Jugend, die anfänglich herabgesetzte Sehschärfe allmählich wieder zur Norm zurückkehren. *Eine Gewöhnung an die Brillen tritt nur da ein, wo die Brillen absolut notwendig sind.* Sobald bei Kindern der Organismus erstarkt und infolgedessen der Akkommodationsmuskel kräftiger wird, wird die korrigierende Brille sehr häufig anfänglich für das Fernesehen, dann aber auch für das Nahesehen entbehrlich und beiseite gelegt.

Wird ein Hypermetroper älter, so benötigt er meistens zwei Brillen, eine Brille, welche seine totale Hypermetropie für die Ferne korrigiert und ihm so eine gute Ferne-Sehschärfe verschafft und eine Arbeitsbrille, welche die Hypermetropie korrigiert und gleichzeitig die seinem Alter entsprechende Presbyopie. In solchen

Fällen werden mit Vorteil Doppelfokusgläser verordnet, besonders wenn es sich um Leute handelt, welche beständig von der Nähe in die Ferne oder umgekehrt blicken müssen, wie z. B. um Lehrer, Pfarrer, Künstler usw.

Aphakie, Linsenlosigkeit: Wenn einem emmetropen Auge die Linse operativ entfernt wird, tritt hochgradige Hypermetropie von 10—12 Dioptrien auf. Das Auge wird im Verhältnis zur reduzierten Brechkraft des dioptrischen Systemes bedeutend zu kurz. Außer an dieser hochgradigen Übersichtigkeit erkennt man die Aphakie auch an dem Fehlen der PURKINJEschen Linsenbildchen, an der abnorm tiefen Kammer, an dem Schlottern der ihrer Stütze beraubten Iris und an dem tiefschwarzen, reflexlosen Pupillargebiete. War das Auge hypermetrop, so wird nach der Linsenextraktion die Hypermetropie noch größer sein, war es myop, so wird sie sich annähernd um den Myopiegrad verringern.

Die Aphakie wird behandelt durch ein konvexes Doppelfokusglas, dessen oberer Teil die volle Hypermetropie korrigiert, dessen unterer Teil, der zum Nahearbeiten bestimmt ist, um 3—3,5 Dioptrien stärker bricht.

Astigmatismus.

Die Hornhaut ist durchaus nicht eine so regelmäßig gewölbte Membran, für welche man sie bei nur oberflächlicher Betrachtung halten könnte. Die

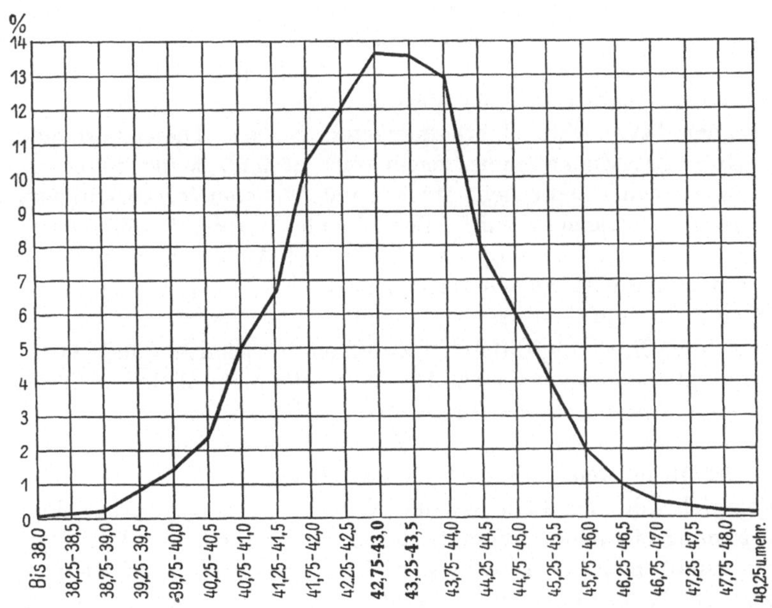

Abb. 64. Variabilitätskurve der Hornhautrefraktion von dreitausend Augen bei Knaben von 6—7 Jahren.

Mitte der Hornhaut, ein Gebiet von etwa 2—3 Millimeter Durchmesser, das sog. „*zentrale Feld*", zeigt bei normalen Augen allerdings annähernd regelmäßige Krümmung. Peripheriewärts von dieser zentralen Zone flacht sich aber die

Hornhaut rasch ab, und zwar bei den einzelnen Individuen, aber auch bei den gleichen Individuen in den einzelnen Meridianen in ganz verschiedener Weise.

Für die Totalrefraktion des Auges kommt allein die Wölbung des zentralen Feldes in Betracht, dessen Brechkraft in weiten Grenzen zwischen 38 und 48 Dioptrien schwankt. Am häufigsten wird eine Brechkraft zwischen 42,75 und 43,5 gefunden (Abb. 64). Wenn wir uns daher im folgenden mit den Krümmungsverhältnissen der Hornhaut beschäftigen, beziehen wir uns ausschließlich auf die Konfiguration dieses ihres zentralen Feldes.

Die Hornhaut resp. das zentrale Feld derselben sollte, um der Anforderung, welche wir an einen richtig dioptrisch wirkenden und scharf zeichnenden Körper stellen müssen, gerecht zu werden, *sphärische*, d. h. *kugelförmige* Wölbung aufweisen. Eine solche Krümmung besitzt nun das zentrale Feld der Hornhaut in den wenigsten Fällen. Fast immer zeigen die Hornhautmeridiane unter sich Differenzen in Wölbung und Brechkraft, d. h. die Hornhaut ist astigmatisch.

Definition: *Ein Auge ist also astigmatisch, wenn die verschiedenen Meridiane der Hornhaut verschieden starke Wölbung, also verschiedene Brechkraft besitzen. Variiert die Brechkraft im Bereiche der einzelnen Meridiane selbst, so nennen wir diesen Astigmatismus irregulär.*

Das *normale* menschliche Auge, es soll dies gleich zum voraus hervorgehoben werden, ist *leicht astigmatisch*, d. h. sein senkrechter Meridian bricht um 0,5 bis 1,25 Dioptrien stärker als sein horizontaler (Astigmatismus rectus). Man nennt diesen Astigmatismus *normal* resp. *physiologisch.*

Die Tatsache, daß normale Augen einen leichten Grad von Astigmatismus rectus aufweisen, haben uns die Massenuntersuchungen mittels des noch zu beschreibenden JAVALschen Ophthalmometers gelehrt. Dieser normale, physiologische Hornhautastigmatismus macht nur deshalb keine Symptome, weil er wohl durch einen entsprechend starken umgekehrten (perversen) Astigmatismus der Linse neutralisiert wird. Besitzt eine Hornhaut vollkommen kugelförmige, sphärische Krümmung, also gar keinen Astigmatismus, so haben wir es meist mit einem geringen Grade von perversem, nicht korrigiertem Linsenastigmatismus zu tun.

Beträgt die Brechungsdifferenz zwischen vertikalem und horizontalem Hornhautmeridiane weniger als 0,25 Dioptrien oder mehr als 1,0—1,25 Dioptrien, so nennt man diesen Astigmatismus einen *pathologischen.*

Wenn wir nun in der Folge von Astigmatismus sprechen, so meinen wir damit in der Regel den *pathologischen* Astigmatismus der Hornhaut.

In der Mehrzahl der Fälle ist der Astigmatismus *angeboren.* Finden wir in einer Familie ein Kind astigmatisch, so werden meistens, falls Geschwister vorhanden sind, mehrere Geschwister denselben Fehler aufweisen und der Vater oder die Mutter oder einer der nächsten Verwandten werden gleichfalls an Astigmatismus leiden. So gibt es Familien, in welchen eine große Zahl von Familiengliedern mehr oder weniger hochgradig astigmatisch sind.

Der Astigmatismus ist also nicht nur ein *angeborener* Fehler, sondern auch ein sich leicht *vererbender* Fehler der Hornhaut.

Der Astigmatismus stellt einen der häufigsten optischen Fehler des menschlichen Auges dar, der isoliert oder in Kombination mit den anderen optischen

Fehlern vorkommt. Nebenstehende Abbildung 65 veranschaulicht die Resultate der von Dr. STEIGER ausgeführten langjährigen Augenuntersuchungen der in die Stadtschulen von Zürich eintretenden Kinder. Aus dieser Abbildung ist ersichtlich, daß 19% der in die Schule eintretenden Kinder eine mangelhafte Sehschärfe (< 1,0) an einem oder an beiden Augen aufweisen. Eine gewisse unbedeutende Rolle bei diesen Sehverminderungen spielen die Hypermetropie,

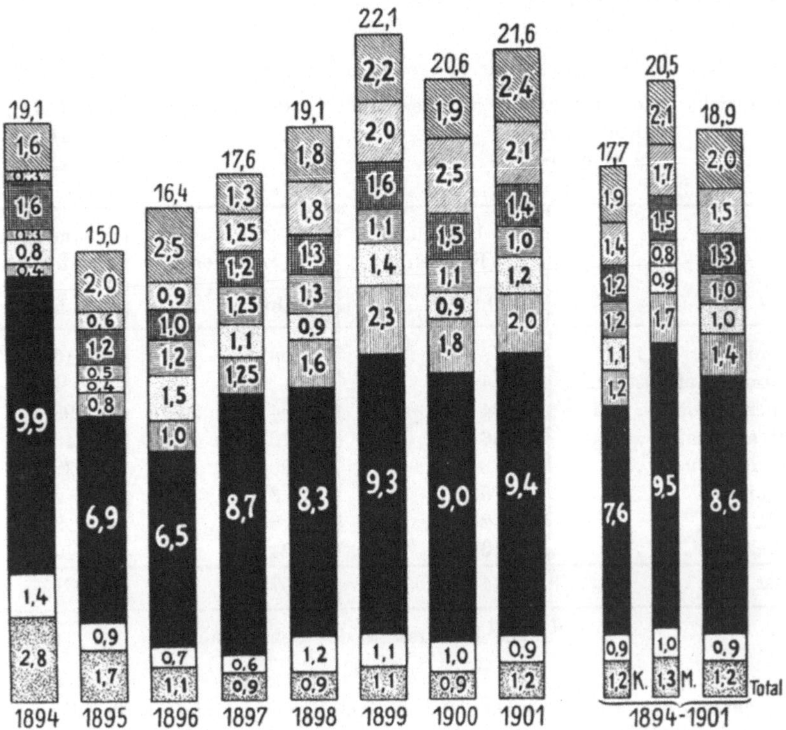

Abb. 65. Ursachen der mangelhaften Sehschärfe bei den in die Primarschule Zürichs eintretenden Kindern (1894—1901), welche eine Sehschärfe kleiner als 1,0 aufwiesen. (Nach STEIGER.)

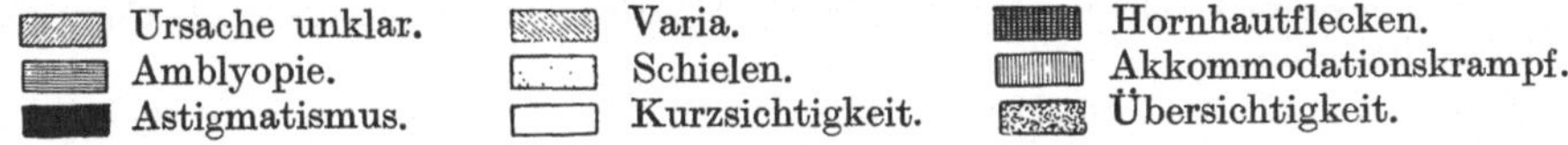

Hornhautflecken, Strabismus, Myopie u. dgl. Weitaus die wichtigste, die Hauptrolle (60%) spielt aber der *Astigmatismus.*

Ähnliche Resultate ergaben die eigenen Untersuchungen an den Baseler Stadtschulen im Jahre 1900. Die Resultate sind auf nachfolgender Tabelle I einzusehen.

Strahlengang: *Welchen Verlauf nehmen die Strahlen in einem astigmatischen Auge, die von einem fernen, leuchtenden Punkte ausgehen und parallel auf dieses Auge auffallen?*

Sendet ein ferner leuchtender Punkt irgendwo im Universum seine Strahlen auf ein astigmatisches Auge, so werden diese Strahlen nicht mehr, wie bei Emmetropie, Myopie oder Hypermetropie, in *einem* Punkte auf, vor oder hinter der

Netzhaut vereinigt, sondern es kommt beim Astigmatismus zu einer ganzen Anzahl von hintereinander gelagerten Vereinigungspunkten. Strahlen, welche auf den stärker gewölbten Meridian auffallen, werden näher der Hornhaut und solche, welche auf schwächer gewölbte Meridiane auffallen, werden weiter weg von der Hornhaut zum Punkte vereinigt. Diese Tatsache hat auch dem Astigmatismus seinen eigenartigen, meist unverstandenen Namen gegeben (α privativum und stigma = Punkt).

Augenuntersuchung der eintretenden Primarschüler von Kl. Basel 1900.

Untersucht: **860** Kinder, von welchen mangelhafte Sehkraft: **251 = 29,1 %**
421 Knaben, „ „ „ „ 105 = 24,9 %
439 Mädchen, „ „ „ „ 146 = 32,2 %

	v. 174 Augen (Knaben)		v. 257 Augen (Mädchen)		v. sämtlichen untersuchten 431 Augen	
	Zahl	%	Zahl	%	Zahl	%
Myopie.	8	4,5	8	3,1	16	3,7
Akkommodationskrampf	4	—	—	—	4	0,9
Hypermetropie	34	19,5	64	24,9	98	22,7
Astigmatismus	**96**	**55,1**	**122**	**47,4**	**218**	**50,5**
Macula corneae	8	4,5	30	11,6	38	8,8
Strabismus	6	3,4	3	1,1	9	2,0
Varia	2	—	6	—	8	1,8
Unbekannt	16	9,1	24	9,3	40	9,2
Total	174	—	257	—	431	—

Tabelle I. Ursache der Sehschwäche.

Geschichte des Astigmatismus: Der Astigmatismus ist erst zu Beginn des 19. Jahrhunderts durch die denkwürdigen Forschungen von Thomas Young allgemeiner bekannt geworden. In der ganzen ersten Hälfte des verflossenen Jahrhunderts findet man jedoch nur spärliche Mitteilungen über Astigmatismus, sowie über die Methode, den Astigmatismus zu messen, über die sog. Ophthalmometrie. Man betrachtete den Astigmatismus, wie Steiger in seiner Monographie sehr richtig sagt, mehr als seltenes Kuriosum denn als Gegenstand ärztlicher Behandlung.

Mit der Konstruktion des Helmholtzschen Ophthalmometers im Jahre 1854 beginnt die zweite Periode der Geschichte des Astigmatismus. Das Helmholtzsche Ophthalmometer bestimmte mittels der Spiegelbilder der Hornhaut den Krümmungshalbmesser derselben. In dieser Periode sind vor allem von Bedeutung und großem Einflusse die Arbeiten von Donders und von Knapp geworden. Man verlegte den Sitz des Astigmatismus nunmehr mit Sicherheit in die Hornhaut. Man war bemüht, wenigstens die schwereren Fälle von Astigmatismus genau zu untersuchen und durch entsprechende Zylindergläser zu korrigieren. Man lernte auch besser und genauer die einzelnen Symptome des Astigmatismus kennen und war bestrebt, die Untersuchungsmethode zu vervollkommnen. Trotz alledem blieb die Ophthalmometrie auf die wissenschaftlichen Institute beschränkt, denn die Handhabung des Helmholtzschen Ophthalmometers war zeitraubend und nicht leicht. Der praktische Augenarzt hat wohl selten für seine Untersuchungen den Helmholtzschen Apparat in Anspruch genommen.

Mit der Erfindung des unübertrefflichen Ophthalmometers von Javal-Schiötz im Jahre 1881 hat die dritte Periode der Ophthalmometrie begonnen. Der ingeniöse Javalsche

Apparat (Beschreibung und Erklärung S. 87—90) gestattet nun jedem Augenarzte während seiner Sprechstunde rasch, leicht und einwandfrei den Astigmatismus eines Auges nach Grad, Achsenstellung und Brechkraft der einzelnen Meridiane zu bestimmen, so daß heutzutage kein modern gebildeter Augenarzt eine Refraktionsbestimmung vornehmen wird, ohne an allererster Stelle das JAVALsche Ophthalmometer zu konsultieren. Erst durch diesen Apparat, d. h. durch die zahllosen Astigmatismusbestimmungen, welche mittels dieses Apparates möglich wurden, sind unsere Kenntnisse des Astigmatismus des menschlichen Auges bis zur heutigen Vollkommenheit gelangt. Erst jetzt hat man erfahren, wie

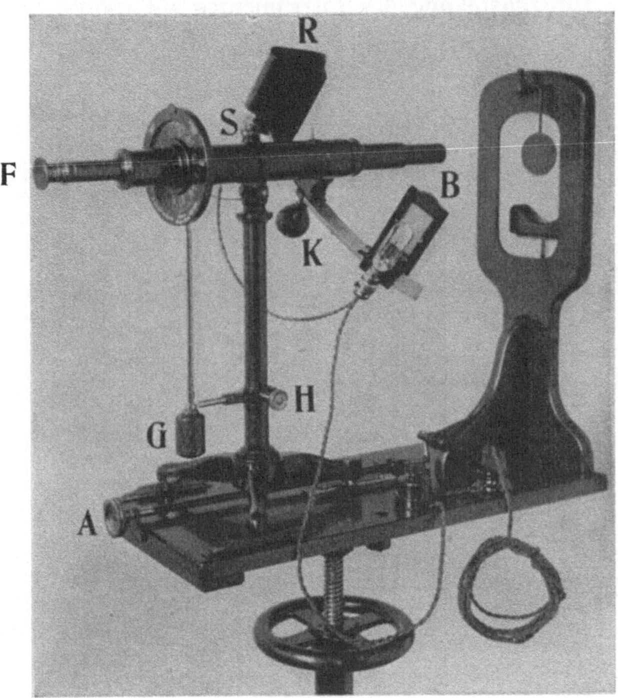

Abb. 66. JAVALsches Ophthalmometer nach STREIT.

S Säule mit Dreifuß. F Fernrohr. B und R Die leuchtenden Figuren auf dem Bogen. K Triebknopf zur symmetrischen Bewegung der transparenten, leuchtenden Figuren. G Griff zum Heben oder Senken des Fernrohres. A Schraube zum Heben oder Senken der Kinnstütze. H Schraube, um die hohle Säule auf der massiven mehr oder weniger fixieren und so die horizontale Beweglichkeit des Oberteiles des Instrumentes erhöhen oder vermindern zu können.

häufig eigentlich ein pathologischer Astigmatismus ist, und in welch weiten Grenzen die Brechkraft der Hornhaut auch bei normalen Augen schwanken kann. Erst jetzt wurde man auf die mannigfachen kleineren Abweichungen in der Achsenstellung, über die Veränderungen des Astigmatismus in bestimmten Lebensabschnitten, auf das Vorkommen des Astigmatismus in größerer Zahl und höherem Grad beim weiblichen Geschlechte und auf so manche andere wichtigen Punkte aufmerksam.

Bevor wir uns weiter mit dem Astigmatismus beschäftigen, soll das unentbehrliche JAVALsche Ophthalmometer und seine Anwendung genauer beschrieben werden.

---

[1]) Arch. f. Augenheilk. Bd. 49, H. 1, S. 87.

Das Ophthalmometer nach JAVAL-SCHIÖTZ, wie es von der Firma A. STREIT, Nachf. v. PFISTER & STREIT in Bern [1]) ausgeführt wird (Abb. 66), besteht im wesentlichen aus:

dem Fernrohr (F),
dem Bogen mit den leuchtenden Figuren (Miren) (R und B),
der Säule mit Dreifuß (S),
dem Brett mit der Kinnstütze,
der Vorkehr zur Einstellung des Instrumentes auf größte Schärfe mittels Trieb (D).

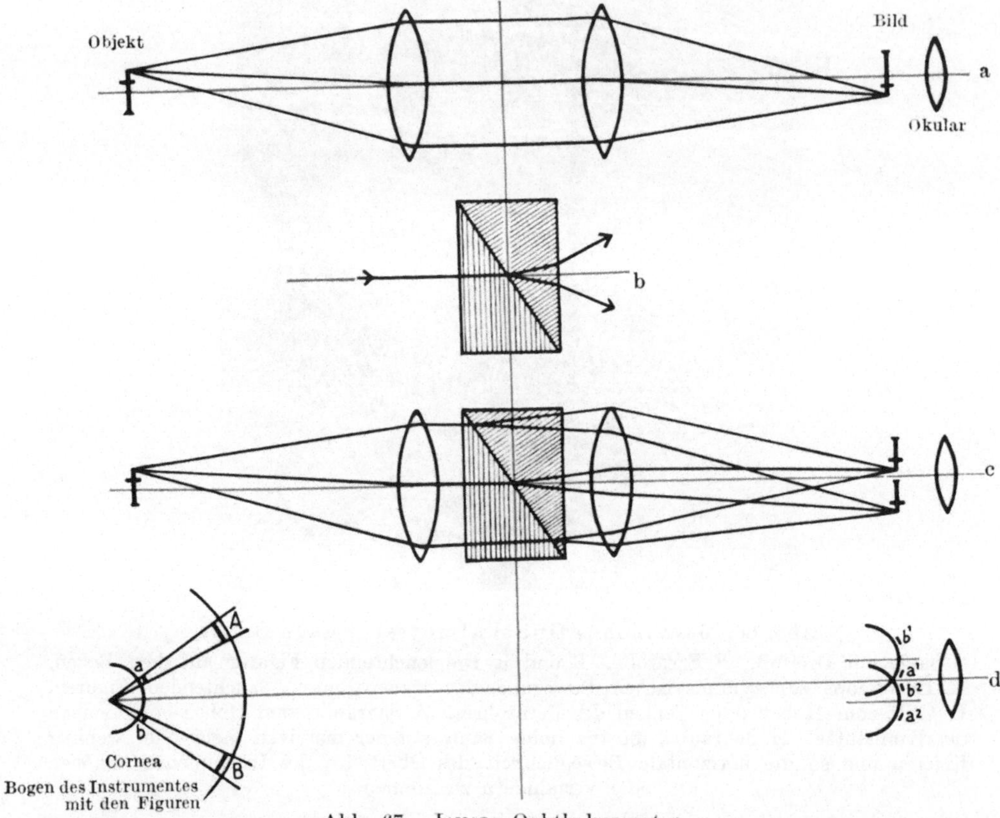

Abb. 67. JAVALS Ophthalmometer.

Das *Fernrohr* enthält zwei Objektive von annähernd gleicher Brennweite, zwischen denen sich ein doppeltbrechendes Prisma befindet und ein Okular nebst einem Spinnwebfaden in der Bildebene des zweiten Objektives (Abb. 67).

Der *Bogen* gibt den die transparenten Figuren tragenden Laternen Führung. Derselbe trägt auf der oberen Seite zwei Teilungen, eine gleichmäßige und eine ungleichmäßige. Die gleichmäßige gestattet, die Brechkraft der Cornea des untersuchten Auges in Dioptrien abzulesen, während die ungleichmäßige den entsprechenden Krümmungsradius der Cornea angibt.

Das *Figuren-Paar* (R und B) wird aus einem Rechteck und einem Doppeltreppenbild gebildet, deren Höhe durch einen Steg in zwei gleiche Hälften geteilt ist.

Auf der unteren Seite des Bogens befindet sich der *Triebknopf* (K) zur symmetrischen Bewegung der transparenten Figuren, welche von hinten mit je einer elektrischen Lampe beleuchtet werden.

Zwischen Figur und Lichtquelle befindet sich rechts ein grünes, links ein rotes Glas eingeschaltet, so daß die Bilder annähernd komplementär gefärbt erscheinen. Dadurch wird erreicht, daß eine Dispersion der aus dem Prisma tretenden Strahlen nicht mehr stattfindet und die sonst störend wirkenden farbigen Ränder der Figuren-Bilder ausgeschaltet werden.

Die Säule ist doppelt (die innere ist massiv, die äußere hohl und über die innere hinübergestülpt und um dieselbe drehbar) und gestattet, das Oberteil

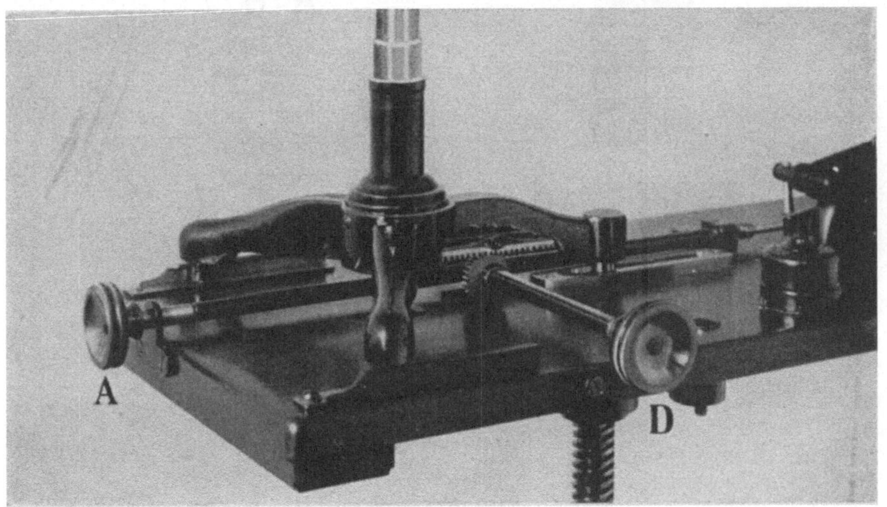

Abb. 68. Fußteil des JAVALschen Ophthalmometers.
A Schraube zum Heben oder Senken der Kinnstütze. D Schraube zum Vor- oder Rückwärtsbewegen des ganzen Apparates zwecks genauer Einstellung.

des Instrumentes (Fernrohr mit Bogen) in horizontaler Richtung zu bewegen, zur bequemen Einstellung des Instrumentes auf das linke und rechte Auge des Untersuchten.

Während ältere Instrumente vom Arzte mit beiden Händen auf dem Brette auf größte Schärfe des Bildes eingestellt werden mußten, kann dies nun durch Drehen eines Knopfes (Abb. 68 D) mit nur *einer* Hand besorgt werden.

Die Kinnstütze ist bei den vollkommeneren Instrumenten derart konstruiert, daß sie vom Platze des Arztes aus mit Schraube A (Abb. 68) bedient, d. h. höher oder niedriger gestellt werden kann.

Hält man, vor einer großen Glaskugel stehend, wie solche in Gärten zu dekorativen Zwecken anzutreffen sind, die Handflächen etwa einen Meter voneinander entfernt, der Glaskugel zugekehrt, so gewahrt man die Spiegelbilder der beiden Handflächen in einer gewissen Größe und entsprechenden Entfernung voneinander.

Ersetzt man diese Glaskugel durch eine andere, nur halb so große, so sehen wir alles, namentlich die Entfernung der beiden Spiegelbilder der Handflächen, in wesentlich kleineren Abmessungen.

Die Differenz der linearen Entfernung der Spiegelbilder (der Handflächen) gibt uns also einen Anhaltspunkt zur Bestimmung der Krümmung bzw. der Brechkraft der Kugelflächen. Auf dem nämlichen Prinzipe beruht das JAVALsche Ophthalmometer. Die Oberfläche der Glaskugel ist die zu untersuchende menschliche Cornea und den beiden Handflächen entsprechen die beiden auf dem Instrumentenbogen befindlichen Figuren, die von hinten (die eine grün, die andere rot) beleuchtet werden.

Diese beiden Figuren spiegeln sich auf der Hornhaut wieder in ähnlicher

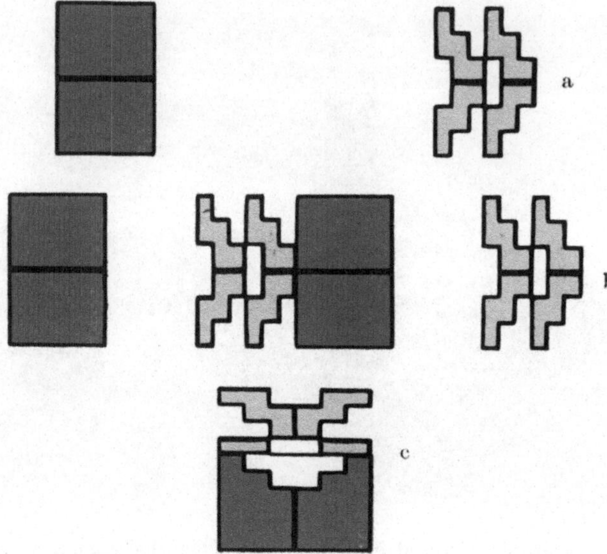

Abb. 69. Figuren des JAVALschen Ophthalmometers.

Art, wie man es auf Abb. 69a erkennen kann, und mit der Optik des Fernrohres sind wir imstande, diese Bilder scharf und vergrößert zu sehen.

Würde sich nun das menschliche Auge während der Dauer einer Untersuchung zur vollständigen Ruhe zwingen lassen, so wäre es möglich, die einer gewissen Entfernung der Figuren entsprechende Bilddistanz durch eine geeignete Einrichtung im Fernrohr zu messen und daraus die Brechkraft der Cornea in dem betreffenden Meridiane zu berechnen.

Da aber diese Ruhe des Auges nicht vorliegt, kam JAVAL auf die geniale Idee, ein doppeltbrechendes WOLLASTONsches Prisma (Abb. 67b u. c) in den Strahlengang des Fernrohres einzuschalten, so daß bei entsprechender Einstellung der Figuren das mittlere Bild-Paar, d. h. ein Bild des ordentlichen und das andere vom außerordentlichen Strahlenbündel (Abb. 69c) zur Berührung gebracht werden kann, woraus sich die Brechkraft einer Hornhaut in Dioptrien berechnen läßt. Die Resultate dieser Berechnungen sind auf der oberen Seite des Bogens direkt abzulesen.

Beim Gebrauch des Instrumentes ist in erster Linie darauf zu achten, daß der vor dem Okular eingesetzte Spinnwebfaden vom Arzte ohne Akkommodation des Auges mit größter Schärfe gesehen wird.

Wird dies nicht beachtet, so werden verschiedene Beobachter, deren Augen nicht übereinstimmen, an einem Patienten wohl den nämlichen Grad von Astigmatismus feststellen, nicht aber die nämlichen Werte an den Teilungen auf dem Bogen ablesen. Eine Teilung auf dem *Okularrohr* gestattet dem Beobachter, sich die seinem Auge entsprechende Lage des Okulares zu merken, was namentlich da von Wert ist, wo mehrere Ärzte mit dem nämlichen Instrumente arbeiten, wie dies in Kliniken der Fall ist.

Wird nun das Fernrohr auf das Auge des Patienten eingestellt, so werden sich die beleuchteten Figuren auf der Cornea abbilden und von da in das Fernrohr reflektiert und durch die beiden Objektive in die Ebene des Spinnwebfadens transportiert, wo sie durch das Okular (als Lupe) vergrößert gesehen werden (Abb. 67 a).

Hierbei bewirkt nun, wie bereits erwähnt, das doppeltbrechende Prisma (Abb. 67 b), daß im Gesichtsfeld des Fernrohres *nicht nur zwei* Figurenbilder sichtbar sind, wie auf der Cornea, sondern deren *vier*, wobei indessen nur die beiden mittleren Berücksichtigung finden (Abb. 67 d u. 69 b).

Nun werden die zwei leuchtenden Figuren mittels ihres Triebknopfes (K) symmetrisch in der Horizontalen einander genähert oder voneinander entfernt, bis sich die zwei mittleren, ausschließlich zu berücksichtigenden Bilder in der Bildebene des Fernrohres berühren. Sobald diese Einstellung erreicht ist, kann man auf dem Bogen des Instrumentes die Brechkraft wie den Krümmungsradius der Hornhaut in dem betreffenden (horizontalen) Meridiane ablesen.

Hierauf wird der Bogen um 90° gedreht. Ist ein Astigmatismus rectus vorhanden, so werden die beiden mittleren Bilder übereinander geschoben erscheinen, wobei jeder Treppenstufe der Überlagerung eine Dioptrie Mehrbrechkraft entspricht. Dadurch, daß die zwei Figuren komplementäre Färbung tragen, ergänzen sich die übereinander gerückten Figurenteile zu weiß und können so um so leichter und schärfer angegrenzt werden (Abb. 69 c). Handelt es sich aber um einen Astigmatismus perversus, dann werden die Bilder, sobald der Bogen von der horizontalen in die Vertikalstellung übergeführt wird, auseinanderweichen. In diesem Falle muß zuerst in Vertikallage des Bogens die Einstellung der Bilder (bis zu ihrer Berührung) erfolgen. Erst das Überführen des Bogens in die Horizontale zeigt dann das Übereinanderschieben der Bilder, welches uns (je nach der Zahl der weißen Stufen) angibt, um wie viele Dioptrien der horizontale Meridian stärker bricht als der vertikale. Bisweilen stehen die Hauptachsen der Hornhaut auch schief, was im Fernrohr sofort aus der Unterbrechung der durch die beiden Stege gebildeten Geraden ersichtlich ist. Man hat dann den Bogen so lange zu drehen, bis die zwei Stege der zwei Bilder wieder eine *Gerade* bilden. Die Lage des Meridianes der schwächsten Krümmung kann an einer transparenten Glas-Skala abgelesen werden.

Dem Instrumente wird auf Verlangen zur Kontrolle und Einübung eine künstliche Cornea beigegeben. Dieselbe besteht aus einer polierten, am vertikalen Brett montierten Metallkugel von ca. 7,5 mm Radius.

Sodann sei noch erwähnt, daß das Ophthalmometer mit transparenten Figuren im Notfall auch bei gutem Tageslicht verwendbar ist, wobei der Patient am zweckmäßigsten mit dem Rücken gegen ein Fenster plaziert wird, so daß die Figuren von vorne möglichst gut beleuchtet erscheinen (Abb. 70).

Arten des Astigmatismus: Je nach der Stellung des stärkst und schwächst brechenden Meridianes, je nach der Refraktion oder Brechkraft des Auges innerhalb der einzelnen Meridiane unterscheidet man eine große Zahl von Astigmatismusformen.

Ganz allgemein kann man sagen, daß der am stärksten brechende Meridian senkrecht steht auf dem Meridiane mit der schwächsten Brechkraft.

In der Mehrzahl der Fälle von Astigmatismus steht ferner der stärkst brechende Meridian senkrecht oder annähernd senkrecht: „*Astigmatismus*

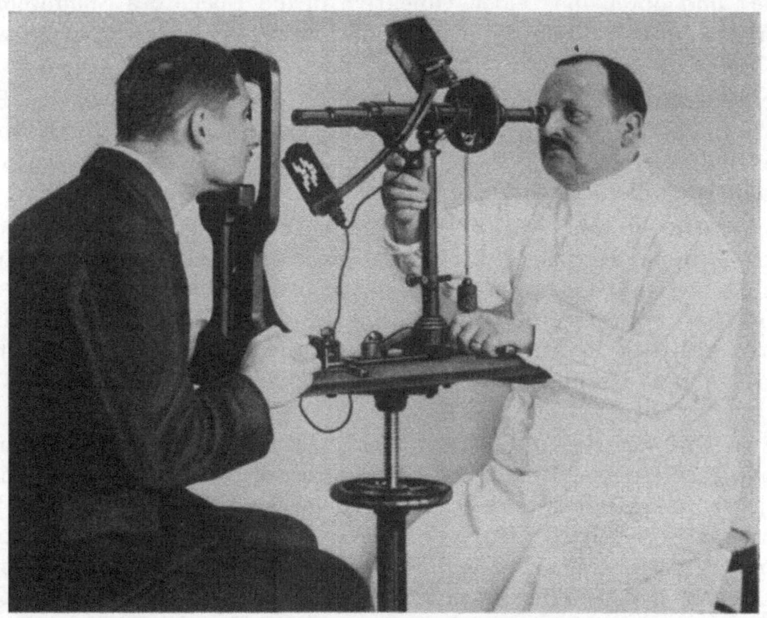

Abb. 70. Anwendung des JAVAL schen Ophthalmometers.

rectus“ oder „*Astigmatismus nach der Regel*“. In selteneren Fällen ist der stärkst brechende Meridian der horizontale: „*Astigmatismus perversus* oder *inversus*“ oder „*gegen die Regel*“. Liegt der stärkst brechende Meridian zwischen 30—60° oder zwischen 120—150°, so spricht man von einem „*Astigmatismus obliquus*“.

Was nun die übrigen Formen des Astigmatismus anbelangt, so unterscheidet man einen:

1. **Astigmatismus simplex,** wenn der eine Hauptmeridian emmetrope, der andere eine von Emmetropie abweichende Refraktion besitzt. Es gibt demnach einen *Astigmatismus simplex myopicus* und *hypermetropicus*. Beide können *rectus* oder *perversus* oder *obliquus* sein, je nachdem der stärkst brechende Meridian senkrecht, wagrecht oder schief steht.

2. **Astigmatismus compositus,** wenn beide Hauptmeridiane die *gleiche* von der Emmetropie abweichende Refraktion aufweisen, aber in verschieden hohem

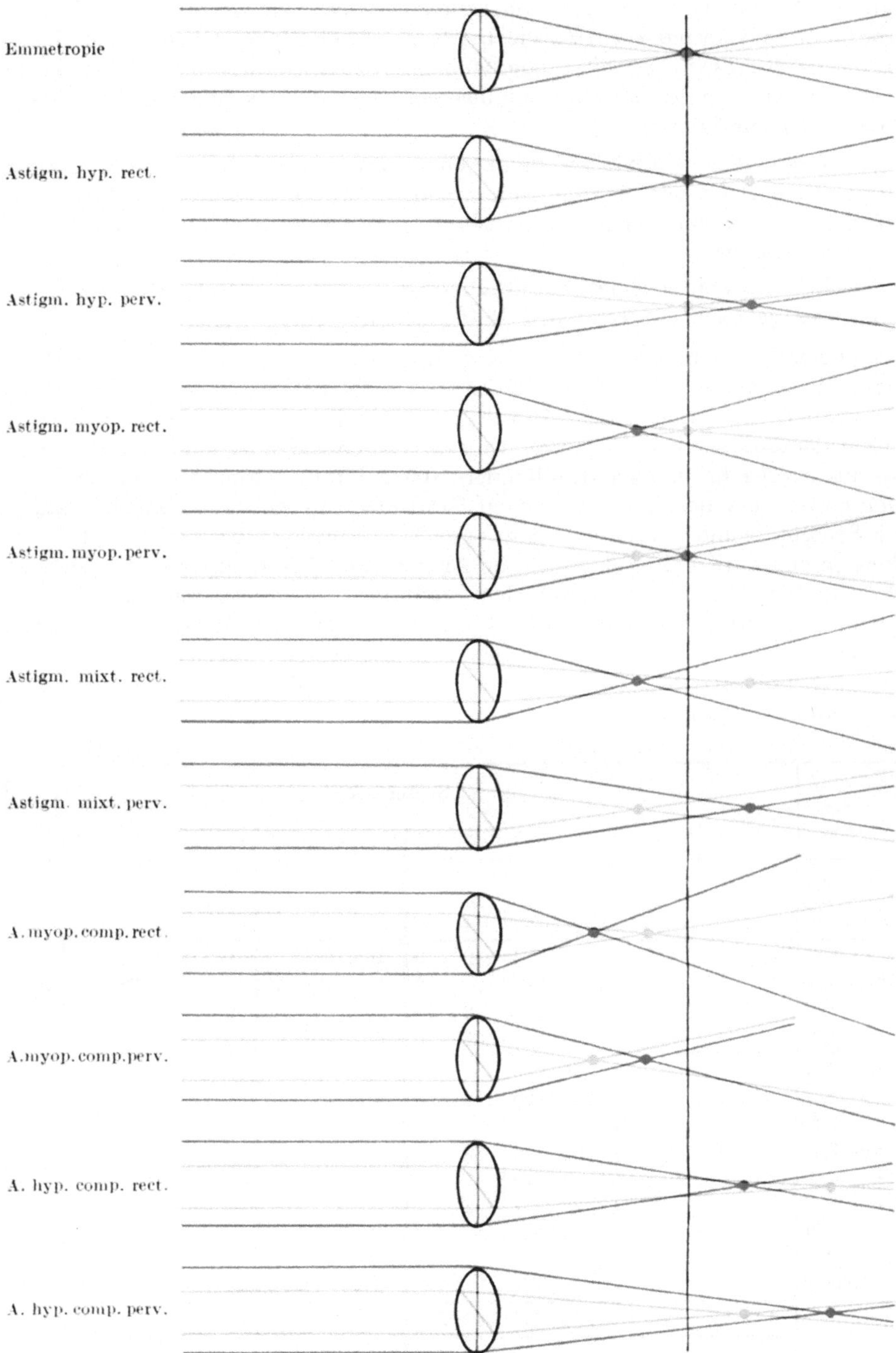

Abb. 71. Die verschiedenen Formen des Astigmatismus.

Grade. Wenn also beide Hauptmeridiane myope oder hypermetrope Brechkraft nur in verschiedenem Grade besitzen, so spricht man von einem *Astigmatismus compositus myopicus* oder *hypermetropicus*. Auch hier können beide wieder rectus, perversus oder obliquus sein, je nach der Stellung des stärkst brechenden Meridianes.

3. **Astigmatismus mixtus,** wenn der eine Hauptmeridian myop ist, der andere hypermetrop. Ist der Meridian mit myoper Refraktion der senkrechte, dann handelt es sich um einen *Astigmatismus mixtus rectus*, ist es der wagrechte, dann handelt es sich um einen *Astigmatismus mixtus perversus*.

Abb. 71 gibt ein schematisches Bild von den mannigfachen Formen des Astigmatismus, je nach der Lage und Refraktion der Hauptmeridiane.

Subjektive Symptome: Das Hauptsymptom des Astigmatismus ist zweifelsohne die *verminderte Sehschärfe*. Es ist dies leicht zu verstehen, wenn man bedenkt, daß eine astigmatische Hornhaut notwendigerweise verzerrte Netzhautbilder der Außenwelt liefern muß. In welch einschneidender Weise der Astigmatismus gerade bei unsern Schulkindern die Sehkraft vermindert, ersieht man am besten aus den Untersuchungen STEIGERS. In Tabelle II stellt STEIGER die Sehschärfe und den Astigmatismus von 2646 Augen von Knaben der 1. Primarklassen von Zürich (10 Jahrgänge) im Alter von 6—7 Jahren zusammen, welche bei der Voruntersuchung durch den Stadtarzt als *anormal* befunden worden waren, bei welchen aber STEIGER selbst bei der nachfolgenden genaueren Spezialprüfung entweder normale Sehkraft festgestellt hatte, oder bei welchen er das Sehschärfedefizit ganz oder doch zum größten Teil auf den Astigmatismus zurückführen mußte.

Hornhaut-astigmatismus	Sehschärfe															
	0,15	0,2	0,25	0,3	0,4	0,5	0,62	0,75	0,87	1,0	1,25	1,38	1,5	1,75	2,0	
pervers —0,75	—	—	—	—	1	—	5	3	1	—	2	—	—	—	—	12
0,5—0,25	—	—	—	—	—	2	4	4	7	3	4	—	—	—	—	24
0—0,25	—	—	—	—	—	2	9	9	16	34	27	**12**	**16**	**9**	**2**	136
0,5—0,75	—	—	—	—	—	—	—	2	15	65	65	**55**	**65**	**38**	**12**	317
1,0—1,25	—	—	—	—	—	—	2	15	30	88	81	**44**	**33**	**14**	**3**	310
1,5—1,75	—	—	—	—	4	16	86	96	164	221	102	**29**	**13**	**1**	**1**	733
2,0—2,25	—	—	—	1	15	22	62	53	58	34	9	**1**	—	—	—	255
2,5—2,75	—	—	1	21	43	65	112	48	31	10	1	—	—	—	—	332
3,0—3,25	—	—	4	21	62	62	61	9	3	—	—	—	—	—	—	222
3,5—3,75	—	6	4	31	60	44	35	4	3	—	—	—	—	—	—	187
4,0—4,25	—	—	—	15	18	13	9	—	—	—	—	—	—	—	—	55
4,5—4,75	—	1	5	11	20	7	2	—	—	—	—	—	—	—	—	46
5,0—5,25	—	2	—	3	1	—	—	—	—	—	—	—	—	—	—	6
5,5—5,75	1	3	1	2	1	—	—	—	—	—	—	—	—	—	—	8
6,0	—	2	—	1	—	—	—	—	—	—	—	—	—	—	—	3
	1	14	15	106	225	233	387	243	328	455	291	**141**	**127**	**62**	**18**	2644
	1224								1074			**348**				

Tabelle II. Sehschärfe und Astigmatismus.

Durch zwei dickere horizontale Striche wird der Hornhautastigmatismus in 3 Hauptgruppen zusammengefaßt. Über dem oberen Strich finden wir den *perversen* Hornhautastigmatismus, zwischen den Strichen den *normalen* und die diesem angrenzenden schwankenden Grade 0 einerseits und 1,5—1,75 andererseits, die bald Beschwerden machen, bald symptomlos verlaufen. Unter dem unteren Strich figuriert der sicher *pathologische* Astigmatismus rectus.

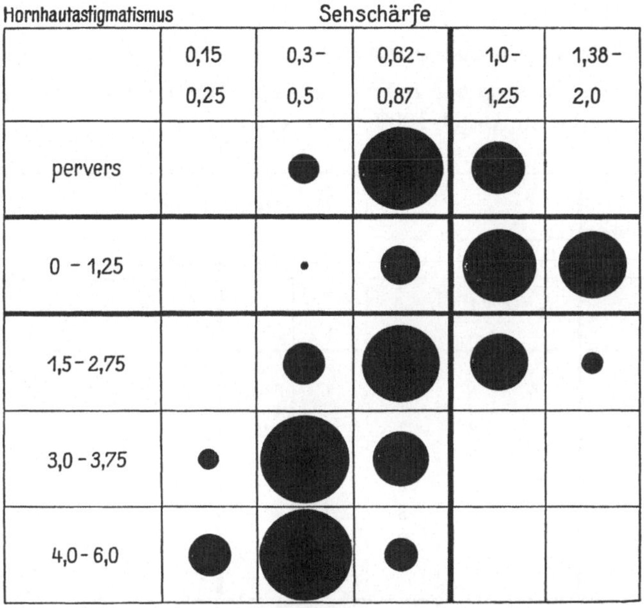

Hornhautastigmatismus	Sehschärfe				
	0,15 0,25	0,3- 0,5	0,62- 0,87	1,0- 1,25	1,38- 2,0
pervers		●	●	●	
0 - 1,25		•	●	●	●
1,5 - 2,75		●	●	●	●
3,0 - 3,75	●	●	●		
4,0 - 6,0	●	●	●		

Abb. 72. Sehschärfe und Astigmatismus.
Nach STEIGERS Untersuchungen an den Stadtschulen von Zürich.

Ein flüchtiger Blick auf diese Tabelle zeigt sofort, daß ganz gute Sehschärfe nur bei Augen mit geringem bis mäßigem Hornhautastigmatismus vorkommt, daß aber auch die mittlere Sehschärfe überwiegend häufig gutgekrümmte Hornhäute zur Voraussetzung hat und daß mit dem Auftreten von perversem Hornhautastigmatismus oder Astigmatismus nach der Regel von 2 und mehr Dioptrien die schlechten Sehschärfen viel häufiger und schließlich zur absoluten Regel werden [1]).

Abbildung 72 soll eine *augenfällige* Darstellung der Beeinflussung der Sehschärfe durch den Astigmatismus vermitteln. Je häufiger sich ein bestimmter Grad von Hornhautastigmatismus mit einer bestimmten Sehschärfe verbindet, um so größer wird die entsprechende runde Fläche. Die Radien der schwarzen Kreise entsprechen den Quadratwurzeln aus den zugehörigen Häufigkeitsziffern; zugleich ist die Verteilung der die einzelnen Astigmatismusgruppen bildenden, an sich sehr ungleich zahlreichen Fälle, prozentual dargestellt, so daß die Quersummen alle gleich sind.

---

[1]) STEIGER, AD.: Schule und Astigmatismus. I. intern. Kongr. f. Schulhyg. in Nürnberg, April 1904.

Diese Darstellung zeigt noch einmal deutlich, daß

1. die perversen Astigmatismen, obwohl es sich ja meistens um ganz geringe Grade handelt, zum größten Teil mangelhafte und gar nie ausgezeichnete Sehschärfe haben,

2. beim normalen Astigmatismus schlechte Sehschärfe selten, gute überwiegend, aber auch ausgezeichnete fast ebenso häufig ist,

3. beim mäßigen Astigmatismus schon eine bedeutende Verschlechterung eintritt und

4. beim hochgradigen Astigmatismus gute Sehschärfe ganz fehlt.

Ähnliche Resultate ergaben meine eigenen Untersuchungen der in die Schule eintretenden Kinder in Basel 1900 (Tab. III u. IV).

	Astigmatismus	Sehschärfe									
		0,1	0,2	0,3	0,4	0,5	0,6	0,7	0,8	0,9	Total
pervers	— −0,75	—	1	—	—	1	—	1	—	—	3
pervers	0,5 −0,25	1	—	2	1	1	5	—	3	—	13
	0,0	—	1	—	—	—	2	6	5	—	14
	1,5 −1,75	1	—	—	1	9	13	20	19	3	66
	2,0 −2,5	2	2	3	4	24	15	11	4	2	67
	2,75—3,0	2	2	3	5	13	4	—	—	—	29
	3,25—4,0	2	2	9	2	8	—	—	—	—	23
	4,25—5,0	—	3	3	2	4	—	—	—	—	12
	>5,0	—	—	2	—	—	—	—	—	—	2
										Total	229

Tabelle III. Astigmatismus und Sehschwäche. (Nach SIEGRIST).

	Astigmatismus	Sehschärfe									
		0,1	0,2	0,3	0,4	0,5	0,6	0,7	0,8	0,9	Total
pervers	— −0,75	—	—	—	—	—	—	1	—	—	1
pervers	0,5 −0,25	—	—	—	—	—	2	—	3	—	5
	0,0	—	—	—	—	—	1	2	3	—	6
	1,5 −1,75	—	—	—	—	6	8	15	11	2	42
	2,0 −2,5	—	1	—	2	14	13	6	4	1	41
	2,75—3,0	—	2	3	4	9	1	—	—	—	19
	3,25—4,0	—	1	6	3	5	—	—	—	—	15
	4,25—5,0	—	2	1	—	1	—	—	—	—	4
										Total	133

Tabelle IV. Astigmatismus hypermetropicus simplex und Sehschwäche. (Nach SIEGRIST).

Ein gleichfalls außerordentlich wichtiges und häufiges Symptom des Astigmatismus ist die sog. *akkommodative Asthenopie*. Der Astigmatiker, der schlechte Sehschärfe besitzt, wird nur zu leicht versucht sein, die Bücher, die Hefte bei der Nahearbeit näher an die Augen zu nehmen, um größere Netzhautbilder zu erhalten und dadurch besser zu sehen. Hiermit ist aber eine größere Inanspruchnahme der Akkommodation gegeben. Sehr häufig wird der Astigmatiker, um bessere Netzhautbilder zu erzielen, ganz instinktiv bemüht sein, ähnlich wie der Hypermetrope, durch Akkommodationsanstrengungen seinen Fehler zu korrigieren. Es wird ihm dies aber ganz speziell bei schwereren Formen nicht gelingen, denn wenn durch eine Akkommodationsanstrengung z. B. bei einem Fall von Astigmatismus simplex oder Compositus hypermetropicus der eine Hauptmeridian korrigiert wird, so wird doch der zweite Meridian im ersten Falle überkorrigiert, im zweiten Falle zu wenig korrigiert. Jedenfalls führen diese mannigfachen Akkommodationsbestrebungen zu Ermüdungserscheinungen, welche wir bereits bei der Hypermetrophie unter dem Namen „akkommodative Asthenopie“ beschrieben haben. Gerade für den Astigmatismus sind sie sehr häufig und charakterisiert durch chronische Kopfschmerzen, Migräne und nervöse Symptome aller Art.

Es ist noch immer eine Streitfrage, ob es unserem Akkommodationsapparate möglich sei, die Linse bei Astigmatismus *ungleichmäßig*, d. h. nur in einzelnen Meridianen stärker zu wölben. Während ein exakter experimenteller Beweis für diese Möglichkeit bisher nicht erbracht werden konnte, sprechen doch eine Anzahl von Beobachtungen aus der ärztlichen Praxis für dieselbe. Eine solche partielle Ciliarmuskelkontraktion zur Korrektur des hypermetropen Astigmatismus kann allerdings nicht *sofort*, auf Befehl, durch das gewöhnliche Experiment hervorgebracht und bewiesen werden, sondern hierzu wäre die Beobachtung von jugendlichen Augen unter dem Einfluß von monatelang getragenen, nicht passenden Zylindergläsern nötig. Zu solchen Versuchen hat sich aber bisher noch niemand hergegeben.

Bestimmung des Astigmatismus: Es gibt eine *objektive* und eine *subjektive* Methode der Astigmatismusbestimmung. Eine ungenaue, nur annähernde objektive Bestimmung des Astigmatismus gestattet uns das Keratoskop von PLACIDO, welches bei einer exakten modernen Refraktionsbestimmung keine Rolle mehr spielt.

Wissenschaftlich exakt wird *objektiv* der Astigmatismus bestimmt mittels des JAVALschen Ophthalmometers und der Skiaskopie. Während uns das JAVALsche Ophthalmometer das Vorhandensein, ebenso wie den Grad des Astigmatismus, die Lage der Hauptachsen und die Brechkraft der Hornhaut in den einzelnen Meridianen angibt, sagt uns die Skiaskopie, was für eine Refraktion (nicht bloß was für eine Refraktionsdifferenz wie der JAVALsche Ophthalmometer) in den einzelnen Meridianen besteht.

Mit diesen Kenntnissen ausgerüstet kann man erst mit Aussicht auf Erfolg an die *subjektive* Astigmatismusbestimmung gehen. Die *objektive* Astigmatismusbestimmung hat also in *jedem* Falle der *subjektiven* vorauszugehen.

Bei der *subjektiven* Untersuchungsmethode werden die Sehproben benützt, indem an erster Stelle die unkorrigierte Sehschärfe des zu prüfenden Auges bestimmt wird, dann versucht man mit sphärischen Gläsern den allenfalls vorhandenen und durch die Skiaskopie zuvor festgestellten, sphärischen Refraktionsfehler und schließlich durch geeignete Zylindergläser mit den vom JAVALschen Apparate angegebenen Achsenstellungen den Astigmatismus zu korrigieren. Ob man Plus- oder Minus-Zylindergläser zur Korrektur benützen soll, sagt uns von vorneherein die Skiaskopie. In der Regel ist das stärkste Zylinderglas, welches die beste Sehschärfe gibt, das zur Korrektur des Astigmatismus geeignetste.

Der *objektiv* mittels des Javalschen Ophthalmometers gefundene Astigmatismus wird bei der subjektiven Bestimmung wegleitend sein. Man wird aber bei der subjektiven Methode stets 0,5—1,25 D. weniger Astigmatismus finden als mit der objektiven Methode. Das kommt daher, weil die subjektive Methode auch den *perversen* Linsenastigmatismus zu berücksichtigen hat, der vom Astigmatismus rectus der Hornhaut, wie ihn der Javalsche Ophthalmometer angibt, abgezogen und zum perversen Astigmatismus der Hornhaut (nach Javal) hinzugezählt werden muß.

Bisweilen wird man bei den ersten subjektiven Astigmatismusbestimmungen und Korrekturen, die man bei einem Patienten vornimmt, wesentlich niederere Grade von Astigmatismus finden, als es den objektiv angegebenen Verhältnissen entspricht. Erst allmählich durch das längere Tragen von Zylindergläsern gewöhnt sich das Auge daran, sich seinen *ganzen* Astigmatismus *subjektiv* korrigieren zu lassen. Dies gilt hauptsächlich von den höheren Formen des Astigmatismus rectus.

Ätiologie und Variabilität: Über die Ätiologie des gewöhnlichen regulären Astigmatismus ist uns sehr wenig bekannt. Er scheint in seinen höheren Formen, ebenso wie die hohe Myopie und die hohe Hypermetropie bei den Naturvölkern seltener vorzukommen als bei den Kulturnationen, und zwar wohl deswegen, weil er bei den Naturmenschen einen Eliminationswert besitzt. Wilde, die hohen Astigmatismus und daher wesentlich herabgesetzte Sehkraft besitzen, erliegen viel leichter und in größerer Zahl den ihnen von allen Seiten drohenden Gefahren.

Daß die Heredität eine große Rolle spielt, wurde bereits erwähnt.

Wie die durchschnittliche Hornhautrefraktion bei Mädchen etwas größer ist als bei Knaben (43,64 D. zu 42,88 D.), so findet man auch beim weiblichen Geschlechte im Gegensatz zum männlichen den Astigmatismus etwas häufiger und durchschnittlich auch in etwas höheren Graden.

Interessant ist auch die Beziehung zwischen Pupillendistanz und Hornhautwölbung. Je geringer die Pupillendistanz, je schmäler also die Gesichter, desto stärker ist im Durchschnitt die Wölbung der Hornhaut. Dies gilt sowohl bei den Frauen, welche in der Regel etwas kleinere Pupillendistanz besitzen als die Männer, im Gegensatz zu den Männern, wie bei den Männern und Frauen unter sich. Es zeigt dies eine Abhängigkeit der Hornhautbrechkraft, resp. der Hornhautwölbung von der Schädelbildung.

Der Astigmatismus bleibt nicht, wie man früher annahm, das ganze Leben hindurch unverändert, sondern bei der Hälfte der Jugend-Astigmatismen (50%) vermindert sich allmählich die Refraktion des senkrechten Hornhautmeridianes. Bei 45% der Fälle bleibt der Astigmatismus allerdings unverändert und bei 5% vermehrt sich sogar die Wölbung und Brechkraft des senkrechten Meridianes.

Eine *Abnahme des Astigmatismus*, d. h. eine Verminderung der Refraktion des senkrechten Meridianes findet man am häufigsten bei den höhergradigen Astigmatismen (am häufigsten bei 2,5—3,0 Dioptrien).

Eine *Zunahme des Astigmatismus*, d. h. eine Vermehrung der Brechkraft des senkrechten Meridianes, findet man am häufigsten bei den schwachgradigen Astigmatismen (am häufigsten bei 0,0 oder bei 0,25—0,5 Dioptrien).

Aus diesen Verhältnissen ergibt sich, daß in der Regel da, wo eine Zunahme des Astigmatismus von Vorteil ist, auch eine Zunahme am häufigsten vorkommt und daß da, wo eine Abnahme des Astigmatismus am vorteilhaftesten ist, eine Abnahme des Astigmatismus am häufigsten sich einstellt. *Es zeigt sich also im großen ganzen bei der Mehrzahl der Fälle von Astigmatismus das Streben nach Verbesserung.*

Mit dieser Verbesserung des Astigmatismus im Laufe der Entwicklung geht Hand in Hand eine bedeutende Verbesserung der anfänglich insuffizienten Sehkraft. Sehr deutlich sind diese Verhältnisse aus den beiden nachfolgenden Tabellen von STEIGER [1]) ersichtlich (Abb. 73 u. 74).

Die Eltern sind meist weniger hochgradig astigmatisch als ihre Kinder, das kommt daher, daß bei ersteren der Astigmatismus im Laufe der Zeit bereits abgenommen hat.

Eigenartig ist auch die feststehende Tatsache, daß in einem gewissen vorgeschritteneren Alter der senkrechte Hornhautmeridian bei vielen Menschen die Neigung zur Abflachung aufweist, wodurch geringere Grade von pathologischem Astigmatismus rectus zu physiologischem Astigmatismus rectus sich verändern und Fälle von physiologischem Astigmatismus rectus zu perversem Hornhautastigmatismus übergeführt werden können. Dieser Übergang des Astigmatismus rectus zum Astigmatismus perversus zeigt sich häufiger beim männlichen als beim weiblichen Geschlechte.

Daß durch Hornhautnarben, speziell infolge des Starschnittes, Abflachungen der Hornhaut in dem betreffenden Meridiane erfolgen, nach Staroperationen meist also ein perverser Hornhautastigmatismus durch Abflachung des vertikalen Meridianes auftritt, wurde bereits erwähnt.

Unregelmäßiger Astigmatismus der Hornhaut entsteht durch unregelmäßige Hornhautnarben nach Hornhautgeschwüren oder Hornhautinfiltraten, besonders aber durch unregelmäßige Vorbuchtung der Hornhaut wie beim Keratoconus.

Therapie des Astigmatismus: Macht ein Astigmatismus gar keine Symptome, ist die Sehkraft nicht vermindert und klagt der betreffende Patient nicht über asthenopische Beschwerden, so liegt kein Grund vor, therapeutisch einzugreifen. Die Verhältnisse liegen hier ganz ähnlich wie bei der Hypermetropie. Sobald aber ein Astigmatismus zu Sehverminderung führt oder zu nervösen asthenopischen Beschwerden, dann soll er korrigiert werden. Der Astigmatismus kann nur durch Gläser korrigiert werden, welche ausschließlich auf *einzelne bestimmte*, beim Astigmatismus auf die pathologisch zu stark oder zu schwach gekrümmten, also zu stark oder zu schwach brechenden Hornhautmeridiane, optisch wirken, die übrigen, normal brechenden Hornhautmeridiane aber unbeeinflußt lassen. Solche Gläser sind ausschließlich die *Zylindergläser* oder, wenn sie faßförmig gekrümmt sind, die *torischen Gläser* oder die ZEISSschen *zylindrischen Punktalgläser*.

Das Zylinderglas wirkt in der Richtung senkrecht auf seine Achse, während alle Strahlen, welche auf die Achse des Zylinders selbst auffallen, ungebrochen

[1]) STEIGER, A.: Aus dem Material der Augenuntersuchungen an der Stadtschule in Zürich. Sonderabdruck aus „Statistik der Stadt Zürich Nr. 16". Ergebnisse der schulärztlichen Tätigkeit in der Stadt Zürich.

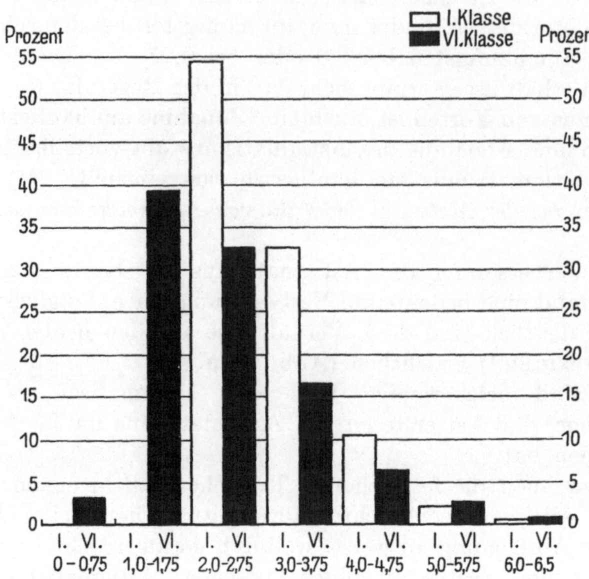

Abb. 73. Veränderungen des Astigmatismus in 3397 Augen, die in der I. Klasse einen Astigmatismus von 2,0 Dioptrien oder mehr hatten und in der VI. Klasse wieder gemessen werden konnten. Prozentuale Verteilung auf die verschiedenen Grade.

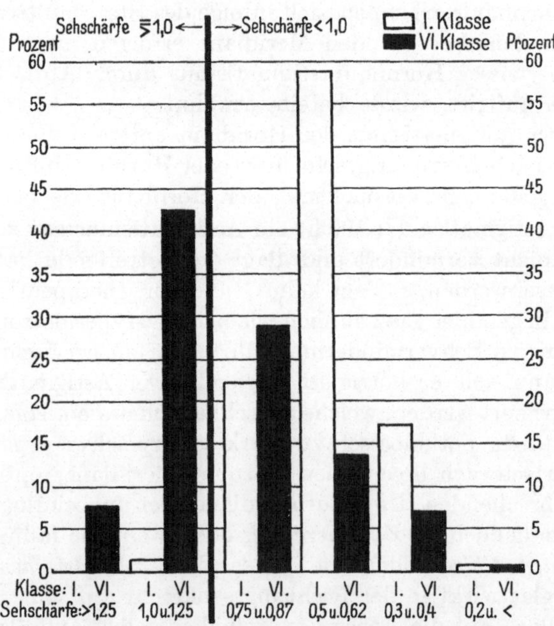

Abb. 74. Zunahme der Sehschärfe von der I. bis zur VI. Klasse durch Abnahme des Astigmatismus, beobachtet an 397 Augen mit Astigmatismus von 2,75 D. in der I. Klasse.

das Glas passieren. Je nachdem man also die Achse eines Zylinderglases einstellt oder verschiebt, gelingt es uns leicht, die verschiedenst gerichteten pathologischen Hornhautmeridiane optisch zu beeinflussen oder zu korrigieren. Den Astigmatismus hypermetropicus korrigieren wir durch einen Konvexzylinder, den Astigmatismus myopicus durch einen Konkavzylinder und den Astigmatismus mixtus durch eine Kombination von sphärischen Gläsern mit entsprechenden Zylindern.

Die Zylindergläser sollen *dauernd* getragen werden, da der Astigmatismus meistens sowohl beim Ferne- wie beim Nahesehen Symptome, d. h. Beschwerden verursacht.

Wo also ein Astigmatiker eine verminderte Sehschärfe aufweist oder über asthenopische Beschwerden irgendwelcher Art klagt, werden ihm die bei der *subjektiven* Untersuchungsmethode gefundenen Zylindergläser zum *dauernden* Tragen in Brillen- oder in Pince-nez nach MOTAIS oder in Finger-Pince-nez, welche alle eine Verschiebung der Zylinderachsen verunmöglichen, verordnet.

Man hat auch versucht (PFLÜGER), den Astigmatismus der Hornhaut, vor allem den myopen, operativ zu beseitigen, indem man am Limbus im Meridiane der stärksten Wölbung Hornhautschnitte oder Wunden mit Lanzen oder Starmessern oder anderen Instrumenten setzte mit der Absicht, durch die entstehenden Narben eine Abflachung des betreffenden Hornhautmeridianes zu erhalten. Man hat diese Therapie aufgebaut auf die Beobachtung, daß nach dem Starschnitte eine oft recht merkliche Abflachung des vertikalen Hornhautmeridianes sich einstellt. Von einer sicheren Dosierung solcher Operationsverfahren gegen Astigmatismus sind wir jedoch noch weit entfernt, daher die geringe Zahl der Anhänger, welche dieselben gefunden.

Die Kurzsichtigkeit (Myopie).

Definition: Ein Auge ist kurzsichtig (myop), wenn seine Netzhaut im Gegensatz zur Hypermetropie nicht *vor*, sondern *hinter* der Brennebene seines dioptrischen Systemes aufgestellt ist, wenn also das scharfe Bild der fernen Außenwelt sich irgendwo *vor* der Netzhaut entwickelt. Ein solches Auge ist im Verhältnis zur Brechkraft seines dioptrischen Systemes zu lang (Abb. 61 M).

Anatomische Grundlage der Kurzsichtigkeit: Die Grundlage der Myopie ist ähnlich wie bei der Hypermetropie ein Mißverhältnis, eine bauliche Disharmonie zwischen Länge des Augapfels und Brechkraft der Hornhaut. Bald wird mehr eine allzu große Länge des Auges, bald mehr eine zu starke Brechkraft der Hornhaut eine Hauptrolle spielen.

Jedenfalls kann ein Auge sehr gut eine über den Durchschnitt hinausgehende Länge (2,4 cm) besitzen, ohne deshalb kurzsichtig zu sein, wenn nur die Hornhautrefraktion entsprechend vermindert ist; in gleicher Weise kann ein emmetropes Auge sehr gut eine übermittelstarke Hornhautbrechkraft (42,25—43,75 D.) aufweisen, wenn nur die Augenachse entsprechend verkürzt ist. Wo diese gegenseitige Harmonie der beiden Hauptkonstanten des menschlichen Auges, der Hornhautrefraktion und der Achsenlänge nicht besteht, wird Hypermetropie oder Myopie resultieren, je nachdem hierdurch die Netzhaut *vor* oder *hinter* die Brennebene des dioptrischen Systemes gerückt wird. Bei den höheren Graden der Myopie, speziell bei der progressiven Myopie, hat man es wohl meistens mit einer *pathologischen* Ausdehnung des hinteren Bulbusabschnittes, also mit einer *pathologischen Verlängerung* der *Bulbusachse* zu tun.

Legt man z. B. einen Querschnitt eines solchen höhergradig myopen Bulbus auf einen Querschnitt eines emmetropen Auges, so wird man sich überzeugen, daß sich die vorderen Abschnitte beider Augen annähernd decken. Der hintere Abschnitt des myopen Auges zeigt dagegen etwa vom Äquator an eine bald mehr regelmäßige, bald aber eine durchaus unregelmäßige, in der Foveagegend am meisten ausgeprägte, Ausdehnung mit starker Verdünnung der Sklera und Chorioidea. Die Sklera kann hier auf $1/3$—$1/4$ der normalen Dicke verdünnt sein, ja es sind Fälle beobachtet worden, wo sie direkt eingerissen war und so zu Netzhauthernien Veranlassung gab (Abb. 75) [1].

Betrachtet man solche Augen in toto nicht nur im Schnitt und vergleicht sie mit emmetropen Augen, so wird man ohne weiteres die Eiform erkennen, welche den höhergradig myopen Bulbus von dem mehr kugelförmigen emmetropen unterscheidet (Abb. 76 u. 77). Sehr oft wird man auch die unregelmäßigen

---

[1]) Heine, L.: Beiträge zur Anatomie des myopischen Auges. Arch. f. Augenheilk. Bd. 38, H. 4.

Vorbuckelungen (Staphylome) speziell auf der Außenseite des hinteren Augapfelabschnittes beobachten können, in deren Bereich die Sklera so verdünnt ist, daß die dunkle Uvea blauviolett hindurchschimmert (Abb. 112).

Theoretisch könnte man sich eine Kurzsichtigkeit auch entstanden denken auf der Grundlage einer zu starken Brechkraft der Linse (Wölbung oder Brechungsexponent abnorm groß) oder einer abnormen Annäherung der Linse an die Hornhaut. Beide Momente spielen in der Praxis kaum irgendeine bemerkenswerte Rolle.

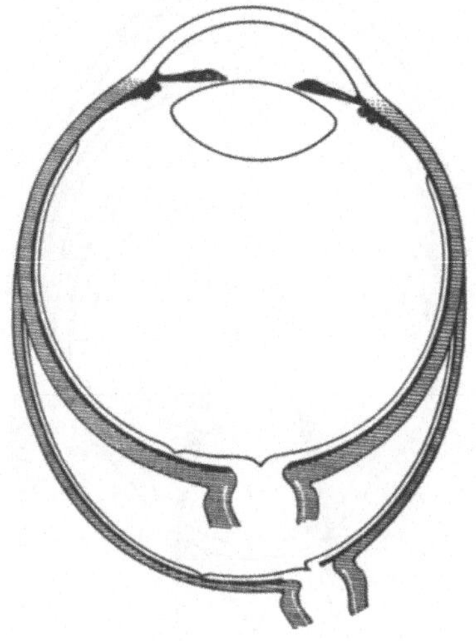

Abb. 75. Durchschnitt eines emmetropen Auges auf den Durchschnitt eines myopen aufgelagert. (Nach HEINE.)

Zeit der Entstehung der Myopie: Die Kurzsichtigkeit ist so gut wie *niemals angeboren*, fast immer handelt es sich bei ihr um einen allmählich während der Schulzeit, im Laufe der Entwicklung des kindlichen Organismus sich ausbildenden Refraktionszustand. Die Mehrzahl dieser Myopien kommen mit dem Abschlusse des allgemeinen Wachstumes ebenfalls zum Abschluß. In einzelnen Fällen bemerkt man allerdings auch noch später eine bald zeitweise, bald dauernde Progression des Ausdehnungsprozesses der hinteren Bulbuswand: *Zeitlich* oder *dauernd progressive* Myopie.

Strahlengang beim myopen Auge: Wie müssen Strahlen, welche von *einem* Punkte im Raume ausgehen und das kurzsichtige Auge treffen, verlaufen, damit sie sich auf der Netzhaut dieses Auges wieder in *einem* Punkte vereinigen, d. h. mit anderen Worten, *für welche Strahlen ist das kurzsichtige, myope Auge eingerichtet?*

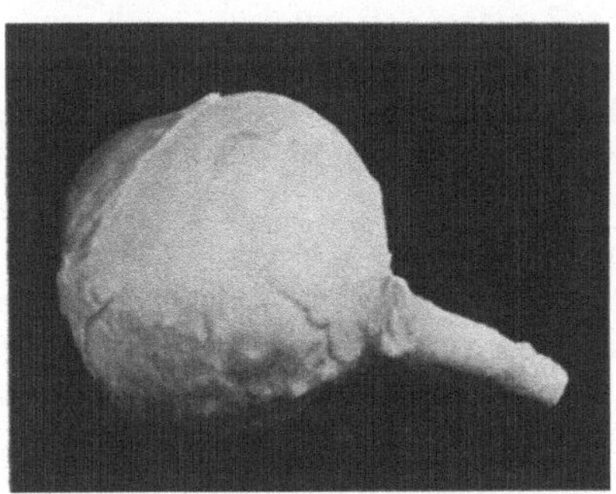

Abb. 76. Normaler (emmetroper) menschlicher Augapfel.

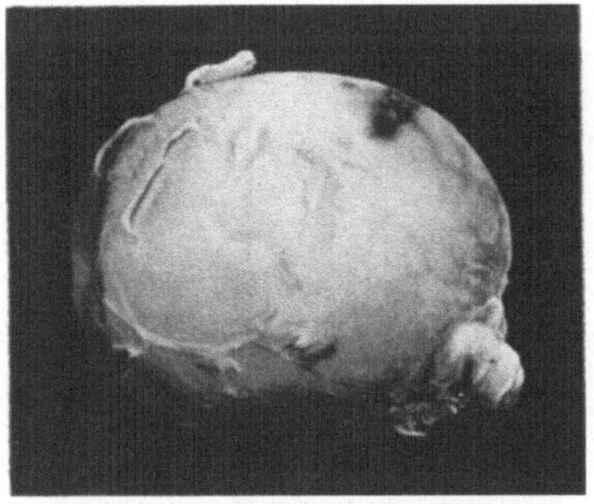

Abb. 77. Stark kurzsichtiger menschlicher Augapfel.

Damit Strahlen, die von *einem* Punkte herkommen, sich im kurzsichtigen Auge wieder in *einem* Punkte auf der zu weit nach hinten gelagerten Netzhaut vereinigen, müssen sie mehr oder weniger *divergent* sein, sonst vereinigen sie sich eben v o r der Netzhaut. Sie müssen um so divergenter sein, je länger das Auge, je stärker die Brechkraft der Hornhaut, je größer also die

Kurzsichtigkeit ist. Divergente Strahlen kommen aber von *nahe* gelegenen, leuchtenden Punkten oder Gegenständen. Das kurzsichtige Auge ist also für die *Nähe* eingerichtet, für um so größere Nähe, je kurzsichtiger es ist. In die *Ferne* sieht es *undeutlich* und *schlecht*.

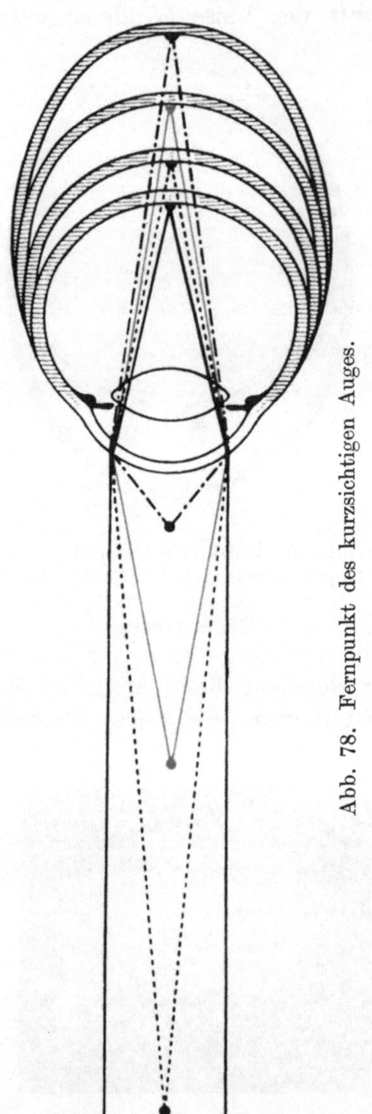

Abb. 78. Fernpunkt des kurzsichtigen Auges.

Fernpunkt und Nahepunkt: Sieht das kurzsichtige Auge von der Ferne in immer größere Nähen, so kommt plötzlich ein Punkt, in welchem es scharf und deutlich zu sehen vermag. Dieser Punkt ist der *Fernpunkt* des kurzsichtigen Auges. Die Strahlen, welche von diesem Punkte ausgehen, sind gerade so divergent, daß sie sich auf der Netzhaut des kurzsichtigen Auges vereinigen (Abb. 78). Auf diesen Fernpunkt ist das Auge in seiner Ruhelage eingestellt. Liegt dieser Fernpunkt *ein* Meter vor dem Auge, so handelt es sich um eine Kurzsichtigkeit von 1 Dioptrie, liegt er 20 *cm* vor dem Auge, so handelt es sich um eine solche von 5 Dioptrien usw. Den Grad der Kurzsichtigkeit erfährt man jeweilen, wenn man die Fernpunktdistanz in 100, d. h. in 1 m dividiert.

Will das kurzsichtige Auge noch näher deutlich sehen, so wird ihm dies natürlich ohne weiteres möglich sein, aber nur unter Anstrengung seiner Akkommodation. Der am nächsten dem Auge gelegene Punkt, welchen es bei maximaler Linsenwölbung (Akkommodationsanstrengung) noch scharf und deutlich zu sehen vermag, ist der *Nahepunkt* des kurzsichtigen Auges. Er liegt selbstverständlich immer näher bei einem myopen Auge als bei einem gleichaltrigen emmetropen. Der Nahepunkt kann leicht berechnet werden, indem man die in dem betreffenden Alter noch verfügbare Akkommodationsbreite zum Kurzsichtigkeitsgrad, in Dioptrien ausgedrückt, addiert und die Summe in 100, d. h. 1 m dividiert.

Diagnose der Myopie und Bestimmung ihres Grades: Es gibt auch hier zweierlei Methoden, die Kurzsichtigkeit zu diagnostizieren und ihren Grad zu bestimmen: eine *objektive* und eine *subjektive*.

Objektiv wird die Refraktion eines Auges und somit auch die Myopie mittels der Skiaskopie (Schattenprobe) oder mit Hilfe des Augenspiegels bei der Untersuchung im aufrechten Bilde festgestellt.

Die **subjektive Methode** beginnt mit der Bestimmung der Fernsehschärfe jedes einzelnen Auges mit Hilfe von Sehproben. Dann werden dem betreffenden Auge zuerst schwache und solange die Sehschärfe steigt, immer stärkere, sphärische Konkavgläser vorgesetzt. Das *schwächste Konkavglas, mit welchem die beste Sehschärfe erzielt wird, gibt uns den Grad der Kurzsichtigkeit an.* Es ist sehr vorteilhaft, wenn man sich *vor* dieser subjektiven Bestimmung des Myopiegrades durch eine der objektiven Untersuchungsmethoden überzeugt, daß wirklich Kurzsichtigkeit vorliegt.

Eine ungenauere, rasch orientierende Methode der Feststellung des Myopiegrades besteht darin, daß man dem zu untersuchenden Auge mittelgroße Druckschrift vorlegt und es auffordert, dieselbe soweit zu nähern, bis es dieselbe scharf und deutlich zu sehen vermag. Die so gefundene Entfernung von Druckschrift und Auge gibt uns annähernd die Fernpunktdistanz an und damit, wenn man sie in 100 dividiert, den Grad der Kurzsichtigkeit.

Subjektive Symptome: Das Hauptsymptom der Kurzsichtigkeit besteht darin, daß der Kurzsichtige undeutlich und verschwommen in die Ferne sieht, und daß das Deutlichsehen erst in einer bestimmten Nähe beginnt. Ist die Kurzsichtigkeit von höherem Grad, z. B. von 6 und mehr Dioptrien, so wird der betreffende Kurzsichtige bei der Arbeit die Augen, falls sie nicht durch Gläser korrigiert sind, den Heften und Büchern abnorm annähern müssen.

Der Grund der schlechten Fernesehschärfe liegt darin, daß die Brechkraft des dioptrischen Systemes beim myopen Auge für die zu weit nach hinten liegende Netzhaut zu stark ist. Das scharfe Bild der fernen Außenwelt (parallele Strahlen) entwickelt sich infolgedessen *vor* der Netzhaut, um so weiter *vor* ihr, je kurzsichtiger das Auge ist. Auf der Netzhaut selbst kommt es zu einem undeutlichen Bilde, zu einem Bilde in Zerstreuungskreisen. Das Deutlichsehen beginnt erst von der Fernpunktsdistanz an.

Will das myope Auge scharf und deutlich in die Ferne sehen, so muß es die Brechkraft seines dioptrischen Systemes je nach dem Grade der Kurzsichtigkeit mehr oder weniger vermindern, bis die von der Ferne kommenden, parallel auffallenden Strahlen sich direkt auf der Netzhaut zum Bilde vereinigen. Diese Schwächung des dioptrischen Systemes kann im Gegensatz zum hypermetropen Auge nicht willkürlich durch eine Veränderung des Auges selbst, sondern ausschließlich durch Vorsetzen von sphärischen Konkavgläsern erreicht werden. Das menschliche Auge besitzt keinen Apparat, wodurch die Brechkraft der Linse bei Akkommodationsruhe oder des ganzen dioptrischen Systemes geschwächt werden könnte. Nur eine Verstärkung aus der Ruhelage heraus ist durch die Akkommodation erreichbar, niemals aber eine Schwächung oder Verminderung.

Der Kurzsichtige kann sich aber dennoch einigermaßen, wenigstens ohne Kunsthilfe, eine bessere Fernsehschärfe verschaffen dadurch, daß er die Augenlider leicht zusammenpreßt, dadurch, daß er blinzelt. Hiermit verkleinert er das Pupillargebiet und damit die Basis des einfallenden Strahlenkegels, und somit auch die Zerstreuungskreise auf der Netzhaut (siehe Kapitel Akkommodation S. 49). Sehr häufig sieht man infolgedessen die Kurzsichtigen beim Fernsehen blinzeln. Dieses Symptom hat der Kurzsichtigkeit auch den Namen Myopie gegeben, der abgeleitet ist von $\mu\acute{\upsilon}\varepsilon\iota\nu$ = blinzeln.

Ein weiteres nicht sehr seltenes Symptom der Kurzsichtigkeit ist das störende Sehen von Flecken und Punkten, welche beim bewegten Blick vor dem

Gesichtsfeld herumfliegen, sog. Mouches volantes. Sie kommen daher, daß im kurzsichtigen Auge der Glaskörper häufig mehr oder weniger schwere Veränderungen eingeht mit Bildung von flottierenden Membranen oder Flocken, oder daß das kurzsichtige Auge infolge seines optischen Baues die physiologischen Glaskörpertrübungen besser sieht als das emmetrope.

Die früher der Kurzsichtigkeit so häufig zugeschriebene Neigung zu Akkommodationskrämpfen wird jedenfalls relativ selten bei Myopie, viel häufiger bei Hypermetropie gefunden.

Die Disposition der Kurzsichtigen zu Auswärtsschielen soll wenigstens kurz erwähnt werden, auch die Tatsache, daß der Myope *später* (bei geringer Myopie) oder überhaupt nicht (bei höherer Myopie) presbyop wird. Selbstverständlich wird auch beim kurzsichtigen Auge die Linse mit zunehmendem Alter an Elastizität verlieren. Vielen myopen Augen ist dies aber vollkommen gleichgültig, da sie die Akkommodation zum Nahesehen in keiner Weise benötigen, weil sie bereits in ihrer Ruhelage für gewisse Nahedistanzen eingestellt sind. Ein Auge mit einer Myopie von 3,0 D. wird dauernd in 33 cm Entfernung ohne Akkommodation lesen und schreiben können. Ist die Myopie dagegen geringer, dann wird sie nicht genügen, um im vorgerückteren Alter in 33 cm ein müheloses und deutliches Sehen zu gestatten. Immerhin tritt beim schwach Myopen die Presbyopie später ein als beim gleichaltrigen Emmetropen oder gar Hypermetropen. Um den Eintritt der Presbyopie zu berechnen, hat man nur den Grad der Kurzsichtigkeit (in Dioptrien) zu der in dem betreffenden Alter noch zur Verfügung stehenden Akkommodationsbreite hinzuzuzählen, dann gibt uns diese Zahl in 100 = 1 m dividiert, die Nahepunktsdistanz an. Sobald diese Nahepunktsdistanz größer wird als 30 cm, beginnt die Presbyopie, d. h. die Schwierigkeit, mühelos in der gewohnten Arbeitsdistanz von 30 cm zu lesen und zu schreiben.

Ophthalmoskopische Veränderungen: Zum Wesen der Kurzsichtigkeit gehören ophthalmoskopisch sichtbare Veränderungen des Augenhintergrundes durchaus nicht, denn es gibt selbst sehr hochgradig kurzsichtige Augen, bei welchen man den Augenhintergrund *völlig normal* findet. Bei einer sehr großen Zahl von myopen Augen, selbst bei niedrigen Graden, zeigen sich aber doch Fundusveränderungen, welche man direkt als charakteristisch und zum Teil wenigstens als den Ausdruck oder als die Folge einer Zerrung oder der Ausbuchtung der hinteren Bulbuswand betrachten muß. Diese Veränderungen sind:

1. der WEISSsche Reflexbogenstreif,
2. der sog. Conus myopicus,
3. das eigentliche Staphyloma posticum oder die Sclerectasia posterior.

1. *Der* WEISS*sche Reflexbogenstreif* [1]: Bei beginnender Myopie soll man nach WEISS (1885) an der nasalen Seite der Papille einen feinen glänzenden Reflexbogenstreifen (Abb. 79) finden. Die von WEISS gegebene Erklärung (eine mit beginnender Glaskörperablösung sich bildende Flüssigkeitsansammlung vor der Papille) ist sehr unwahrscheinlich und nicht genügend wissenschaftlich begründet, auch sind die entsprechenden anatomischen Untersuchungen nicht einwandfrei.

2. Der *Conus myopicus* mit der *oft mit ihm vergesellschafteten Veränderung der Papillenform und der sog. Supertraktion.*

[1]) WEISS: Über den an der Innenseite der Papille sichtbaren Reflexbogenstreif. Arch. f. vergl. Ophth. Bd. 31, 3, S. 239. 1885.

Man versteht unter Conus myopicus die verschiedenen mehr oder weniger sichel- oder halbmondförmigen, bald weißlichen (Abb. 80), bald mehr gelblichen (Abb. 81) oder hellroten Verfärbungen des Hintergrundes auf der temporalen Seite des Sehnervenkopfes, welche mit ihrem konkaven Rande dem temporalen Papillenrande dicht anliegen, sich bisweilen aber auch nach oben oder unten von der Papille ausbreiten, ja selbst um die ganze Papille herumgreifen können: *ringförmiger Konus* (Abb. 82). Oft sieht man im Gebiete dieser Coni noch einzelne Chorioidalgefäße (Abb. 83), oft noch Reste von Pigmentzellen (Abb. 81) (pigmentierte Stromazellen wie Pigmentepithelien), recht häufig sind die Coni nach außen von unregelmäßigen Pigmentmassen begrenzt. Bisweilen sieht man auch einzelne Coni von verschiedener Farbe sich gegenseitig überlagern (Abb. 84 u. 85), ja es kann der Konus sich bei stärkeren Myopien ganz bedeutend vergrößern und nach der Maculagegend hin sich ausdehnen (Abb. 86).

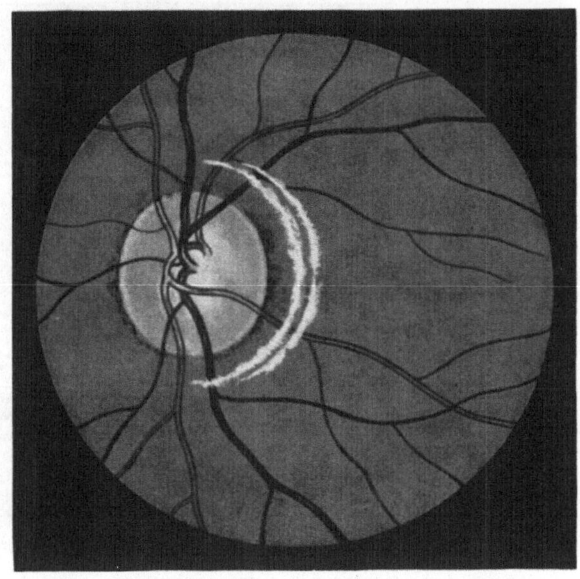

Abb. 79. Der WEISSsche Reflexbogenstreif.

Anatomie des Conus myopicus: Der in seinem ophthalmoskopischen Bilde so mannigfach variierende myope Konus kann auch auf verschiedenen anatomischen Grundlagen beruhen.

Wer aber die anatomischen Veränderungen, welche dem Conus myopicus zugrunde liegen, verstehen will, muß vor allem die normale Anatomie des Sehnerveneintrittes kennen.

Der Sklerotiko-Chorioidalkanal bildet in der Norm einen abgestumpften Trichter, dessen kleinere Öffnung dem Bulbusinneren

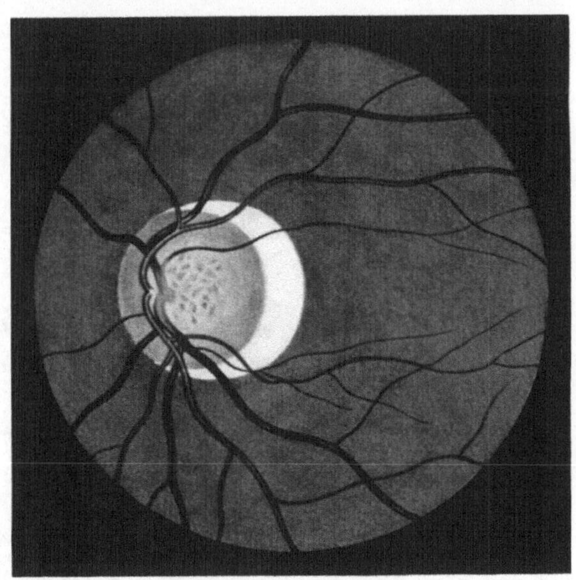

Abb. 80. Rein weißer myoper Konus. (STILLINGsche Sichel.)

zugewendet ist, dessen größere die gegen das Bulbusinnere konkave, sklerale Lamina cribrosa darstellt (Abb. 87 a).

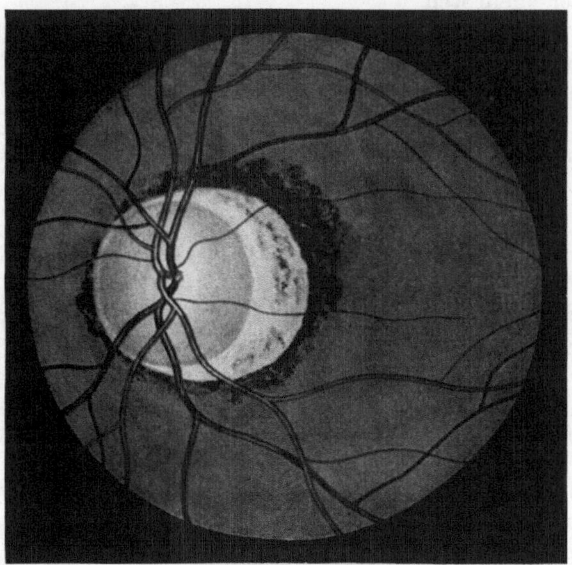

Abb. 81. Gelblicher myoper Konus mit Pigmentresten und Pigmentwucherungen auf der Außenseite.

Der Kanal und somit auch die Sehnervenmasse verjüngt sich also von außen nach innen. Die Ursache dieser Erscheinung beruht darauf, daß die Nervenfasern kurz vor ihrem Durchtritte durch die Lamina cribrosa, das ist das Gitter-

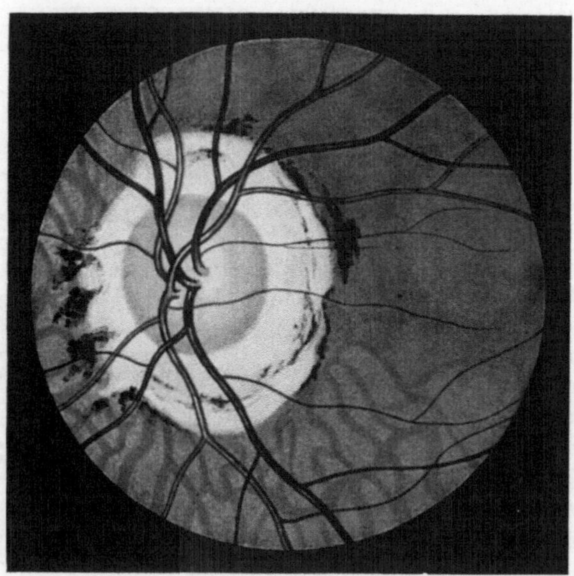

Abb. 82. Ringförmiger myoper Konus.

werk, welches die aufgefaserte Sklera bildet, um den Nervenfasern den Eintritt in das Augeninnere zu ermöglichen, ihre Markscheiden verlieren, wodurch der Sehnervenquerschnitt wesentlich verkleinert wird.

Aderhaut mit Pigmentepithel, ebenso die Netzhaut, reichen mit allen ihren Schichten ziemlich dicht an das innere Ende des Sklerotikalkanales heran. Ein mit dem Augenspiegel, also von vorne, die Eintrittsstelle des Sehnerven untersuchendes Auge wird also nicht in der Lage sein, etwas von der Sklera, speziell von der Innenseite des Sklerotikalkanales zu sehen. Die Aderhaut mit der über ihr liegenden Pigmentepithelschichte, ebenso wie die sich zuspitzende Form des Sklerotikalkanales, verhindern dies.

Auch die Chorioidea beteiligt sich an dem inneren Teile der Lamina cribrosa (chorioidale Lamina). Die Membrana elastica chorioideae endigt mit einer leichten Aufbiegung gegen die Netzhaut zu und steht an ihrem Ende, nach HEINE, im Zusammenhang mit mannigfachen zarten, elastischen Fasern, welche in die peripheren Teile des Sehnerven einstrahlen [1]).

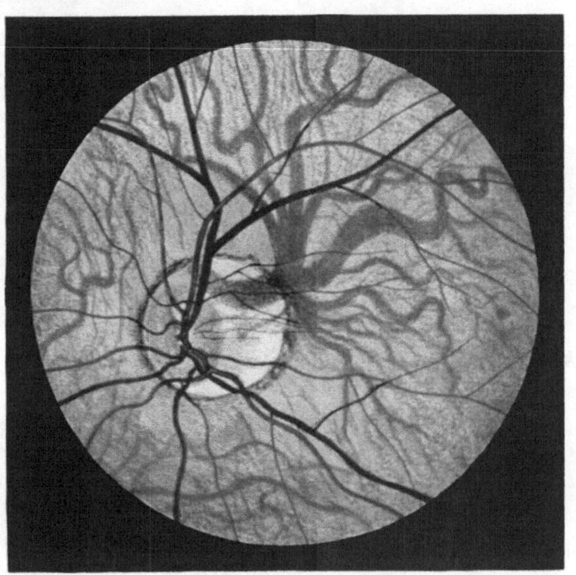

Abb. 83. Myoper Konus mit chorioidealem Gefäß-Stamme (schwach pigmentierter Augenhintergrund).

Man unterscheidet nun drei verschiedene anatomische Substrate des myopen Konus:

1. Der kleine, *sichelförmige Konus* nach *außen* mit scharfer Grenze und rein weißer Farbe ohne Spur von Chorioidalgefäßen (Abb. 87b) ist wohl nach STILLING in der Mehrzahl der Fälle als ophthalmoskopischer Ausdruck einer Verzerrung des Sklerotikalkanales des Sehnerven nach außen aufzufassen, wobei die Innenseite desselben eine Strecke weit ophthalmoskopisch in Erscheinung tritt.

Es handelt sich hier also um ein rein perspektivisches Phänomen. Der Sklerotikalkanal, welcher einen nach vorne abgestumpften Trichter darstellt, ist temporalwärts verzogen und aufgerollt. Ein seitlich ausgezogener Trichter gibt aber von vorne gesehen perspektivisch die *Sichelform* (Abb. 80).

2. Bei den übrigen Konusformen zeigt die anatomische Untersuchung bisweilen nichts anderes als eine bei den verschiedenen Fällen in ganz verschiedener Weise oder Stärke ausgeprägte Atrophie der Chorioidea in einem gewissen Bezirke rings um die Papille oder ausschließlich in einem sichelförmigen Gebiete an

[1]) An zahlreichen eigenen Präparaten konnte ich eine eigentliche Auffaserung des Endstückes der Lamina elastica chorioideae niemals finden. Ob ein Zusammenhang desselben mit dem Netzwerke der Lamina cribrosa besteht, ist an normalen Papillenpräparaten gar nicht oder jedenfalls nur äußerst schwierig zu konstatieren (siehe S. 113—115).

der Außenseite des Sehnervenkopfes (Abb. 87c). Je nachdem die Aderhaut an diesen Stellen total oder nur partiell atrophiert ist oder nur einen Schwund

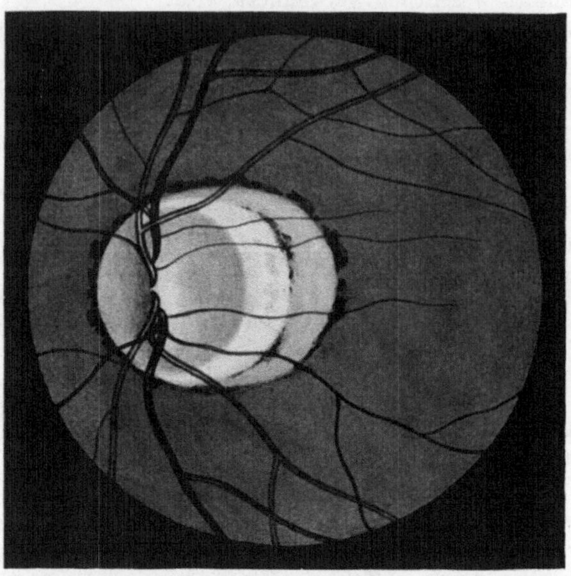

Abb. 84. Zwei aneinandergelagerte myope Coni (der eine weiß, der andere gelblich).

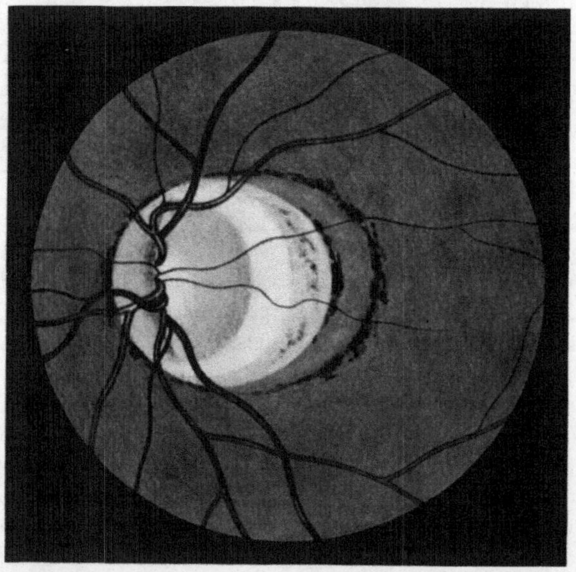

Abb. 85. Drei aneinandergelagerte myope Coni (der erste weiß, der zweite gelblich mit Pigmentresten, der dritte hellrot). Nach außen von den zwei letzten Coni Pigmentwucherungen.

der über ihr liegenden Pigmentepithelien aufweist, hat der Konus eine völlig weiße, eine mehr gelbliche oder eine hellrote Farbe. Bei partieller Atrophie der Aderhaut wird man im Gebiete des Konus auch noch Pigmentreste oder noch einzelne wohlerhaltene Chorioidalgefäße finden (Abb. 81 u. 83).

3. Bei einer dritten Form des Konus finden wir eigenartige Veränderungen, auf welche zuerst HEINE [1]) aufmerksam gemacht hat. Während bei der normalen Papille die Nervenfaserbündel sofort nach dem Durchtritt durch die Lamina cribrosa in nach innen konvexem Bogen in die Nervenfaserschichte der Retina hinüberziehen, sieht man sie hier auf der temporalen Seite der Papille in der Gegend der Lamina cribrosa plötzlich rechtwinkelig temporalwärts abknicken und eine Strecke weit *unter* die Netzhaut, zwischen ihr und der Sklera ziehen; dann biegen sie abermals um, nehmen den gleichen Weg bis zum temporalen

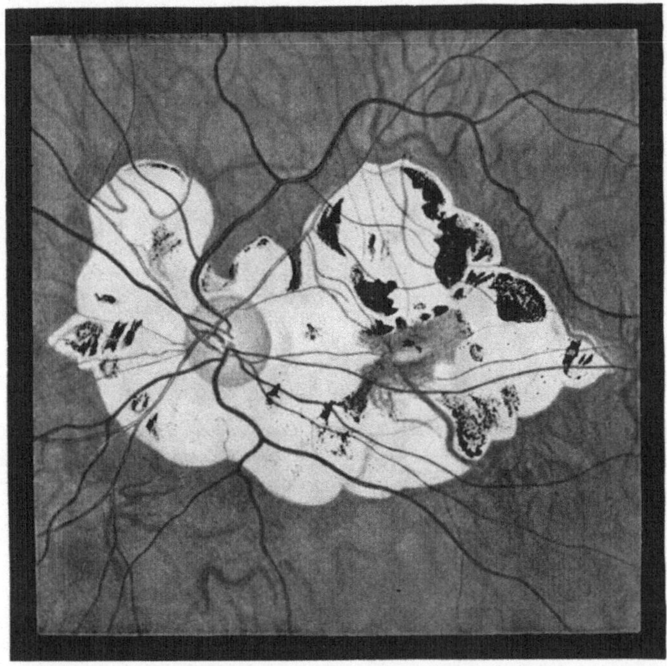

Abb. 86. Ringförmiger Conus myopicus, der sich weit über die Maculagegend hinaus temporalwärts ausgebreitet hat.

Papillenrande zurück und gehen erst jetzt in nach innen konvexem Bogen in die temporale Nervenfaserschichte der Netzhaut über. Die Nervenfaserbündel beschreiben so unter der Netzhaut eine temporalwärts spitz zulaufende Schleife. Unter dieser schleifenförmigen Nervenfaserpartie fehlt die Aderhaut meist vollständig; temporalwärts von ihr beginnt sie allmählich, anfänglich stark atrophisch, wieder in Erscheinung zu treten, ebenso wie das in weiter Ausdehnung

[1]) HEINE, L.: Beiträge zur Anatomie des myopischen Auges. Arch. f. Augenheilk. Bd. 38, H. 4, S. 277. — Weitere Beiträge zur Anatomie des myopischen Auges. Arch. f. Augenheilk. Bd. 40, H. 2. — Neuere Arbeiten über die Anatomie des kurzsichtigen Auges. Klin. Monatsbl. f. Augenheilk. Dezember 1899. — III. Mitteilung betreffend die Anatomie des myopischen Auges. Arch. f. Augenheilk. Bd. 43, H. 2, S. 95. — IV. Mitteilung betreffend die Anatomie des myopischen Auges. Arch. f. Augenheilk. Bd. 44, H. 1, S. 66. — Klinisches und Theoretisches zur Myopiefrage. Arch. f. Augenheilk. Bd. 49, H. 1, S. 14.

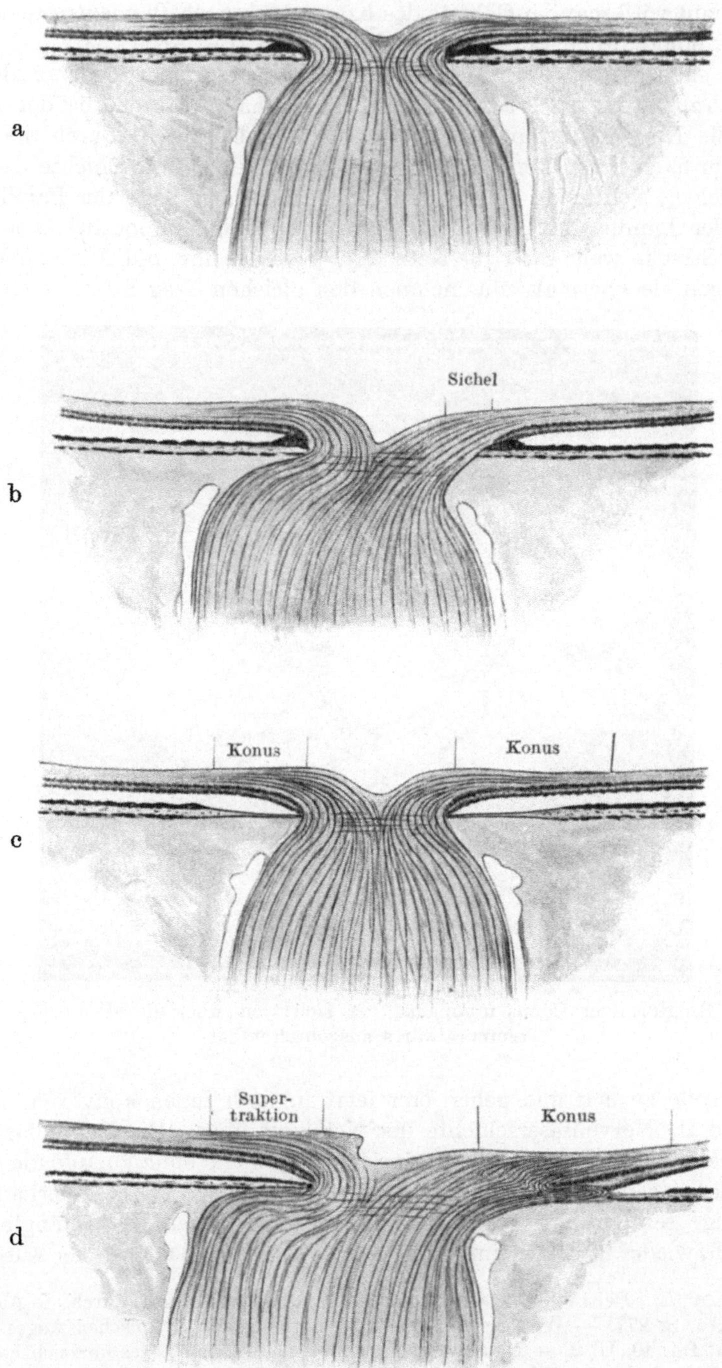

Abb. 87. Querschnitt des Sehnerveneintrittes bei normalem Auge (a) und bei myopem Auge (b—d).

fehlende Pigmentepithel der Retina (Abb. 87 d). Auf diesen verschiedenartigen Zuständen der Chorioidea einerseits und des Pigmentepithels andererseits beruht die verschiedene Farbe, das mannigfache Aussehen, sowie die bisweilen vorkommende Mehrzahl der aneinander gelagerten Coni (Abb. 84 u. 85).

Ophthalmoskopische Veränderungen machen sich im ganzen Bezirke bemerkbar, von welchem sich die Chorioidea nebst Lamina elastica und Pigmentepithel zurückgezogen haben. Soweit in diesem Bezirke die Aderhaut noch intakt ist, wird der Konus hellrot erscheinen, soweit sie (mehr gegen die Papille zu) atropisch zu werden beginnt, wird der Konus gelbliche Farbe annehmen und noch Reste von Pigment und einzelne persistierende Chorioidalgefäße enthalten. In jenem Gebiete aber, in welchem die Aderhaut, in unmittelbarem Anschlusse an die temporale Papillenseite, vollkommen fehlt, wo also die weiße Sklera nackt unter den reduzierten Netzhautschichten zutage liegt, trägt der Konus rein weiße Farbe.

Am temporalen Ende des Konus, da wo das Pigmentepithel mit der Membrana elastica wieder auftaucht, macht sich in der Regel eine gewisse Wucherung der Pigmentepithelzellen bemerkbar, welche sich auch im ophthalmoskopischen Bilde als mehr oder weniger unregelmäßiger Pigmentsaum des Konus kundgibt.

Sehr auffallend sind in der Regel auch die Veränderungen auf der *nasalen* Seite der Papille, welche auch ophthalmoskopisch die nasale Papillenpartie verändern und als *Supertraktion* bezeichnet werden (Abb. 87 d u. 88). Anatomisch sieht man hier Retina und Chorioidea oft eine große Strecke weit auf die Papille hinübergezogen, wodurch die nasalen Sehnervenfasern gezwungen werden, zuerst einen temporalwärts, dann einen nasalwärts offenen Bogen um die auf die Papille herübergezerrte Aderhaut-Netzhaut zu beschreiben, um in die Nervenfaserschichte der Retina zu gelangen. Selten findet man nach HEINE, speziell bei ringförmigem Konus, auch auf der nasalen Seite ähnliche Verhältnisse wie auf der temporalen, welche dann das Auftreten des Konus auch nasal erklären.

Diese ungewöhnlichen Veränderungen im Gebiete und in der Umgebung des Sehnervenkopfes sollen nach HEINE der Mehrzahl der myopen Coni zugrunde liegen. Meine eigenen Untersuchungen an einer ganzen Anzahl von stark myopen Bulbis stimmen mit den Befunden von HEINE völlig überein. Abb. 88 zeigt eine mikroskopische Skizze eines von mir selbst untersuchten und gezeichneten Sehnerveneintrittes bei einer Myopie von 16 D. mit Conus myopicus. Man kann auf derselben alle soeben beschriebenen Veränderungen ablesen.

Wie hat man sich nun diese merkwürdigen anatomischen Veränderungen zu erklären?

Bei den kurzsichtigen Augen, bei welchen es zu einer Hintergrundsveränderung kommt, hat man es mit einer *pathologischen* Ausdehnung des hinteren, speziell temporalen Bulbusabschnittes, oder doch mit noch nicht sicher zu definierenden Zerrungserscheinungen des hinteren Skleralabschnittes zu tun.

Bei dieser Dehnung und Zerrung wird sowohl die Lamina elastica chorioideae als auch die Aderhaut selbst mehr oder weniger vom Sehnervenkopfe zwischen Sklera und Retina nach außen weggezogen. Nur so kann man sich erklären, daß ein ganzes Büschel von Sehnervenfasern

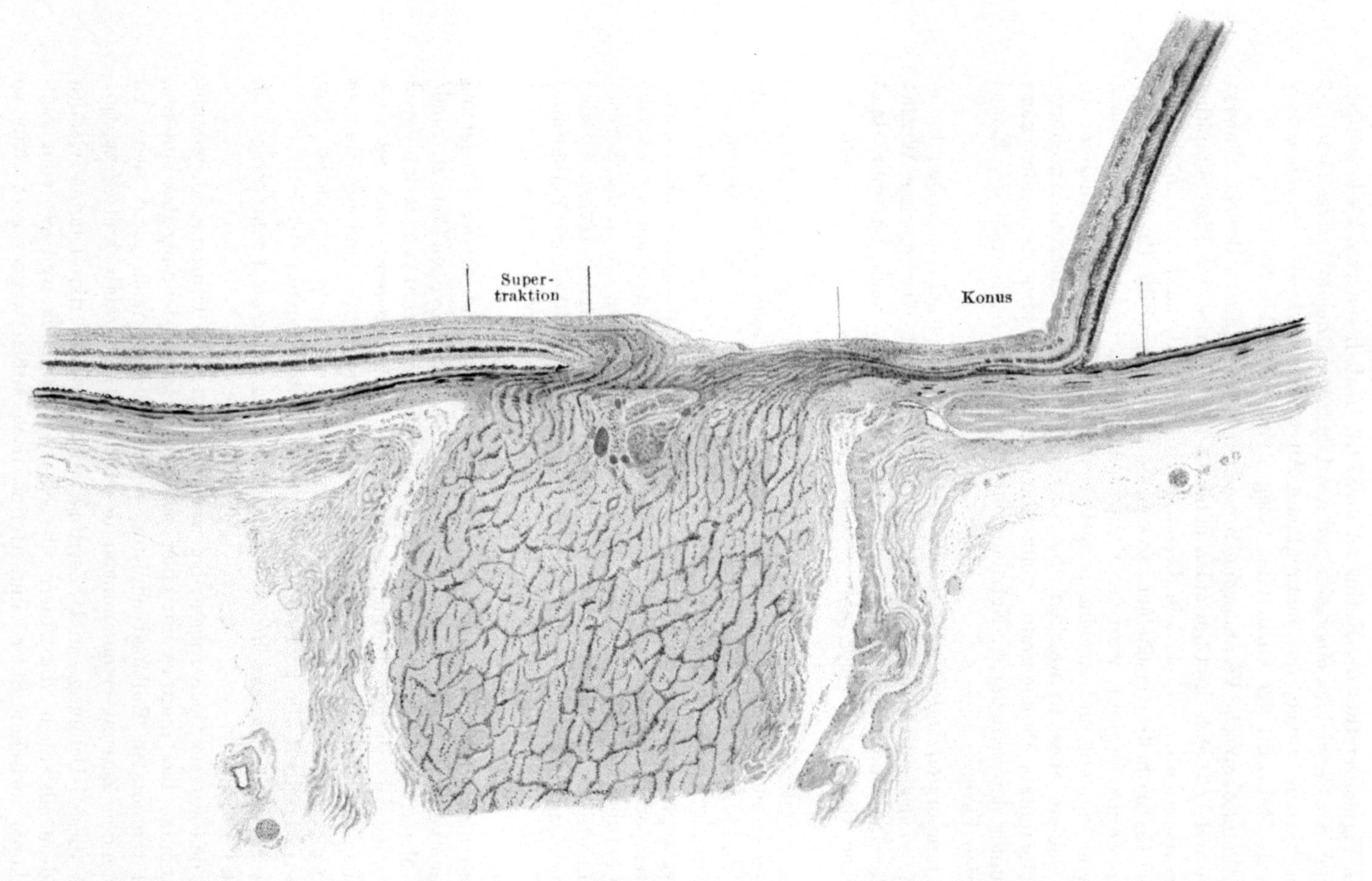

Abb. 88. Sehnervenkopf bei einer Myopie von 16 Dioptrien mit myopem Konus.
Auf der temporalen Seite Nachauswärtszerrung eines Nervenfaserbündels durch die sich zurückziehende Aderhaut unter die Netzhaut (Konus), auf der nasalen Seite Supertraktion von Netzhaut und Aderhaut auf den Sehnervenkopf.

schleifenförmig nach außen zwischen Sklera und Retina gezerrt und von seiner Bahn abgelenkt wird. Daß die Lamina elastica chorioideae durch Auffaserung ihres Endes in den Sehnervenkopf hinein die Veranlassung zu der Nach-außen-Zerrung von Nervenfasern, wie HEINE annimmt, abgebe, ist ganz

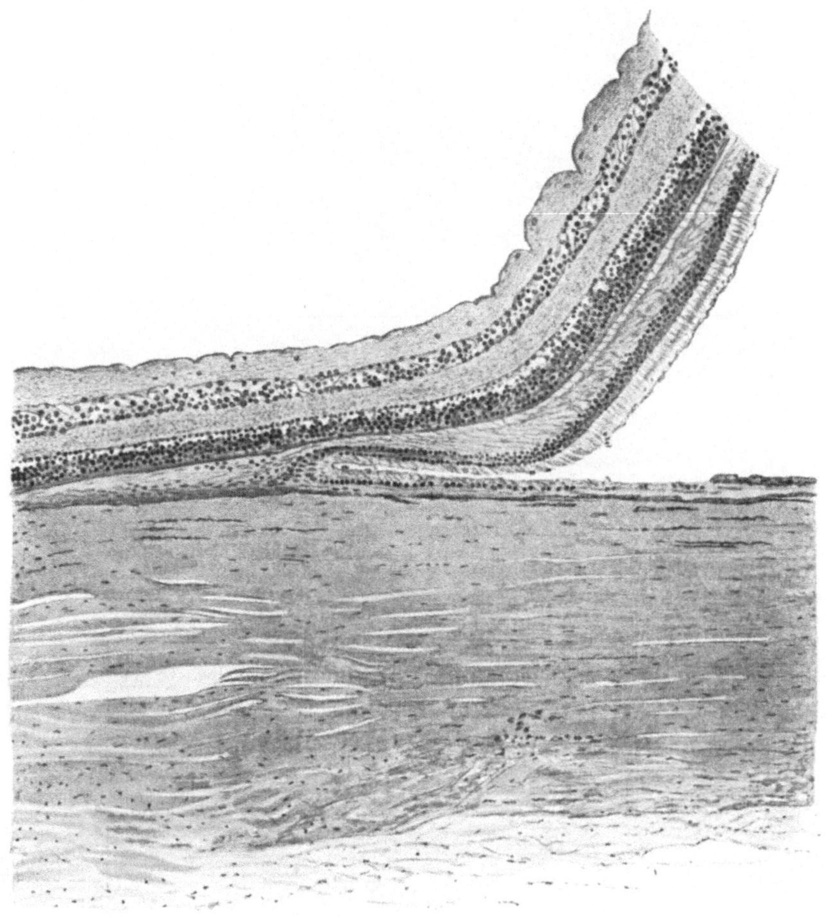

Abb. 89. Duplikatur der Neuroepithelschichte im Gebiete des Konus, dadurch entstanden, daß das leicht bulbuswärts umgeschlagene Ende der Lamina elastica chorioideae offenbar auch fest mit der Neuroepithelschichte der Netzhaut verbunden ist und bei seiner und der Aderhaut Retraktion auch die Neuroepithelien aus ihrem Zusammenhange löst und schleifenförmig nach außen zieht. (Nach eigenem Präparate.)

ausgeschlossen, denn die genauesten Untersuchungen der Membrana elastica, sowohl mit Orcein wie mit WEIGERTschem Hämatoxylin haben uns schon vor Jahren und in der allerletzten Zeit erneut (siehe die in Bälde in den Klinischen Monatsblättern für Augenheilkunde erscheinende Arbeit von Dr. INOUYE) gezeigt, daß die *Membrana elastica* an der Peripherie des Sehnervenkopfes *ohne irgendwelche Auffaserung* endet, bisweilen leicht verdickt, bisweilen leicht hakenförmig einwärts umgebogen (Abb. 90 u. 91). Die Beziehungen der Lamina elastica chorioideae zum Sehnervenkopfe haben bereits vor Jahren SAGAGUCHI[1])

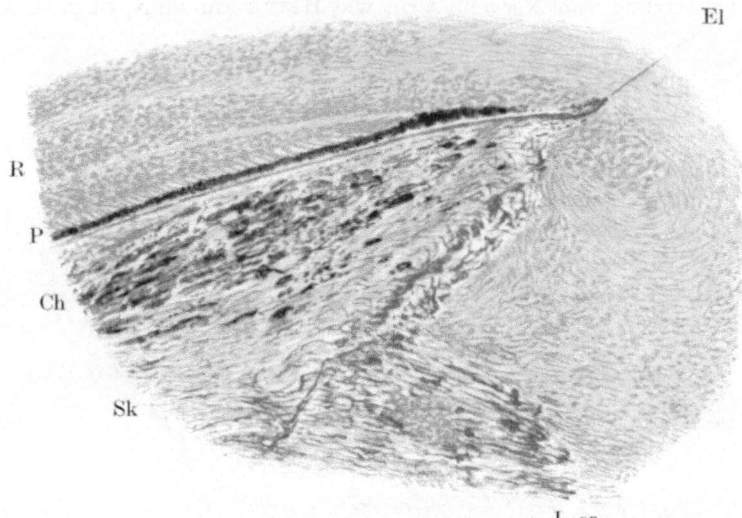

Abb. 90. Das Ende der Aderhaut und der Lamina elastica chorioideae am Sehnervenkopfe in stärkerer Vergrößerung mit WEIGERTS Hämatoxylin auf elastische Fasern gefärbt.

Die Abbildung zeigt auf das deutlichste, daß die Lamina elastica chorioideae sich im Sehnervenkopfe nicht auffasert, sondern an seinem Rande stumpf endet. P Pigmentepithel. R Retina. Ch Chorioidea. Sk Sklera. L. cr. Lamina cribrosa. El Stumpfes Ende der Lamina elastica.

von der AXENFELDschen Klinik, wie ELSCHNIG[2]) in Wort und Bild in vorzüglicher Weise geschildert. *Nach innen von der Lamina cribrosa sind*

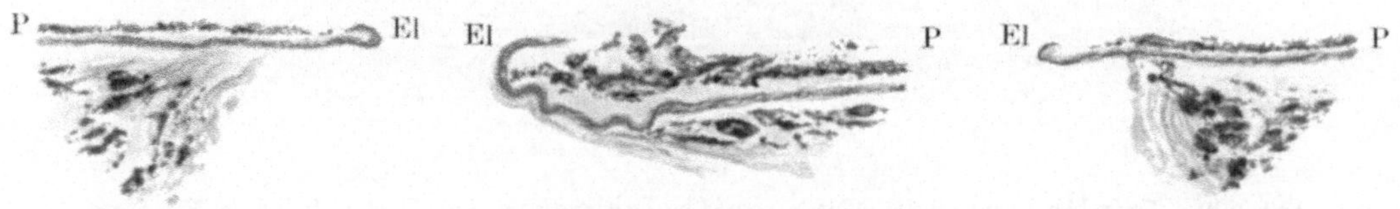

Abb. 91. Die drei Bilder zeigen die Endigungen der Lamina elastica chorioideae am Sehnervenkopfe bei starker Vergrößerung und bei Färbung mit WEIGERTS Hämatoxylin.

Sie lassen auf das deutlichste erkennen, daß die Lamina elastica ohne aufzufasern endet, bisweilen allerdings leicht hakenförmig nach einwärts umgebogen ist. P Pigmentepithel. El Ende der Lamina elastica.

---

[1]) SAGAGUCHI: Über die Beziehungen der elastischen Elemente der Chorioidea zum Sehnerveneintritt. Klin. Monatsbl. f. Augenheilk. Bd. 40. 1902. S. 126.

[2]) ELSCHNIG: Der normale Sehnerveneintritt des menschlichen Auges. Mathemat. naturwiss. Klasse der Kaiserl. Akademie der Wissenschaften. Bd. 70. 1900. — Der normale Sehnerveneintritt. Der pathologische Sehnerveneintritt. Magnus: Augenärztl. Unterrichtstafeln 1899 u. 1900.

überhaupt nicht die geringsten elastischen Fasern mehr zu finden (Abb. 92), eine Tatsache, auf welche schon SATTLER [1]) hingewiesen hat. Wenn wir dagegen Schnitte durch den Sehnervenkopf und das Skleralloch mit Mallory oder mit van Gieson färben, sehen wir auf das deutlichste, daß das *Aderhautstroma fächerförmig in den Sehnervenkopf ausstrahlt* (Abb. 93 u. 94). Diese Ausstrahlung besteht aus zahlreichen spindelförmigen Zellen mit länglichen Kernen, die ganz den fixen Bindegewebszellen gleichen und, da sie sich weder mit Orcein noch mit WEIGERTS Hämatoxylin färben lassen, wohl als Bindegewebsfasern betrachtet werden müssen. Wenn *diese* Fasern nach außen gezogen werden, und das tritt nur dann ein, wenn die *Aderhaut* selbst vom Sehnervenkopfe nach außen weggezerrt wird, dann ist es selbstverständlich, daß die zwischen diesen fächerförmigen Bindegewebsfasern hindurchtretenden Sehnervenfasern, dem

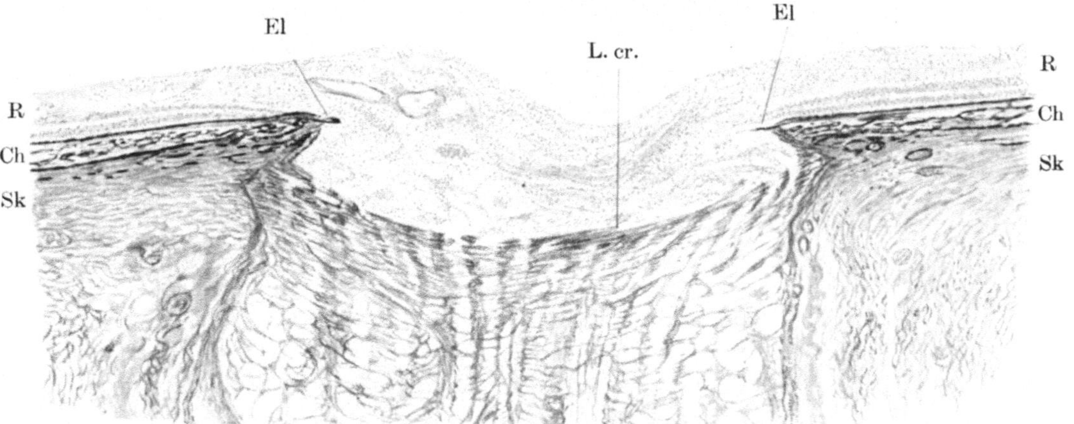

Abb. 92. Sehnervenkopf eines normalen menschlichen Auges mit WEIGERTS Hämatoxylin auf elastische Fasern gefärbt.

Die Abbildung zeigt deutlich, daß die Lamina elastica chorioideae sich bei ihrer Endigung im Sehnervenkopfe nicht auffasert, und daß nach innen von der Lamina cribrosa, die selbst sehr reich an elastischen Fasern ist, kein elastisches Fäserchen mehr sich findet. El Ende der Lamina elastica chorioideae ohne die geringste Auffaserung. L. cr. Lamina cribrosa. R Retina. Ch Chorioidea. Sk Sklera.

Zuge der Aderhaut folgend, schlingenförmig (Schlinge nasalwärts offen) zwischen Netzhaut und Sklera aus ihrer Bahn geschleift werden. Da an der temporalwärts gezogenen Aderhaut die Lamina elastica und das Pigmentepithel anhaften, werden auch diese Gewebsschichten nach außen gezerrt und ziehen, weil am Endstücke der Lamina elastica (wie aus der Abb. 94 (S) hervorgeht) die äußeren Netzhautschichten synechent sind, auch diese nach außen weg, so daß in der Umgebung des Sehnervenkopfes im größten Teil des Konusgebietes die Netzhaut nur noch aus der Hirnschichte besteht, während die Neuroepithelien mit ihren Kernen fehlen (Abb. 88 u. 89). Diese sind schlingen-

[1]) SATTLER, F.: „Über die elastischen Fasern der Lamina cribrosa im Sehnerven". Ber. der 26. Versammlung der Ophth. Gesellschaft. Heidelberg 1897. S. 51. „Über den vorderen Rand der Lamina gehen die elastischen Fasern nicht hinaus und im eigentlichen Sehnervenkopfe ist außerhalb der Adventitia der Zentralgefäße kein elastisches Fäserchen mehr zu finden."

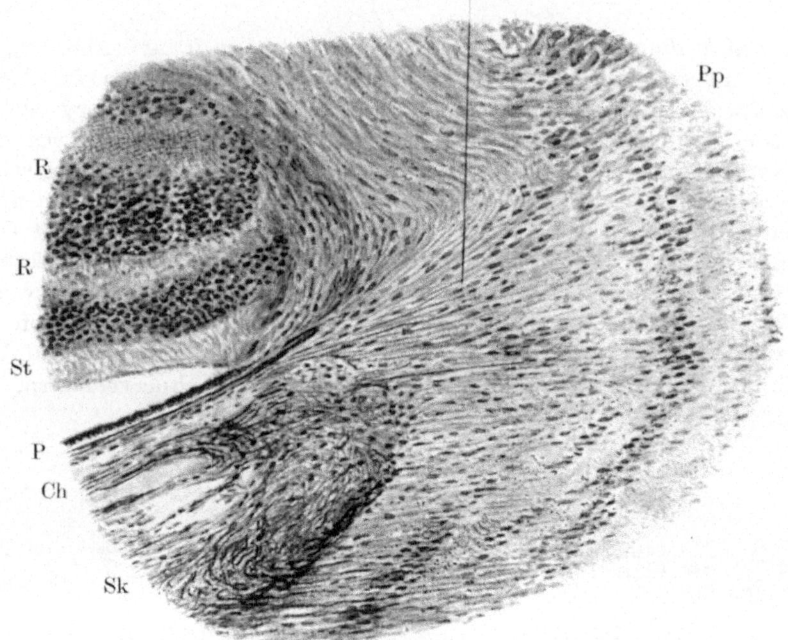

Abb. 93. Der Schnitt (Carminfärbung) zeigt in starker Vergrößerung einen umschriebenen Bezirk des Sehnervenkopfes nebst Endigung der Aderhaut an demselben auf der temporalen Seite.

Man sieht auf das unzweideutigste, wie die Aderhaut fächerförmig in die Substanz des Sehnervenkopfes ausstrahlt. Bf Bindegewebsfasern. die von der Aderhaut fächerförmig in den Sehnervenkopf ausstrahlen. Pp Papille. R Retina. St Stäbchen. P Pigmentepithel. Ch Chorioidea. Sk Sklera. L. cr. Beginn der Lamina cribrosa.

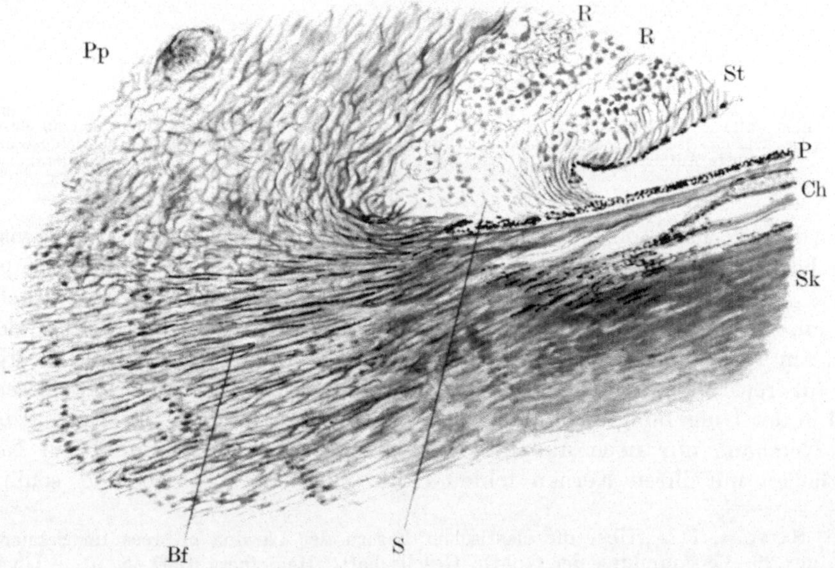

Abb. 94. Der Schnitt (Bindegewebsfärbung nach MALLORY) zeigt, gleich wie Abb. 93, in starker Vergrößerung einen umschriebenen Bezirk des Sehnervenkopfes nebst Endigung der Aderhaut an demselben auf der temporalen Seite.

Auch hier sieht man ganz einwandfrei, wie die bindegewebsartigen Elemente der Aderhaut fächerförmig in den Sehnervenkopf ausstrahlen. Bf Bindegewebsfasern, die von der Aderhaut fächerförmig in den Sehnervenkopf ausstrahlen. Pp Papille. R Retina. St Stäbchen. P Pigmentepithel. Ch Chorioidea. Sk Sklera. S Ende der Retina, welches mit dem Pigmentepithel und der Lamina elastica chorioideae feste Verbindung aufweist.

förmig (Schlinge temporalwärts offen) nach außen abgezogen, was sehr deutlich auf Abb. 89 zu sehen ist, wobei natürlich die abgezogenen Netzhautpartien (Neuroepithelien) atrophieren und nur noch am Schlingenkopfe annähernd zu erkennen sind.

Die Aderhaut fehlt in *dem* Gebiete des Konus, *welches die nach außen gezerrten Nervenfaserschlingen aufweist*, also nicht deshalb, weil sie durch den Druck dieser Nervenfasern atrophiert ist, wie HEINE glaubt, sondern deshalb, weil sie aus diesem ganzen Gebiete weggezogen wurde und gleichzeitig die Sehnervenfasern mittels ihrer fächerförmig in den Sehnervenkopf ausstrahlenden Bindegewebsfasern hinter sich her zwischen Sklera und Retina wegschleppte. Temporalwärts von dieser Nervenfaserschleife ist die Aderhaut, anfänglich mehr oder weniger atrophisch, wieder vorhanden. *Diese* Atrophie ist eine *Zerrungs-* oder *Dehnungsatrophie.* An dieser Erklärung vermag, unserer Ansicht nach, die nicht zu leugnende Tatsache nichts zu ändern, daß man bisweilen noch Reste von Aderhautgewebe auch im ganzen Konusgebiete antrifft. In diesen Fällen konnte sich eben die Aderhaut nicht *restlos* zurückziehen. Daß bei diesen Konusbildungen nicht nur die Membrana elastica, sondern auch die Aderhaut in toto nach außen gezerrt wird, geht schon daraus hervor, daß die Aderhaut eben auf der nasalen Seite der Papille samt der über ihr liegenden Netzhaut auf den Sehnervenkopf hinaufgezogen wird (Supertraktion, s. Abb. 88). **Nicht nur die eng umschriebene Aderhautpartie temporal von der Papille wird also nach außen gezerrt, sondern die gesamte Aderhaut des hinteren Bulbusabschnittes.** Nur auf diese Weise kann man die Supertraktion erklären; jede andere bisher gegebene Erklärung ist gezwungen und unglaubwürdig. Daß bei dem Prozesse, welcher Lamina elastica samt Aderhaut im hinteren Bulbusabschnitte nach außen zerrt, häufig auch die Lederhaut sich beteiligt, geht aus zahlreichen Beschreibungen und Abbildungen von Coni und aus der sog. Aufklappung des Skleroticalkanales nach außen bei myopen Augen hervor.

3. *Das Staphyloma posticum verum s. Sclerectasia posterior.* Unter dieser Bezeichnung versteht man das ophthalmoskopische Sichtbarwerden der meist buckelförmigen oder terrassenförmigen Ausbuchtungen des hinteren Bulbusabschnittes. Der Name „Staphyloma verum" stammt von ALBRECHT V. GRAEFE. WEISS und MASSELON, nach ihnen CASPAR und OTTO haben erneut Ende des verflossenen Jahrhunderts die Aufmerksamkeit der Ophthalmologen auf diese charakteristischen ophthalmoskopischen Veränderungen bei hoher Myopie gelenkt. Nach OTTO [1]) findet man das Staphyloma verum in etwa 15% der hochgradig myopen Augen. Charakteristisch für die Sclerectasia posterior sind ausgesprochene Faltenbildungen in den hinteren Fundusbezirken, meist auf der temporalen Seite. Die in der Regel halbkreisförmig verlaufenden Falten oder Stufenbildungen zeigen in ihrem tieferen Teile eine deutliche Schattenbildung. Die Netzhautgefäße knicken an ihnen plötzlich um, ähnlich wie bei der glaukomatösen Exkavation. Die auf jede Faltenbildung folgende ausgedehntere Partie des Augenhintergrundes zeigt hellere Färbung und deutlich höhere myope Refraktion bei der Untersuchung im aufrechten Bilde mittels des Augenspiegels. Auch treten in diesen ausgebuchteten Partien sehr häufig in ausgeprägter Weise

---

[1]) OTTO, F.: Beobachtungen über hochgradige Kurzsichtigkeit und ihre operative Behandlung. Arch. f. vergl. Ophth. Bd. 43, H. 2 u. 3, S. 323 u. 543. 1897.

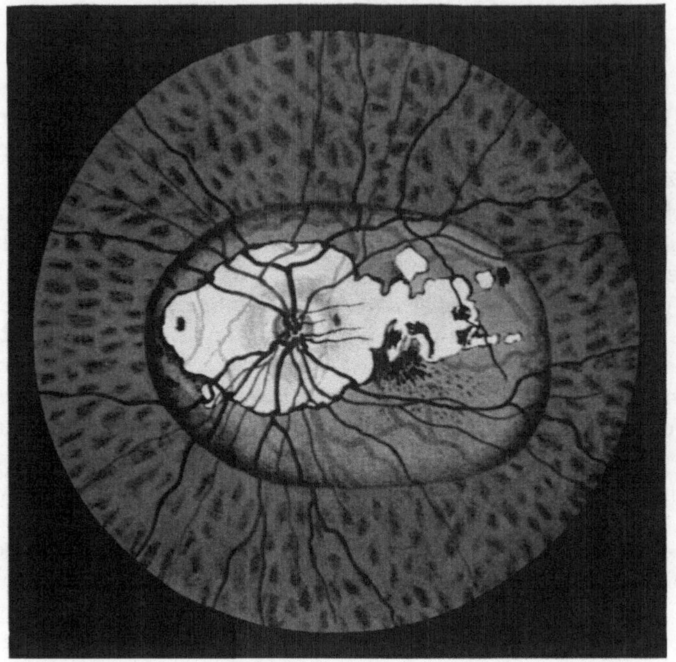

Abb. 95. Staphyloma posticum verum. (Nach OTTO.)
Der hinterste Bulbusabschnitt ist staphylomatös ektasiert, der ganze Bezirk heller verfärbt mit sichtbaren Chorioidealgefäßen und stärkerer myoper Refraktion. Am Rande der Ektasie Schattenbildung und Umknickung der Netzhautgefäße. Außerdem ein ausgedehnter ringförmiger (weiß) myoper Konus, der weit in die Makulagegend hineinragt.

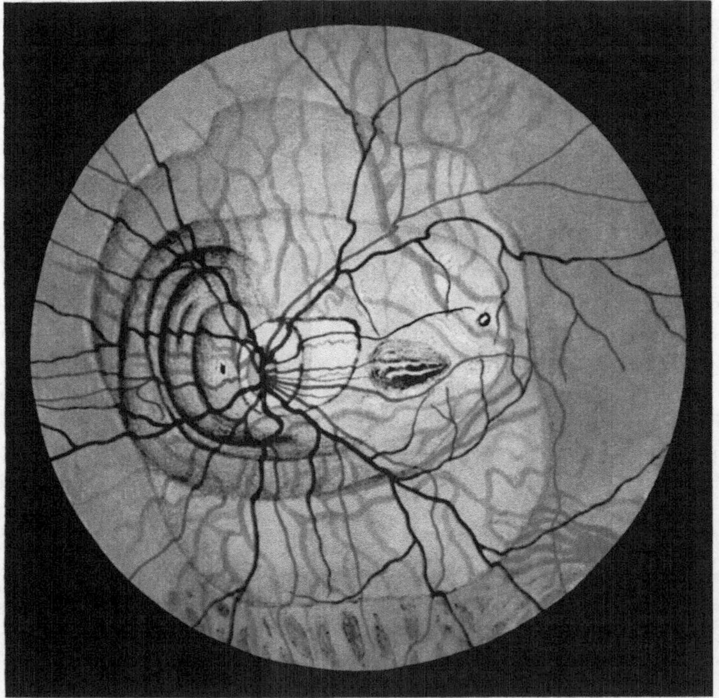

Abb. 96. Zahlreiche terrassenförmige Sklerektasien im hinteren Bulbusabschnitte. (Nach OTTO.)
Bei jeder neuen Ausbuchtungsstufe Schattenbildung und erneutes Umknicken der Netzhautgefäße. Im Gebiete der gesamten staphylomatösen Hintergrundsteile hellere Fundusfarbe und Sichtbarwerden der Chorioidealgefäße. Dazu kleinerer, ringförmiger, temporalwärts mehr ausgedehnter Conus myopicus und myope Makulaveränderungen.

die Chorioidalgefäße zutage, wohl infolge eines Schwundes der Pigmentepithelien (Abb. 95). Oft sieht man mehrere solcher Stufen oder Faltenbildungen terrassenförmig aufeinanderfolgen (Abb. 96). Neben dem Staphyloma posticum beobachtet man sehr häufig gleichzeitig einen mehr oder weniger ausgebildeten Conus myopicus (Abb. 95 u. 96).

Die Gefahren der Kurzsichtigkeit: Wenngleich mehrmals, selbst von ophthalmologischer Seite die Ansicht ausgesprochen wurde, die Myopie stelle einen begehrenswerteren Refraktionszustand, speziell für die Kulturmenschen, dar als die Emmetropie, da sie ein müheloseres Arbeiten in der Nähe, ein Arbeiten

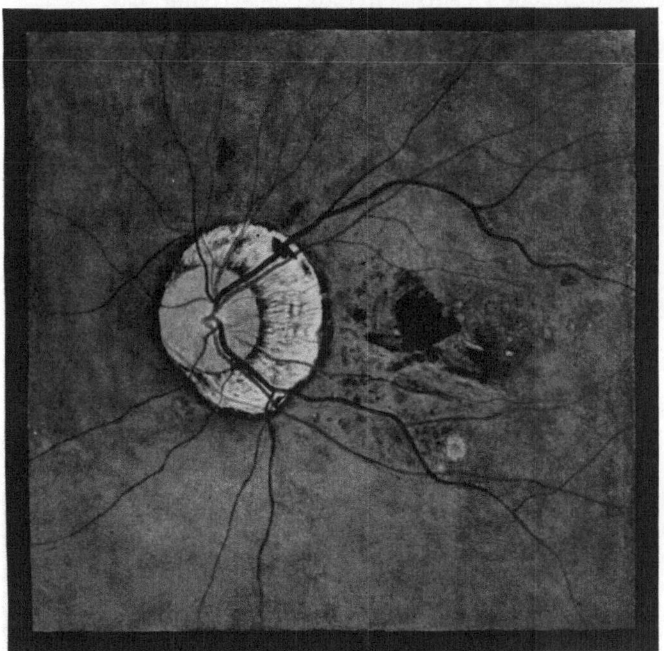

Abb. 97. Myoper Konus nach außen mit beginnenden myopen Makulaveränderungen.

ohne künstliche Hilfe im Alter ermögliche, können doch die schweren Gefahren, welche manchen Augen mit höherer Kurzsichtigkeit drohen, nicht geleugnet werden.

Abgesehen davon, daß durch den Dehnungsprozeß des hinteren Bulbusabschnittes bei manchen höher myopen Augen die feinen Netzhautelemente auseinandergerissen und mehr oder weniger geschädigt werden können, was in einer Abnahme der Sehkraft sich kundgibt [1]), abgesehen von den Veränderungen des Glaskörpers, welche man häufig bei Kurzsichtigen findet und welche als flottierende Flecken oder Punkte, sog. Mouches volantes vom Patienten unangenehm und störend empfunden werden, beruhen die Hauptgefahren der

[1]) Heine fand (l. c. Arch. f. Augenheilk. Bd. 40, H. 2) in der Makulagegend Degenerationen und Verklumpungen der Neuroepithelien. Die dünnste, foveale Stelle der Retina wird bei der Dehnung der Membran vornehmlich geschädigt.

höheren Kurzsichtigkeit darin, daß die Aderhaut infolge ihrer Dehnung nicht nur im Gebiete des myopen Konus, sondern auch bald isoliert in der Makulagegend, bald mehr herdförmig oder mehr diffus im hinteren, meist temporalen Bulbusabschnitte geschädigt wird und atrophiert. Die Hauptgefahr der hohen Myopie ist aber die Abhebung der Netzhaut (Solutio s. Ablatio retinae).

1. *Die sog. zentrale Chorioiditis bei Myopie.* Sie tritt in der Regel nur bei den höheren und progressiven Formen der Kurzsichtigkeit auf.

Klinisch macht sie sich durch Abnahme der zentralen Sehschärfe, durch Metamorphosien (Verzerrtsehen der Außenwelt) und schließlich durch das Auftreten eines wirklichen zentralen Skotomes bemerkbar.

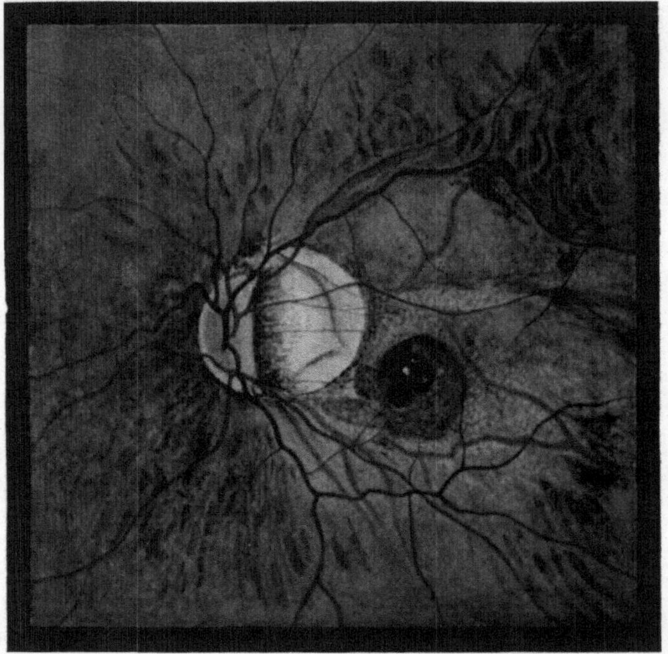

Abb. 98. Ausgedehnter myoper Konus mit Pigmentresten und Chorioidealgefäßen. Myope Makulaveränderungen mit Hämorrhagie.

Bei der Untersuchung mit dem *Augenspiegel* sieht man anfänglich meist nur einen einzigen oder mehrere gelbliche, in der Makulagegend gelegene, Flecken, die sich bald mehr oder weniger pigmentieren und weiß werden können, so daß sie chorioiditischen Herden ähnlich sehen (Abb. 97). Oft werden diese Krankheitsprozesse auch eingeleitet durch chorio-retinale Hämorrhagien oder solche Blutungen gesellen sich in der Folge zu den bereits entwickelten zentralen Krankheitsherden (Abb. 98). Bisweilen, allerdings seltener, zeigt sich gleich zu Beginn der Erkrankung ein schwarzer, bald runder, bald mehr ovaler Fleck im Zentrum der Makula (Abb. 99), der sich später etwas aufhellt, sich mit einem helleren Hofe umgibt (Abb. 100) und mit außerordentlich schwerer Schädigung des zentralen Sehvermögens bei schlechtester Prognose einhergeht.

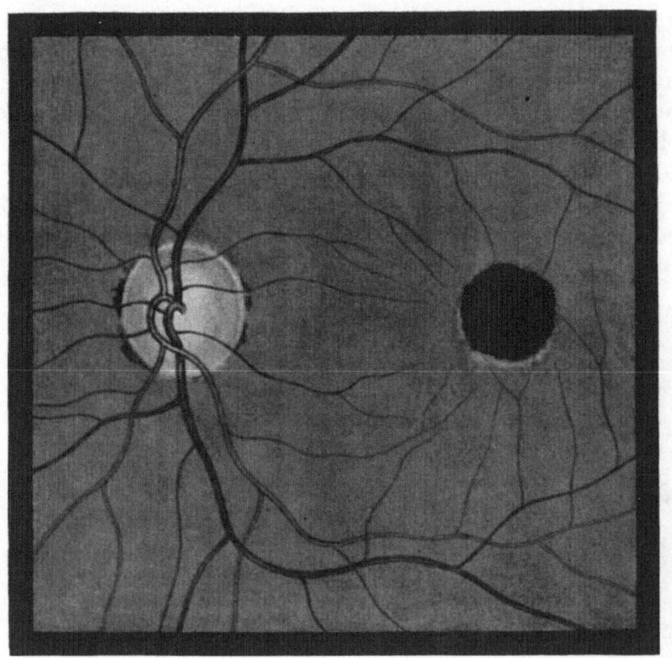

Abb. 99. Der gefürchtete schwarze Fleck in der Makulagegend bei hoher Myopie.

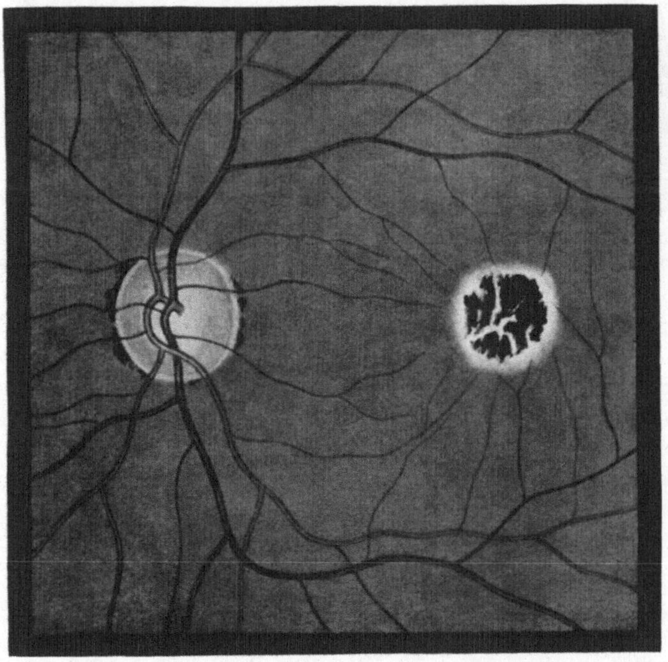

Abb. 100. Der gleiche schwarze Makulafleck wie auf Abb. 99 in späterem Stadium zerklüftet und mit hellem Hofe umgeben.

Anatomisch handelt es sich bei der zentralen Chorioiditis myopum durchaus nicht, wie der Name glauben machen will, und wie man früher auch tatsächlich annahm, um eine eigentliche Entzündung, sondern man hat es hier zu tun mit dem Resultate einer Dehnung und Zerrung von Aderhautteilen in der Gegend der Macula lutea.

Bald findet man mannigfache isolierte Veränderungen der Pigmentepithelien, wie Fehlen derselben oder Ersatz derselben durch faserige Zellen oder Wucherungen der Pigmentzellen und Bildung von wirklichen Pigmentklumpen, die in die äußeren Schichten der Retina hineinreichen können.

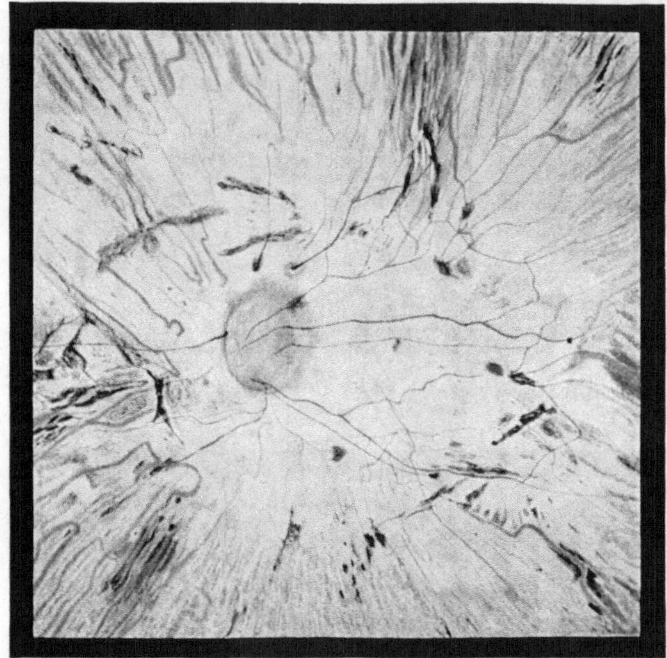

Abb. 101. Diffuse Atrophie der ganzen Aderhaut infolge der starken myopen Dehnung bei hoher progressiver Kurzsichtigkeit. Sekundäre Atrophie der Netzhaut und des Sehnerven.

Sehr häufig zeigen sich im weiteren, wohl primär, Dehiszenzen der Lamina elastica, an welche sich, als Reaktion, regenerative und reparative Prozesse von seiten des Aderhautstromas und der Pigmentepithelien anschließen [1]). Es werden also die Dehnungseinrisse der Lamina elastica durch Narbengewebe, oft durch allzu reichliches, ebenso durch gewucherte Pigmentepithelien ausgefüllt.

Solche zentralen Narben- und Schwartenbildungen führen aber nur zu leicht zu schweren Schädigungen der über ihnen liegenden feinen Netzhautelementen.

Auch der schwarze Fleck in der Makulagegend, der von Förster [2]) zuerst beschrieben und von Fuchs [3]) neuerdings zum Gegenstande eingehender Studien

[1]) Salzmann: Die Chorioidalveränderungen bei hochgradiger Myopie. Ber. üb. d. 29. Vers. Heidelberg 1902. S. 122. — Heine: Über Zerreißungen der Elastica im kurzsichtigen Auge der Ophth. Ges. Ber. üb. d. 30. Vers. Heidelberg 1902. S. 333. — [2]) Förster: Ophthalmologische Beiträge 1862. S. 55. — [3]) Fuchs: Der zentrale schwarze Fleck bei Myopie. Zeitschr. f. Augenheilk. Bd. 5, S. 174.

gemacht wurde, beruht, wie LEHMUS [1]) gezeigt hat, ebenfalls auf einer Wucherung von Pigmentepithelien. Das Primäre dürfte vielleicht auch hier ein durch Dehnung hervorgerufener Laminadefekt sein.

2. *Diffuse oder multiple, enger lokalisierte Atrophien der Aderhaut im hinteren Bulbusabschnitte und die Ausdehnung des myopen Konus in das Gebiet der Makula.* Unter dem Einflusse der zunehmenden Dehnung der hinteren Bulbuswandung kann die Aderhaut auch *diffus* in großer Ausdehnung atrophieren (Abb. 101). Es kommt auch hier zu zahlreichen feinen Dehiszenzen der Lamina mit den entsprechenden reaktiven Narbenprozessen. Bisweilen besitzt die Aderhaut-

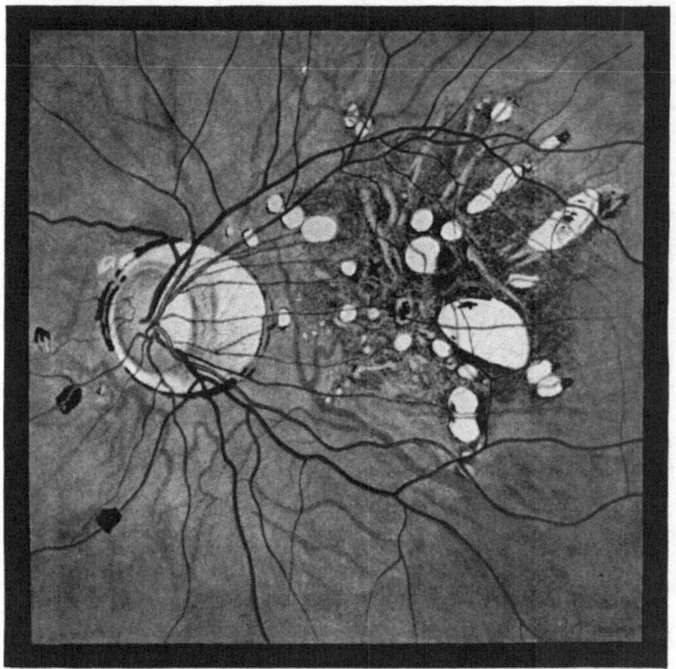

Abb. 102. Zahlreiche atrophische Aderhautherde im hinteren Fundusabschnitte, speziell in der Makulagegend. Großer myoper Konus.

atrophie weniger einen diffusen Charakter, sondern es treten zahlreiche, einzelne, bald größere, bald kleinere atrophische Aderhautherde in den hinteren Fundusbezirken, ganz speziell auf der temporalen Seite auf (Abb. 102), oder schließlich kann sich unter dem Einflusse der zunehmenden Dehnung ein einfacher temporaler Konus mehr und mehr gegen die Makulagegend zu ausbreiten (Abb. 86).

Alle diese Prozesse führen zu zentraler oder parazentraler Skotombildung, die diffuse Aderhautatrophie aber zu ganz bedeutenden, an völlige Erblindung grenzenden, Sehstörungen.

3. *Die Netzhautablösung, Solutio s. Ammotio retinae.* Bei der Netzhautablösung sieht man anfänglich einen Teil der Netzhaut an beliebiger Stelle als graue Membran in den Glaskörperraum sich vorwölben. Auf diese Membran, welche stark

[1]) LEHMUS, EMILIE: Die Erkrankungen der Macula lutea bei progressiver Myopie. Inaug.-Diss. Zürich 1875.

hypermetrope Refraktion aufweist, steigen die Retinalgefäße in deutlichem Bogen aus der Ebene der an normaler Stelle liegenden Netzhaut hinauf. Bei Augenbewegungen kann man an dieser Netzhautblase (unter der abgehobenen

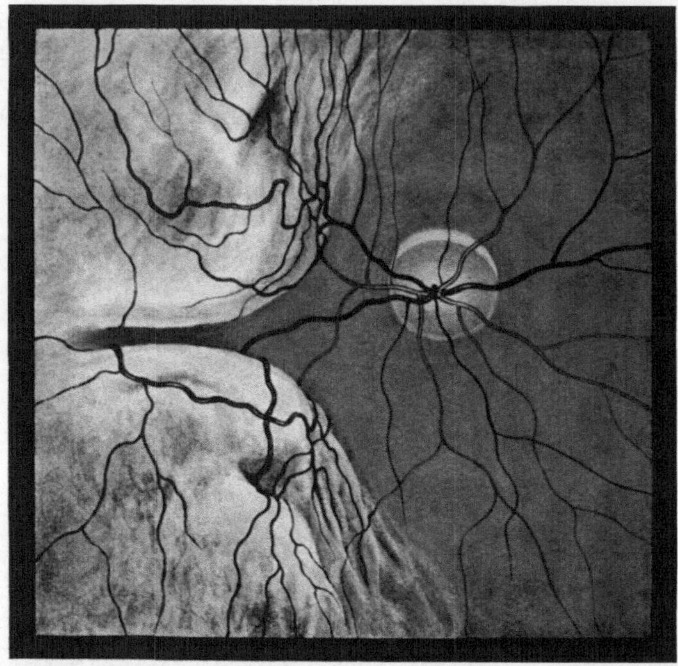

Abb. 103. Solutio retinae bei hoher Myopie (zwei mächtige Netzhautblasen im unteren Bulbusabschnitte, auf welche die Netzhautgefäße im Bogen hinaufsteigen müssen).

Netzhautpartie findet sich meist Flüssigkeit) oft ebenfalls deutlich schwabbende Bewegung erkennen. In der Folgezeit rückt jede Solutio in die unteren Teile des Auges, weil die subretinale Flüssigkeit sich senkt, und hat in der Regel die Neigung, sich zu vergrößern und schließlich total zu werden (Abb. 103).

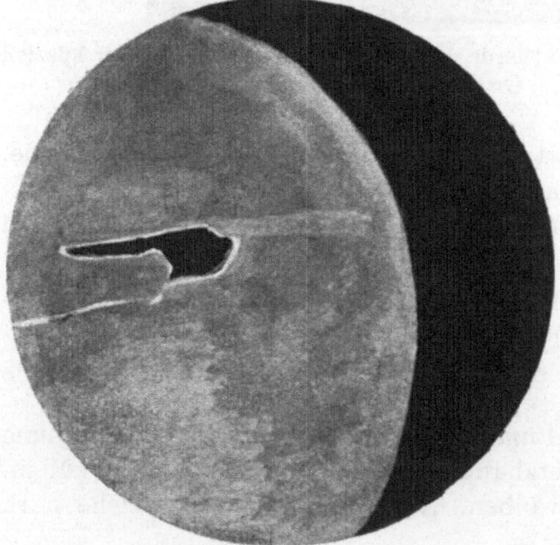

Abb. 104. Retinalriß in einer abgehobenen Netzhautpartie schon im auffallenden Lichte sichtbar.

Die abgehobene Retinalpartie verliert ihre Funktionsfähigkeit, daher findet man als erstes Symptom der Netzhautablösung eine entsprechende Einschränkung des Gesichtsfeldes. Entsprechend der Neigung der Netzhautablösung zur weiteren Ausbreitung besteht bei dieser Affektion die größte Gefahr der völligen Erblindung. Höhere, vor allem progressive Kurzsichtigkeit ist die häufigste Ursache der Netzhautablösung.

Was die *Ätiologie* der Solutio retinae angeht, so gibt uns die von LEBER begründete und von GONIN, v. HIPPEL und BIRCH-HIRSCHFELD bestärkte *Retraktionstheorie* befriedigenden Aufschluß. Es kommt bei Augen mit höherer Kurzsichtigkeit zu eigentümlichen Veränderungen des Glaskörpers, der vor allem in den peripheren Netzhautbezirken eine zellighäutige Gewebsschichte bildet, welche der Innenfläche der Netzhaut aufliegt, mit derselben mannigfache feste Verbindungen eingeht und bei ihrer Schrumpfung durch einen parallel der Netzhautoberfläche wirkenden Zug die Netzhaut faltet, von ihrer Unterlage abzieht und vor allem an umschriebenen Stellen Netzhautrisse herbeiführen kann, welche der Glaskörperflüssigkeit gestatten, hinter die Netzhaut zu gelangen und dieselbe zur Abhebung zu bringen. Bei frischen Netzhautablösungen infolge hoher Myopie findet man recht häufig bei genauer Prüfung des Augenhintergrundes tatsächlich solche, meist peripheren, Einrißstellen (Abb. 104—106). Nach SCHREIBER soll, allerdings ausnahmsweise, eine Netzhautablösung durch primäre Exsudation von seiten der Chorioidea bei hoher Myopie zustande kommen können.

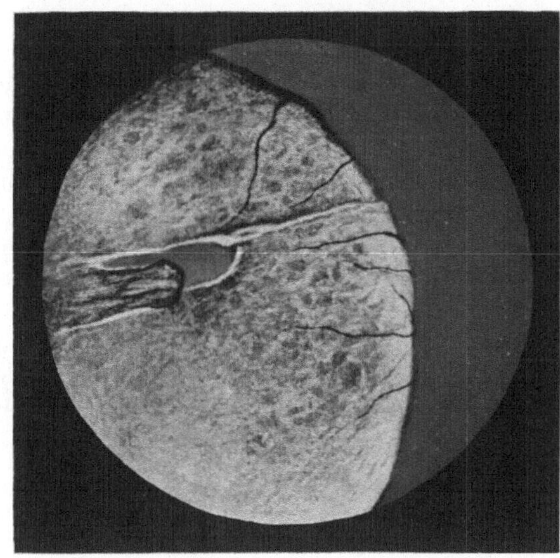

Abb. 105. Der gleiche Netzhautriß wie bei Abb. 104 bei der Betrachtung mit dem Augenspiegel.

Einteilung der Myopie: Man teilt die Myopie ein in solche von niederem, mittlerem und höherem Grade, je nachdem sie schwankt zwischen 1 und 6, 7 und 12, 13 und einer höheren Zahl von Dioptrien. Wichtiger ist vielleicht die alte Einteilung von DONDERS, der stationäre, zeitlich progressive und dauernd progressive Myopieformen unterscheidet.

Die stationären Formen weisen meist nur niedere Grade von Kurzsichtigkeit auf. Mit dem Abschlusse des Wachstums verändert sich dieselbe nicht mehr.

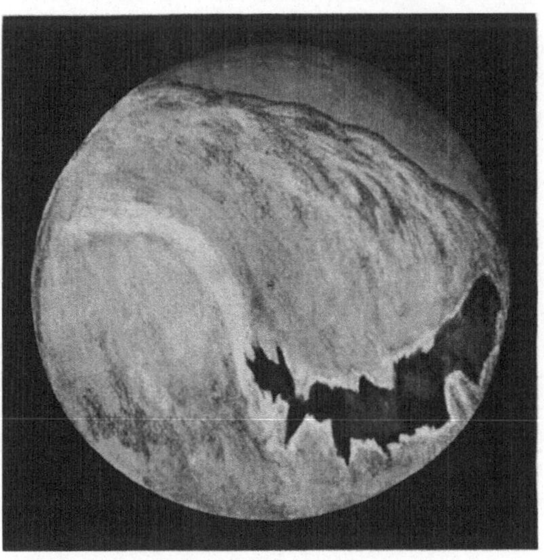

Abb. 106. Retinalriß bei Solutio retinae.

Bei den progressiven, speziell

bei den dauernd progressiven Formen finden wir meist die pathologischen Ausdehnungen in der hinteren Bulbusgegend und veranlaßt durch dieselben die bereits besprochenen mannigfachen, schweren Schädigungen der Netzhaut, die nicht zu selten selbst zur Erblindung führen.

Eine *moderne* Einteilung der Myopie würde vielleicht Myopien unterscheiden mit hoher oder niedriger Hornhautrefraktion, oder unter Zugrundelegung der Hintergrundsverhältnisse, Myopien, bei welchen sich nur einfache Coni oder schwere pathologische Hintergrundsveränderungen oder durchaus normale Fundusverhältnisse finden.

Als Vorarbeit für eine solche neue Einteilung der Myopie habe ich durch Herrn Dr. M. Erb, Assistent der Berner Klinik, 1000 kurzsichtige Augen aus der Berner Universitäts-Augenklinik zusammenstellen und nach den angegebenen Gesichtspunkten ordnen lassen und möchte hier nur kurz einige der wichtigsten und interessantesten Resultate mitteilen.

I. Bei den kurzsichtigen Augen liegt (soweit unser Material in Betracht kommt) in 46,3% ein *normaler* Hintergrund vor, ein *pathologisch veränderter* in 53,7%. Die *pathologischen* Veränderungen verteilen sich auf den isolierten Konus 33,1%, Makulaveränderungen 10,9% (mit oder ohne Konus), diffuse Hintergrundsveränderungen 9,7%.

Bei den *schwachen* (1—6,0 D.) Graden von Myopie wird am häufigsten ein normaler Hintergrund, seltener ein Konus und ganz selten eine Makula- oder diffuse Hintergrundsveränderung getroffen.

Bei den *mittelstark* (7—12,0 D.) kurzsichtigen Augen ist der normale Hintergrund schon ganz bedeutend seltener, während der einfache Konus doppelt so häufig und die schweren Hintergrundsveränderungen noch wesentlich zahlreicher vorkommen.

Bei den *hochgradig* (höher als 12,0 D.) kurzsichtigen Augen findet man einen normalen Hintergrund nur ausnahmweise, den Konus häufiger als bei den niederen Myopiegraden, aber ganz ungemein häufig, viel häufiger als bei den vorausgehenden Gruppen, zeigt sich hier die Makulaläsion oder die mehr diffuse Hintergrundsveränderung.

II. Bei *Kurzsichtigkeit ohne Hintergrundsveränderungen* findet sich ein pathologischer Hornhautastigmatismus in 43,6%.

Bei den *Myopien mit pathologischem Fundus* in 53,3%, also häufiger.

Vergleicht man noch die Fälle von einfachem Konus mit den Fällen, welche schwerere Hintergrundsveränderungen aufweisen, so zeigt sich, *daß ein pathologischer Astigmatismus entschieden viel häufiger vorkommt bei den schweren Hintergrundsveränderungen als beim Konus* (66,5% gegenüber 45%).

Die auffallende Erscheinung, daß bei Myopien mit schweren Hintergrundsveränderungen so viele Fälle von pathologischem Astigmatismus vorkommen, nämlich 66%, beruht weniger darauf, daß der Astigmatismus rectus zunimmt, als vielmehr darauf, daß der *Astigmatismus perversus* in ungewöhnlich häufiger Zahl auftritt (27% gegenüber 15% bei Myopie mit normalem Fundus und 10% bei Myopie mit Konus). Auf das häufige Auftreten von perversem Astigmatismus habe ich schon in den Arbeiten von Mende und Katel-Bloch verschiedentlich aufmerksam gemacht (wohl Folge von Druckerhöhung).

III. Die durchschnittliche Hornhautrefraktion zeigt bei den Gruppen der schwachen, mittelstarken und ganz starken Myopien nur bei den *Myopien mit normalem Hintergrund* einen Unterschied in dem Sinne, daß der Durchschnitt bei den hochgradigen Myopien etwa um 1,0 D. den Durchschnitt der Hornhautrefraktion bei den mittelstarken und schwachen Myopien übersteigt: Hornhautrefraktion 44,6 D. zu Hornhautrefraktion von 43,7 D.

Bei den *Myopien mit einfachem Konus* findet man bei allen drei Myopiegraden einen ähnlichen Durchschnitt der Hornhautrefraktion von 43,6 D.

Bei den *Myopien mit schweren Hintergrundsveränderungen* ist der Durchschnitt der Hornhautrefraktion bei sämtlichen Fällen *unter* dieser Durchschnittszahl von 43,6 D. Dies deutet uns an, *daß es sich bei der Zunahme der Kurzsichtigkeit jedenfalls nicht handeln kann um eine Zunahme der Hornhautrefraktion, sondern in der Regel um eine Ausdehnung der Bulbusachse.*

Therapie der Kurzsichtigkeit und ihrer Komplikationen: Die beste Therapie der Kurzsichtigkeit wäre ihre Verhütung, d. h. eine richtige *Prophylaxe.* Die Prophylaxe der Myopie soll jedoch erst gegen Ende dieses Kapitels behandelt werden.

Ist ein Auge kurzsichtig geworden und sieht es infolgedessen schlecht in die Ferne, so soll es durch *sphärische Konkavgläser* korrigiert werden. Gleichzeitig bestehender myoper Astigmatismus muß natürlich durch ein geeignetes Konkavzylinderglas ebenfalls ausgeschaltet werden. Während man früher der Ansicht war, die starke Akkommodation bei der Nahearbeit sei die Hauptursache der Kurzsichtigkeit, speziell der Progression derselben und man infolgedessen besonders für das Nahesehen die Kurzsichtigkeit nur ganz unvollständig korrigierte, ist man heutzutage, wo der Akkommodation kein Einfluß auf die Genese der Kurzsichtigkeit mehr eingeräumt wird, zur *Vollkorrektur* der Myopie übergegangen und hat mit derselben die besten Resultate erzielt [1]). Das vollkorrigierende Glas hat *immerfort,* auch beim *Fernesehen,* getragen zu werden. Wird die Myopie beim Fernesehen nicht korrigiert, so blinzelt der Kurzsichtige, d. h. er kneift seine Augenlider zusammen, um so seine Pupillen zu verkleinern und dadurch besser zu sehen. Das Zukneifen der Augenlider steigert aber den intraokularen Druck und wirkt so myopiebegünstigend.

Ganz besonders notwendig ist aber das *vollkorrigierende Glas* bei der *Nahearbeit.*

Wie im letzten Kapitel noch ausgeführt wird, soll die allzustarke Konvergenz (im weitesten Sinne) einen wesentlichen Anteil bei der Pathogenese und der Progression der degenerativen Myopie haben. Korrigieren wir die Myopie *voll,* so wird es dem Myopen ermöglicht, in *größerer* Entfernung zu lesen, zu schreiben, zu handarbeiten und infolgedessen weniger stark zu konvergieren.

Am zweckmäßigsten werden die vollkorrigierenden Gläser *beständig* getragen. Der immerwährende Wechsel von Korrektion und Nichtkorrektion der Kurzsichtigkeit kann nur von Schaden sein. Die Vollkorrektion der Myopie verbessert nicht nur die Sehschärfe ganz wesentlich, sondern sie ist mehr als

[1]) Heine: Über Vollkorrektur der Myopie. Ber. üb. d. 29. Vers. d. Ophth. Ges. Heidelberg 1901. S. 114. — Pfalz: Über die Entwicklung jugendlich myopischer Augen unter dem ständigen Gebrauch vollkorrigierender Gläser. Ber. üb. d. 29. Vers. d. Ophth. Ges. Heidelberg 1901. S. 103.

jede andere Maßnahme geeignet, der Progression des Leidens mit ihren Gefahren, den mannigfachen Hintergrundsaffektionen vorzubeugen, indem sie eine richtige Arbeitsdistanz von 30 cm gestattet [1]).

Die Regel der Vollkorrektion gilt natürlich nur für Kinder und relativ jugendliche Individuen; nach dem 40. Altersjahre muß für die Nahearbeit wegen der beginnenden Presbyopie das vollkorrigierende Konkavglas, das für die Ferne sein Recht behält, zunehmend geschwächt werden. Da man bei kurzsichtigen Kindern sehr häufig eine ungenügend entwickelte Akkommodationsbreite findet, weil sie in der Regel bei der Nahearbeit ihre Akkommodation nicht gebrauchen und üben, so ist die Verordnung der vollkorrigierenden Gläser für die Nähe an eine relative Akkommodation von 2,5 D. gebunden. (Das Kind muß nicht nur mit dem vollkorrigierenden Glase, sondern auch noch mit einem etwa um 2,5 D. überkorrigierenden Konkavglase deutlich in die Nähe sehen können.) Wo die relative Akkommodation fehlt, wird anfänglich ein schwächeres Konkavglas verordnet, bis die Akkommodation genügende Kraft erreicht hat, was in der Regel nach wenigen Monaten der Fall ist.

Besitzt der Kurzsichtige eine latente Divergenz, so wird oft die Vollkorrektur allein schon sehr günstige Wirkung entfalten. Ist die Divergenz aber zu hochgradig, so können mit den korrigierenden Konkavgläsern Prismen (Basis nasal) kombiniert werden, oder man versucht, die Prismenwirkung der starken Konkavgläser dadurch auszunützen, daß man dieselben etwas mehr als der Pupillendistanz entspricht, auseinandersetzt. Beträgt die Divergenz aber mehr als 12^0 und kommt man mit der Vollkorrektur mit oder ohne Prismen nicht zum Ziele, so wird die Tenotomie des Rectus externus zu empfehlen sein.

Im übrigen ist allen kurzsichtigen Kindern, wie auch den erwachsenen Personen mit höherem Grade von Kurzsichtigkeit gute Haltung bei der Nahearbeit, genügende Entfernung der Augen von Buch und Heft oder Handarbeit (30 cm) und gute Beleuchtung bei der Nahearbeit zu empfehlen. Auch soll die Nahearbeit auf das Nötige eingeschränkt und häufig von kurzen 1—2 Minuten dauernden Ruhepausen, während welchen die Augen zu schließen sind, oder in die Ferne zu sehen ist, unterbrochen werden.

Das Tageslicht ist, wenn möglich, dem künstlichen Lichte vorzuziehen.

Daß die Erfüllung dieser scheinbar einfachen Forderungen nicht sehr leicht ist, weiß jeder Hygieniker, vor allem die Lehrerschaft, zur Genüge. Gut beleuchtete Schulzimmer, einwandfreie künstliche Beleuchtungsquellen, zweckentsprechende Schulbänke, deutlicher Druck der Lehrbücher, richtige Schrift und vor allem viele Geduld und großes Verständnis, sowie unaufhörliches Ermahnen von Seiten der Lehrerschaft, um eine richtige Haltung und Arbeitsdistanz der Kinder zu erlangen, ist da vonnöten. Notwendig ist aber auch, daß Fehler der Augen, welche eine Herabsetzung der Sehschärfe bedingen, wie vor allem Hornhautastigmatismus, gleich beim Eintritt der Kinder in die Schule durch eine *obligatorische Eintrittsmusterung* festgestellt und vom Augenarzt korrigiert werden, denn bei ungenügender Sehkraft kann unmöglich eine richtige Entfernung von Augen und Heft verlangt und bei der Arbeit innegehalten werden.

---

[1]) Sattler: Zur Behandlung der Myopie. Klin. Monatsbl. f. Augenheilk. Bd. 44, S. 465. 1906.

Operative Behandlung der hohen Kurzsichtigkeit: Nach dem Vorgehen von FUKALA [1]) und VACHER [2]) kann die hohe Kurzsichtigkeit auch dadurch behoben werden, daß man in dem kurzsichtigen Auge die Linse entfernt.

Bei der Myopie ist das Auge im Verhältnisse zu seiner Brechkraft zu lang. Da man das Auge selbst nicht verkürzen kann, wie der Photograph seinen Apparat, so muß man sich bei der Operation an den dioptrischen Teil des Auges halten, den man durch Entfernung der Linse ganz wesentlich zu schwächen und so dem zu langen Auge anzupassen vermag.

Während man früher dieser Operation ziemlich weite Grenzen zog, ist man heute mit der Empfehlung derselben wesentlich vorsichtiger geworden. Man wird sie jedenfalls nur dann empfehlen können, wenn die Myopie wenigstens 18 D. beträgt, und wenn die Patienten stärkere Gläser nicht tragen wollen, weil sie mit denselben aus irgendeinem Grunde nicht zufrieden sind. Auch bei Kindern mit sehr hoher Kurzsichtigkeit ist die Operation schon deshalb empfehlenswert, weil man mittels der entstehenden Aphakie und der vorzuschreibenden Gläser die Arbeitsdistanz diktieren kann und so eine gewisse Hoffnung besitzt, das weitere Fortschreiten der Kurzsichtigkeit hemmen zu können.

Die Operation beginnt mit einer Diszission der Linsenkapsel, worauf Quellung und Trübung der Linse erfolgt. Dann werden die gequollenen trüben Linsenmassen durch eine Lineaextraktion entfernt. Schließlich muß noch der sich bildende Nachstar durchtrennt werden. Die Extraktion der *ungetrübten* Linse nach SATTLER [3]) und HESS kann ich auf Grund mehrjähriger Erfahrung, welche ich mit dieser Operationsmethode gewonnen habe, nicht empfehlen. Sie ist schwieriger und vor allem gefährlicher. Die Behauptung, die SATTLERsche Operationsmethode sei deshalb weniger gefährlich, weil sie nur aus *zwei* operativen Maßnahmen bestehe und nicht aus drei wie die FUKALAsche Methode, welche mit der Diszission eingeleitet wird, beruht meiner Ansicht nach auf einem Trugschlusse, denn nicht die *Zahl* der operativen Eingriffe bedingt die Gefährlichkeit, sondern die *Art* derselben. Bei Berücksichtigung dieses Momentes muß die FUKALAsche Operation entschieden als weniger gefährlich bezeichnet werden, weil die Ablassung der gequollenen, getrübten Linsenmassen unvergleichlich leichter zu bewerkstelligen ist als die Herausquetschung der ungetrübten Linsenfasern. Die Diszission als solche ist überhaupt vollkommen ungefährlich und kann als Operation kaum gerechnet werden. Daß man mit der SATTLERschen Methode tatsächlich auch mehr Verluste bei der Myopieoperation hat, als mit der FUKALAschen, habe ich seinerzeit in der Arbeit meines Schülers PAUSE [4]) nachweisen können.

---

[1]) FUKALA: Heilung höchstgradiger Kurzsichtigkeit durch Beseitigung der Linse. Leipzig, Wien: F. Deuticke 1891. — PFLÜGER, E.: Die operative Beseitigung der durchsichtigen Linse. Wiesbaden: J. F. Bergmann 1900.

[2]) VACHER: Traitement de la myopie progressive chorioidienne et prophylaxie du décollement de la rétine par l'extraction du cristallin transparent. Soc. d'opht. Paris 1891.

[3]) SATTLER: Über ein vereinfachtes Verfahren bei der operativen Behandlung der Myopie und die damit erreichten Ergebnisse. Ber. üb. d. 27. Vers. d. Ophth. Ges. Heidelberg 1891. — VOIGT: Über die operative Behandlung hochgradiger Kurzsichtigkeit mittels der primären Linearextraktion der klaren Linse und ihre Erfolge. Arch. f. Ophth. Bd. 54, S. 227. 1902.

[4]) PAUSE: Über Dauererfolge der operativen Behandlung hochgradiger Kurzsichtigkeit. Zeitschr. f. Augenheilk. Bd. 15, S. 115 u. 212.

Neben den großen Vorteilen, welche eine gut ausgeführte Myopieoperation bei geeigneten Fällen bietet, welche vor allem in einer oft bedeutenden Verbesserung der korrigierten Sehschärfe, dann in der Möglichkeit, die meist nur noch schwachen konvexen und konkaven Korrekturgläser auch wirklich dauernd zu tragen, und in der Fixierung einer Normalarbeitsdistanz bestehen, birgt die Operation aber auch gewisse Gefahren und Nachteile. Abgesehen von der Infektionsgefahr, die heutzutage kaum mehr in Betracht kommen sollte, entwickelt sich bei einigen Prozenten der Operierten früher oder später Netzhautablösung, besonders wenn es bei der Operation zu Glaskörperverlust kam. Ob in jedem dieser Fälle die Operation für die Netzhautablösung anzuschuldigen ist, bleibt zweifelhaft, da auch bei den nicht operierten, hochgradig myopen Augen in ähnlichem Prozentsatze Solutio retinae eintritt.

Dem Fehlen der Akkommodation nach der Operation muß durch eine zweite Arbeitsbrille (oder Doppelfokusglas) Rechnung getragen werden. Die Operation hat auch die Hoffnungen, welche man auf sie in bezug auf die Sistierung der Myopieprogression gesetzt, nicht ganz erfüllt.

Was die *Behandlung* der schweren *Hintergrundsveränderungen*, welche durch die Myopie bedingt sein können, angeht, so gilt ganz allgemein, auf was wir bereits hingewiesen, daß das Hauptaugenmerk auf die Prophylaxe gerichtet werden muß. In der Regel sieht man die schweren Hintergrundsveränderungen speziell bei jenen Kurzsichtigen auftreten, die ungenügend starke Arbeitsgläser tragen und infolgedessen sich übermäßig den Arbeitsobjekten nähern. Von der Richtigkeit dieser Behauptung habe ich mich im Laufe der letzten 20 Jahre immer wieder von neuem überzeugen können, weshalb ich auch ein absoluter Anhänger und Verteidiger der Vollkorrektur der Myopie geworden bin. Mit der Vollkorrektur soll nicht nur gegen die allzustarke Progression der Myopie angekämpft werden, sondern sie soll auch ein Hauptschutz gegen die schweren Gefahren der Kurzsichtigkeit, gegen die mannigfachen, ernsten Hintergrundsveränderungen bilden.

Sind schwere Hintergrundsveränderungen aber einmal wirklich aufgetreten, dann hat man nur bei den chorioidealen Veränderungen im hinteren Bulbusabschnitte, speziell bei der zentralen Chorioiditis, eine gewisse Aussicht auf Erfolg bei der Anwendung von wenigstens 10—20 starken 4—6%igen subkonjunktivalen NaCl-Injektionen. Das Auftreten des schwarzen Fleckens in der Makulagegend ist prognostisch sehr ungünstig, und was die Netzhautablösung angeht, so wird man durch subkonjunktivale 4—6%ige NaCl-Injektionen oder durch operative Behandlung (Punktion der Blase, Thermokauter, Elektrolyse der subretinalen Flüssigkeit mit entsprechender Bettruhe und Druckverband, oder durch die DEUTSCHMANNsche Durchtrennung der Glaskörperstränge) nur relativ selten einen vollen Erfolg zu erringen vermögen.

Ätiologie der Refraktionen.

Prophylaxe der Myopie.

Geschichte der Myopieforschung: Der erste, der nach jahrhundertelangen Irrungen eine richtige Definition der Kurzsichtigkeit gab, war KEPLER 1611. Daß zwischen Kurzsichtigkeit und Achsenlänge des Auges ein gewisser Zusammenhang bestehe, war auch zum Teil schon den Ärzten des 18. Jahrhunderts bekannt. So lehrte BOERHAVE 1708, daß die Kurzsichtigkeit in allzu großer Länge des Bulbus und zu großer Konvexität der Hornhaut ihre Ursache haben könne und er charakterisiert das kurzsichtige Auge bereits völlig richtig mit der Bemerkung, daß in ihm die Strahlen entfernter Objekte vereinigt werden, „ehe selbige zur netzförmigen Haut gelangen".

MORGAGNI scheint als erster 1761 den *anatomischen Nachweis* der Achsenverlängerung bei einem kurzsichtigen Auge erbracht zu haben. Auch GUÉRIN 1769 und RICHTER 1790 suchten in einer widernatürlichen Länge des Augapfels die anatomische Grundlage für die Kurzsichtigkeit. Über ein halbes Jahrhundert lang gerieten nun diese, teilweise jedenfalls durchaus richtigen, Auffassungen von der Grundlage der Myopie wieder in Vergessenheit, und erst durch die ARLTschen Untersuchungen vom Jahre 1834 verschaffte sich die Ansicht, daß die Achsenverlängerung die Myopie bedinge, rasch allgemeine Anerkennung, und zwar in der von ARLT gegebenen Fassung: „*Die Myopie als bleibender Refraktionszustand des Auges beruht im allgemeinen auf Verlängerung des Auges von vorne nach hinten.*"

DONDERS verdankt die Augenheilkunde die klare Scheidung und die klinische Bearbeitung der verschiedenen sphärischen Refraktionszustände. Durch eigene allerdings zu wenig zahlreiche und daher ungenügende Hornhautmessungen bei kurzsichtigen Augen kam DONDERS zu der Überzeugung, daß bei der Kurzsichtigkeit die Achse der schuldige Teil sein müsse, nicht die erhöhte Hornhautrefraktion und so haben die DONDERSschen Studien dazu beigetragen, die Ansicht zu befestigen, *daß die Kurzsichtigkeit fast ausschließlich von einer mit Staphyloma posticum in Verbindung stehenden Verlängerung der Sehachse abhänge.*

Eine weitere Etappe in der Geschichte der Kurzsichtigkeit bilden nun die Arbeiten COHNS *und seiner Schüler.* Während die bereits im Laufe der 40iger Jahre des 19. Jahrhunderts begonnenen Augenuntersuchungen von Schülern, sowohl in Bürgerschulen wie in Gymnasien, beinahe wertlos waren wegen der geringen Zahl der Untersuchten und der noch unmöglichen Ausscheidung der Übersichtigen (da die grundlegenden Arbeiten von DONDERS über die Hypermetropie noch nicht erschienen waren), kommt den COHNschen Untersuchungen ein bedeutend größerer Wert zu. COHN, der bekannte Schulhygieniker und Professor der Ophthalmologie in Breslau war der erste, der eine zu allgemeinen Schlüssen genügend große Zahl von Schüleraugen untersuchte. Er prüfte im Jahre 1865 bis 1866 die Augen von 10 060 Schulkindern in der Weise, daß zuerst in der Klasse eine Vorprüfung aller Schüler mit Schriftproben vorgenommen wurde, worauf dann eine Refraktionsbestimmung mittels des Augenspiegels bei denjenigen folgte, welche die Schriftprobe nicht in der normalen Entfernung gesehen hatten. Aus diesen COHNschen Untersuchungen, welche manche Mängel aufweisen, da sie z. B. schwache Grade von Kurzsichtigkeit unberücksichtigt ließen, die hypermetropen zum größten Teil nicht entdeckten und den Astigmatismus überhaupt ignorierten, ergab sich vor allem:

1. daß in den Dorfschulen weniger kurzsichtige Schüler vorhanden sind als in den städtischen Schulen,

2. daß die *Zahl* der Myopen in allen Schulen, auch in den Dorfschulen, nur hier langsamer, von Klasse zu Klasse steigt, daß also die Zahl der Kurzsichtigen im geraden Verhältnis steht zu der längeren Anstrengung, welche man den Augen der Schulkinder zumutet. So fand COHN folgende Prozente von Kurzsichtigen:

Klasse:	I	II	III	IV	V	VI
Realschule:	9	16,7	19,2	25,1	26,4	44,0%
Gymnasium:	12,5	18,2	23,7	31,0	41,3	55,8%

Also mehr als die Hälfte der Primaner war kurzsichtig.

3. Fand COHN, daß auch der *Grad* der Kurzsichtigkeit von Klasse zu Klasse in allen Schulen steigt. Er fand in den einzelnen Klassen folgende Durchschnittszahlen in Dioptrien ausgedrückt:

Klasse:	I	II	III	IV	V	VI
Realschule:	1,8	1,9	1,9	1,9	1,9	2,3 D.
Gymnasium:	1,8	1,9	1,9	2,1	2,4	2,4 D.

Diese Befunde COHNS waren allerdings sehr auffallende und nicht gerade ermunternde Ergebnisse, besonders da sie schwere Anklagen gegen die Schule und den Schulunterricht, welchen sie direkt für die Entstehung und Progression der Kurzsichtigkeit verantwortlich machten, erhoben. Kein Wunder, wenn bald aus allen Richtungen der Kulturstaaten zahllose Arbeiten über die Resultate von Augenuntersuchungen in Schulen erschienen, die im allgemeinen die Angaben COHNS, wenigstens was die Kurzsichtigkeit betrifft, nur bestätigten. Unter diesen zahlreichen Nachuntersuchungen verdient vor allem die Publikation von ERISMANN aus dem Jahre 1871 ganz spezielle Beachtung.

ERISMANN untersuchte in St. Petersburg 4368 Schüler mit SNELLENS Tafeln in 6 m Abstand. Die Hypermetropie wurde insofern genauer bestimmt als durch COHN, als auch jenen Schülern, welche eine *gute* Sehschärfe besaßen, Konvexgläser zum Lesen vorgelegt wurden.

ERISMANN fand so bei den 4368 Schülern

26 % Emmetropie
30,2% Myopie
43,3% Hypermetropie.

Während aber die Myopie in den niederen Klassen gering, die Hypermetropie sehr hoch war, stieg die Zahl der Myopen von Klasse zu Klasse, wobei die Zahl der Emmetropen gleich blieb. Folgende, von COHN etwas abgerundete Tabelle ERISMANNS gibt einen Überblick über die interessanten Befunde:

Klasse:	I	II	III	IV	V	VI	VII	VIII	IX
Myopie:	13,6	15,8	22,4	30,7	38,4	41,3	42,0	42,8	41,7%
Hypermetropie:	67,8	55,6	50,5	41,3	34,7	34,5	32,4	36,2	40,0%
Emmetropie:	18,6	28,0	26,4	27,3	26,4	24,2	25,0	21,0	18,3%
Summe:	100	100	100	100	100	100	100	100	100%

In den unteren Klassen sind also $^2/_3$ der Schüler hypermetrop. ERISMANN fand in einzelnen Klassen bis zu 76—78,6% der Schüler hypermetrop. Da, wie eingangs erwähnt, im jugendlichen Alter bei einer großen Zahl von Individuen ohne Atropin die Hypermetropie durch Konvexgläser gar nicht zu eruieren ist, die Zahl der Hypermetropen in den ersten Klassen also sicher diese Befunde noch übersteigt, kam ERISMANN zu dem Schlusse, daß *Hypermetropie* der *normale*, der *gewöhnliche Refraktionszustand* des *jugendlichen, unverdorbenen Auges* sei, und daß das, was man Emmetropie nennt, und mehr noch die Myopie

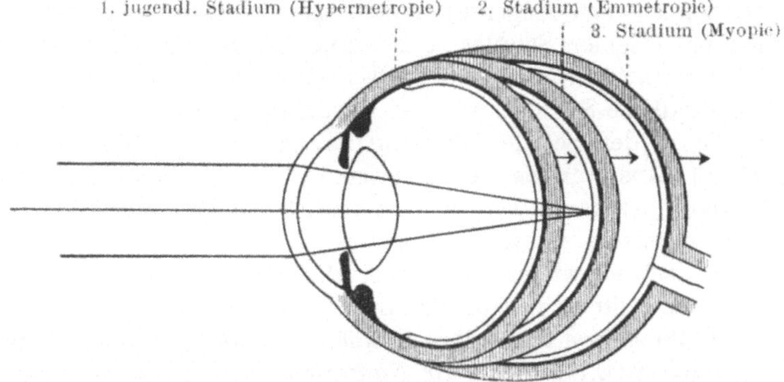

Abb. 107. Entwicklungsgang der Refraktion des menschlichen Auges. Das jugendliche Auge ist im Verhältnis zu seiner Brechkraft zu kurz, im Laufe der Entwicklung wird es aber länger und kann so emmetrop ja sogar myop werden.

für dieses Alter Ausnahmezustände seien. Von diesen Hypermetropen bleibt aber nur der kleinere Teil mit zunehmendem Alter hypermetrop; eine große Zahl wird emmetrop, ja selbst myop, nachdem sie das Zwischenstadium der Emmetropie durchlaufen.

Um diese wohlbegründete Ansicht ERISMANNS noch völlig sicherzustellen, bedurfte es einer Untersuchung von Schülern, deren Akkommodation zuvor durch Atropin gelähmt war, so daß etwa vorhandene Hypermetropie manifest wurde und nicht mehr durch Akkommodationsanstrengungen verborgen werden konnte. Es war wiederum COHN, der als erster und meines Wissens (DÜRR ausgenommen, der aber nur Homatropin anwandte, 1883) vorderhand als einziger solche Untersuchungen bei 240 Kindern im Jahre 1871 in der Dorfschule von SCHREIBERHAU ausführen konnte. COHN fand so, daß *jedes scheinbar emmetropische* Auge nach Atropin-Einträufelung *hypermetropisch* ward. Er hat hiermit die Behauptung ERISMANNS, daß eine leichte Hypermetropie der normale Zustand des jugendlichen Auges sei, glänzend bestätigt.

Abb. 107 soll den Entwicklungsgang des menschlichen Auges in sehr vielen Fällen veranschaulichen. Anfänglich ist das Auge zu kurz, hypermetropisch;

parallel auffallende Strahlen vereinigen sich *hinter* der Netzhaut; mit der Anstrengung in der Schule und dem allgemeinen Wachstum dehnt sich das Auge nach hinten aus und wird emmetrop; die parallel auffallenden Strahlen vereinigen sich nun *auf* der Netzhaut. Endlich geht der Ausdehnungsprozeß nach hinten in vielen Fällen leider noch weiter, das Auge wird kurzsichtig; parallel auffallende Strahlen vereinigen sich jetzt *vor* der Netzhaut.

Daß das jugendliche Auge für das mühelose Fernesehen in der Regel etwas zu kurz gebaut, also etwas hypermetrop sei, mit dem Wachstum des ganzen kindlichen Organismus aber zur normalen Größe auswachse, war gut zu verstehen. Daß dieser Wachstumsprozeß aber so häufig über das Ziel hinausschießt, und zwar augenscheinlich unter dem Einflusse der Schule, d. h. der Anstrengung der Augen in der Schule und in direktem Verhältnisse zu dieser Anstrengung, wie die Arbeiten von COHN, ERISMANN und vielen anderen zur Evidenz zu erweisen schienen, das machte bei allen Schulhygienikern und Freunden der Jugend einen tiefen Eindruck.

Aus seinen eigenen Augenuntersuchungen in Breslau, ebenso wie aus den Untersuchungen seiner Schüler schloß nun COHN ohne weiteres, daß es sich bei der Kurzsichtigkeit um eine *pathologische* Verlängerung der Augenachse handle, und daß die Schuld an dieser Ausdehnung der Bulbusachse, wie bereits erwähnt, die in der Schule jahrelang zwangsweise geübte Nahearbeit trage. Diese Lehre COHNS war bis auf die letzten Jahre die beinahe alleinherrschende und man konnte es kaum wagen, über ihre Richtigkeit Zweifel zu äußern, ohne als Ketzer angesehen zu werden.

Seit COHN setzen, wie erwähnt, fast alle Erforscher der Ätiologie der Kurzsichtigkeit ohne weiteres voraus, daß die *Nahearbeit* die *Ursache* der Kurzsichtigkeit sei und alle suchen durch ihre Studien und Arbeiten ausschließlich die eine Frage aufzuklären: „*Wie kann die Nahearbeit zu einer pathologischen Verlängerung der Bulbusachse, d. h. zu Kurzsichtigkeit führen?*“ Mannigfache Theorien suchen auf ihre Weise diese Grundfrage zu beantworten. Während die einen die Akkommodation, welche vor allem bei der Nahearbeit eine Rolle spielt, als Erzeuger der Kurzsichtigkeit mit Hilfe von intraokularen Drucksteigerungen anschuldigen, suchen die andern durch die Konvergenzanstrengungen der Nahearbeit, welche mit bestimmten Muskelzerrungen und mit Muskeldruck auf den Bulbus einhergehen und hierdurch zur Erhöhung des intraokularen Druckes führen sollen, die pathologische Ausdehnung des Bulbus zu erklären. Wieder Andere vermuten den Grund für die pathologische Verlängerung der Augenachse in zu kurzen Sehnerven, welche bei langedauernder starker Konvergenz den hinteren Bulbusabschnitt verzerren und ausdehnen sollen. Auch in der Senkung des Kopfes und der Horizontalstellung des Gesichtes und in dem hiermit bedingten Herunterfallen der Augäpfel während der Nahearbeit erblicken einige (LEVINSOHN, POSSEK) das zur Verlängerung der Augenachse und zur Zerrung des Sehnerveneintrittes den Anstoß gebende Moment.

Eine andere Gruppe von Forschern kümmert sich weniger darum, *wie* die Nahearbeit zu Kurzsichtigkeit führt, sie weist nur nach, daß bestimmte Momente, wie Astigmatismus, Schichtstar und Hornhauttrübungen durch die Verminderung der Sehkraft die Augen zu abnormer Annäherung an Buch und Heft während der Nahearbeit zwingen und dadurch zur Myopieentwicklung disponieren.

Gerade in dieses Gebiet fallen verschiedene Arbeiten des Verfassers und seiner Schüler, über die kurz referiert werden soll[1]).

Privat-Material von Prof. SIEGRIST (nach Dr. MENDE).		Poliklin. Material d. Bernerklinik (nach Frau Dr. KATEL-BLOCH).	
696 Myope		*1152 Myope*	
davon mit path. Astigm.	392 = 56,32 %	*davon mit path. Astigm.*	758 = 65,80 %
353 ♂, davon m. path. A.	189 = 53,54 %	461 ♂, davon m. path. A.	271 = 58,78 %
343 ♀, „ „ „ „	203 = 59,18 %	691 ♀, „ „ „ „	487 = 70,48 %
Niedere Myopien 577		*Niedere Myopien 877*	
davon mit path. Astigm.	309 = 53,55 %	*davon mit path. Astigm.*	551 = 62,82 %
310 ♂, davon m. path. A.	158 = 50,97 %	361 ♂, davon m. path. A.	196 = 55,3 %
267 ♀, „ „ „ „	151 = 56,55 %	516 ♀, „ „ „ „	355 = 68,8 %
Hohe Myopien 119		*Hohe Myopien 275*	
davon mit path. Astigm.	83 = 69,75 %	*davon mit path. Astigm.*	207 = 75,28 %
43 ♂, davon mit path. A.	31 = 72,10 %	100 ♂, davon m. path. A.	75 = 75 %
76 ♀, „ „ „ „	52 = 68,42 %	175 ♀, „ „ „ „	132 = 75,44 %

Gesamt-Material		
	1848 Myope	
	davon mit path. Astigm.	1150 = 62,22 %
	814 ♂, davon mit path. A.	460 = 56,51 %
	1034 ♀, „ „ „ „	690 = 66,73 %
	Niedere Myopien 1454	
	davon mit path. Astigm.	860 = 59,14 %
	671 ♂, davon mit path. A.	354 = 52,75 %
	783 ♀, „ „ „ „	506 = 64,62 %
	Hohe Myopien 394	
	davon mit path. Astigm.	290 = 73,60 %
	143 ♂, davon mit path. A.	106 = 74,12 %
	251 ♀, „ „ „ „	184 = 73,3 %

Tabelle V. Häufigkeit des Astigmatismus bei Myopie.

Die genannten Verfasser haben 1848 myope Augen in bezug auf ihren Astigmatismus untersucht (Tabelle V) und dabei festgestellt, daß sich bei diesen kurzsichtigen Augen in 56—65% ein *pathologischer* Hornhautastigmatismus zeigte, während bei einem allgemeinen Menschenmateriale ein pathologischer Astigmatismus doch nur in etwa 15% sich findet. Hieraus wurde nun geschlossen, daß Myopie und Astigmatismus in engen Beziehungen zueinander ständen, und zwar

[1]) SIEGRIST, A.: „Über die Notwendigkeit, die Augen der schulpflichtigen Kinder vor dem Schuleintritte untersuchen zu lassen.“ Klin. Monatsbl. f. Augenheilk. Bd. 44, Beilageheft, S. 1. — MENDE, E.: „Statistische Untersuchungen über die Beziehungen des Hornhautastigmatismus zur Myopie.“ Klin. Monatsbl. f. Augenheilk. Bd. 44, Beilageheft, S. 26. — KATEL-BLOCH, R.: „Die Beziehungen des Hornhautastigmatismus zur Myopie an Hand des Materials der Berner Universitäts-Augenklinik.“ Klin. Monatsbl. f. Augenheilk. Bd. 44, Beilageheft, S. 66.

höchstwahrscheinlich in kausalen, d. h. daß die Augen mit pathologischem Astigmatismus zur Myopie ganz speziell disponiert seien, weil sie einerseits eine herabgesetzte Sehschärfe besitzen und andererseits zu Akkommodationsspasmen geneigt sind. Beide Umstände veranlassen die betreffenden Kinder zur übermäßigen Annäherung an die Arbeitsobjekte, wodurch die Bedingungen zur vermeintlichen Myopiegenese gegeben sind.

Man könnte sich allerdings die auffallende Tatsache, daß so häufig pathologischer Astigmatismus bei Myopie vorkommt, auch noch auf die Weise erklären, daß die Momente, welche Kurzsichtigkeit erzeugen, auch Astigmatismus, und zwar vor allem Astigmatismus perversus, welcher bei Myopie ganz besonders häufig gefunden wird, hervorrufen.

Eine etwas besondere Stellung unter den verschiedenen Myopietheorien nimmt die STILLINGsche ein. Nach STILLING sind bei der Nahearbeit, z. B. beim Lesen, zwar alle äußeren Augenmuskeln, vor allem aber der *Rectus inferior* und der *Obliquus superior* beteiligt. Der M. obliquus superior ist nun sowohl in seinem Verlaufe wie in seiner Anheftungsweise den verschiedensten Mannigfaltigkeiten unterworfen. Bald zieht er mehr in sagittaler, bald mehr in Querrichtung über den Augapfel hinweg, bald steigt seine Sehne von der Trochlea steil herab, bald liegt sie dem Bulbus in großer Ausdehnung auf, schlingt sich um denselben herum, so daß auf diese Weise der Bulbus mitunter von diesem Muskel von oben nach unten komprimiert und so *während der Wachstumsperiode* gezwungen wird, sich in der Richtung seiner Längsachse auszudehnen. Je nach dem mehr sagittalen oder queren Verlauf dieses Muskels und dessen Zugwirkung kann auch die Papilla optica und mit ihr zugleich der ganze Skleroticalkanal seitwärts (meist temporalwärts) verzogen werden, wodurch die Innenwand des Skleroticalkanals in Form einer Sichel, eines Konus sichtbar wird (Abb. 80). Je nach dem Verlauf des Obliquus superior wird er also eine Kompression des Bulbus oder eine Verzerrung der hinteren Bulbuswand oder beides zusammen bewirken. Der abnorme, so schädigend auf das Wachstum des Auges wirkende Verlauf und Ansatz des M. obliquus sup. ist nach STILLING vor allem abhängig von der Lage der Trochlea. Bei hoher Orbita und infolgedessen hoher Lage der Trochlea wird der M. obl. sup. keinen schädigenden Einfluß auf den Bulbus auszuüben vermögen, wohl aber bei niederer Orbita mit niederer Lage der Trochlea. Daher kommt STILLING zum Schluß, daß die niedere Orbita bei Breitgesichtern, also die Chamäkonchie, die Bedingung der Kurzsichtigkeit, die hohe Orbita bei Schmalgesichtern, also die Hypiskonchie, die der Hypermetropie resp. Emmetropie sei. Da die Orbitalform von der Gesichts- und Schädelformation abhängt, ist nach STILLING die Myopiefrage eine Rassenfrage.

Kritik der bisherigen Forschungen: Alle diese Theorien vermochten die Myopiefrage nicht befriedigend zu lösen. Daß die Akkommodation den intraokularen Druck nicht erhöhe und somit bei der Genese der Myopie keine Rolle zu spielen vermöge, haben bereits HESS und HEINE (vgl. Kap. Akkommodation, S. 52) einwandfrei gezeigt. Aber auch gegen die anderen Theorien erheben sich mannigfach Schwierigkeiten und Einwände. Abgesehen davon, daß die STILLINGschen Messungsresultate von manchen Seiten bestritten werden, ebenso wie die Grundlagen der HASNER-WEISSschen Theorie, welche die Myopie dadurch zu erklären versuchte, daß bei einzelnen Individuen der Sehnervenstamm absolut oder relativ zu kurz sei, abgesehen davon, daß man ohne die etwas gekünstelte und nicht sehr glaubwürdige Annahme einer angeborenen Schwäche der hinteren Sklera nicht recht zu verstehen vermag, warum eine intraokulare Drucksteigerung bei Konvergenzanstrengungen nur die *hintere* Bulbuswandung, ganz speziell den temporalen hinteren Teil derselben, ausdehnt und nicht zu hydrophthalmischen Zuständen wie bei Glaukom Veranlassung gibt, bleibt das Auftreten von Myopien, und zwar bisweilen von ganz hochgradigen, bei Analphabeten, oft in frühester Jugend, vor dem Einsetzen des schädigenden Einflusses der Nahearbeit, völlig unerklärlich. Die ganze Myopieforschung, das geht auch aus der dauernden Sterilität derselben in den letzten Dezennien hervor, war in eine Sackgasse geraten.

Wenn auch bei manchen kurzsichtigen Augen die Augenachse pathologisch verlängert gefunden wird, so ist damit doch noch nicht bewiesen, daß es sich bei *jedem* kurzsichtigen Auge um eine Achsenverlängerung oder gar um eine *pathologische* Achsenverlängerung handle.

Wenn im ferneren durch die COHNschen Untersuchungen festgestellt wurde, daß die Kurzsichtigkeit in der Regel erst mit der Zeit des Schuleintrittes beginnt und nicht nur ihrer Zahl nach, sondern auch ihrem Grade nach von Klasse zu Klasse sich vermehrt und verstärkt, so ist damit nicht bewiesen, daß die *Schule*, daß die in der Schule von den Augen verlangten Anstrengungen, in einem Worte die *Nahearbeit* die Ursache der Kurzsichtigkeit wirklich darstelle. Es folgt aus diesen COHNschen Untersuchungen lediglich, daß *während der Schulzeit* irgendwelche Momente sich geltend machen, welche die Kurzsichtigkeit bei einzelnen Schülern zur Entwicklung bringen. Welches diese Momente sind, welches die wahren und tieferen Ursachen des Auftretens der Kurzsichtigkeit während der Schulperiode sind, sagen uns aber die COHNschen Untersuchungen und alle die tausendfachen, stets das gleiche wiederholenden Nachuntersuchungen in keiner Weise.

Es ist nun das große Verdienst STEIGERS[1]) (Augenarzt Zürich), die Myopieforschung aus dieser Sackgasse der Schulmyopie herausgezogen, sie von den COHNschen Irrlehren befreit und sie auf neue Bahnen gelenkt zu haben, indem er sie auf das Gebiet der Biologie wies.

Steigers Lehre von der Ätiologie der Refraktionen: Während man, wie bereits erwähnt, früher, besonders gestützt auf die Autoriät von DONDERS die Emmetropie für den normalen Refraktionszustand des menschlichen Auges, das *emmetrope* Auge für das *Normalauge* hielt, während man im hypermetropen Auge ein in seiner Entwicklung zurückgebliebenes, im myopen ein zu langes, bald sogar nach COHN ein *pathologisch* verlängertes Sehorgan erblickte, muß man heute mit Rücksicht auf die neueren grundlegenden, von völlig veränderten Gesichtspunkten ausgehenden Arbeiten STEIGERS diese Verhältnisse anders beurteilen. STEIGER macht zum ersten Male auf die überragende Bedeutung der *biologischen Variabilität* für das Refraktionsproblem aufmerksam und leitet damit eine ganz neue, fruchtbringende Auffassung von der Ätiologie der Refraktionen und damit gleichzeitig auch der Myopie ein.

Die moderne Biologie und Vererbungslehre zeigt uns, daß normalerweise jedes biologische Merkmal eine ausgesprochene Variabilität mit breiter

---

[1]) STEIGER, A.: „Die Entstehung der sphärischen Refraktionen des menschlichen Auges." Berlin: S. Karger 1913.

Variabilitätskurve aufweist. Diese Kurve hat, wenn keine besonderen störenden Einflüsse sich geltend machen, *binominalen* Charakter. Auch die Refraktion des menschlichen Auges ist ein biologisches Merkmal und STEIGER hat durch seine eingehenden Untersuchungen völlig einwandfrei und unzweifelhaft nachgewiesen, daß auch die Refraktion des menschlichen Auges vollkommen diesem Variabilitätsgesetze folgt. Diese Tatsache ergibt sich aus dem Studium der optischen Hauptkonstanten des menschlichen Auges: der *Hornhautrefraktion* und der *Achsenlänge*. Die Untersuchung der Brechkraft der Hornhaut bei 3000 Augen gleichaltriger Knaben ergab eine binominale Variabilitätskurve der Hornhautrefraktion, welche eine Variabilität der Hornhautbrechkraft von 38,0 D. bis 48,25 D., also innerhalb von 10 Dioptrien, aufweist (Abb. 108).

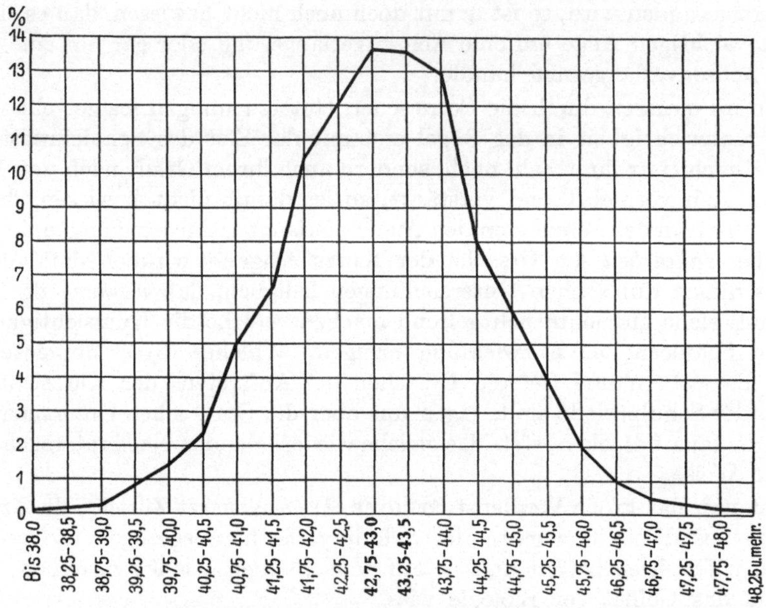

Abb. 108. Variabilitätskurve der Hornhautrefraktion von dreitausend Augen bei Knaben von 6—7 Jahren.

Aus der ferneren Tatsache, daß alle diese Hornhautrefraktionen bei allen möglichen Refraktionszuständen des Auges vorkommen können, ergibt sich auch mit Sicherheit, daß die Variabilitätskurve der *Achsenlänge* des normalen menschlichen Auges ein Spiegelbild derjenigen der Hornhautrefraktion sei, d. h. ebenfalls binominalen Charakter aufweisen müsse.

Als Normalauge dürfen wir demnach nicht mehr ausschließlich jenes Auge erklären, welches nach unserer Ansicht am besten den Anforderungen des Lebens gerecht wird, wie das emmetrope Auge, sondern es muß die *normale*, d. h. die *nicht durch krankhafte oder sonstwie im individuellen Leben erworbene Veränderungen gestörte Refraktion* eine breite Streuungskurve bilden. Es ist daher ganz undenkbar, daß ein *einzelner* Refraktionsgrad, sei es nun Emmetropie oder leichte Hypermetropie, als normal und alle hiervon abweichenden Augen als anormal bezeichnet werden.

Ein Beispiel möge diese neue Auffassung von der Ätiologie der Refraktionen kurz erklären.

Die Durchschnittsgröße der schweizerischen Rekruten beträgt 165 cm (Abb. 109). Es wird nun keinem Menschen einfallen, zu behaupten, daß ausschließlich diejenigen jungen Leute *normal groß* seien, welche gerade diese Durchschnittsgröße aufweisen, und daß alle übrigen, die kleiner sind, als in der Entwicklung zurückgebliebene, und alle, die größer sind, als pathologisch vergrößert aufgefaßt werden müßten. Die normale menschliche Größe ist, wie wir alle wissen, durchaus nicht an eine bestimmte, eng beschränkte Zahl von Zentimetern gebunden, sondern zahlreiche Größen über und unter dem Durchschnittswerte müssen gleichfalls noch als normal gelten, da die Größe des Menschen ein biologisches Merkmal ist, und die Natur alle diese Merkmale *normalerweise* in *breiter Streuungskurve* schafft. Als pathologisch können höchstens die Extreme nach oben und nach unten bezeichnet werden. Ganz ähnlich verhält es sich auch mit dem menschlichen Auge. Nicht nur die Emmetropen, sondern in weitem Umkreise auch die Myopen und die Hypermetropen müssen als normal, d. h. nicht durch krankhafte Momente oder Störungen veranlaßt oder hervorgerufen, betrachtet werden.

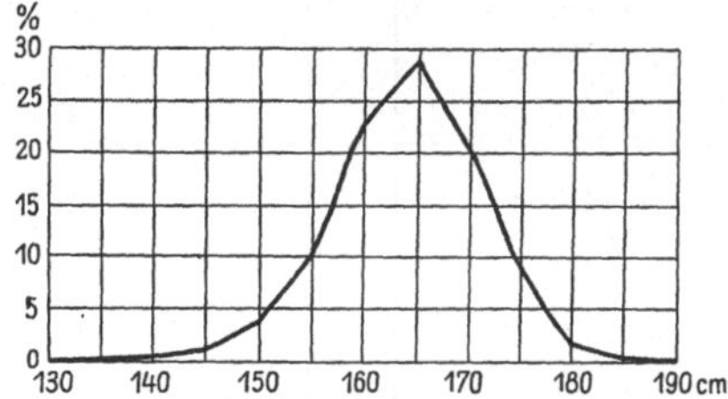

Abb. 109. Kurve der Größe der schweizerischen Rekruten.

Die aus den STEIGERschen Untersuchungen hervorgehende klare Erkenntnis, daß das menschliche Auge *normalerweise* ganz verschiedene Länge und Hornhautbrechkraft aufweisen und durch mannigfache Verbindung dieser zwei Hauptkonstanten auch ganz verschiedene Refraktion besitzen könne, ohne daß bei der Myopie pathologische Momente mitzuwirken brauchen, läßt sich auch noch ganz unzweideutig aus anderen neueren Feststellungen ableiten.

Seit vielen Jahren weiß man durch mehrfache genaue Untersuchungen, (speziell von HERRNHEISER), daß fast sämtliche Augen der Neugeborenen, die doch aus einer Lebenszeit stammen, wo noch keine pathologischen Momente einen schädigenden Einfluß auf den Bau der Augen ausüben konnten, *hypermetrop* sind, und daß der Hypermetropiegrad bei ihnen innerhalb ziemlich weiter Grenzen (1—8 D.) schwankt. Auch in den ersten Jahren der Kindheit trifft man beinahe nur hypermetrope Augen mit gleichgroßen Differenzen der Hypermetropiegrade. Abb. 110 zeigt die typisch binominale Refraktionskurve von Neugeborenen und von Kindern zwischen 14 Monaten bis 6 Jahren. — Erfahrungsgemäß verändern sich die Hornhäute der menschlichen Augen während der Wachstumsperiode in der Regel nur wenig, sie flachen sich höchstens bei einzelnen Individuen etwas ab. Es erscheint daher als eine ganz natürliche Folge, daß mit dem Wachstum der kindlichen Augen, womit natürlich eine Verlängerung ihrer Achse gegeben ist, sich nicht eine einheitliche Normalrefraktion bei allen diesen Augen zu entwickeln vermag, sondern es ist ganz selbstverständlich, daß auch ohne die geringsten schädigenden Momente, welche das Wachstum beeinflussen könnten, bei den im Momente der Geburt schon optisch so verschiedenen Augen auch im

Verlaufe der Wachstumsperiode eine ganz *verschiedene* Refraktion *normalerweise* sich entwickeln werde.

Die Untersuchungen von HERRNHEISER, der 10000 menschliche Augen verschiedenen Alters auf ihre Refraktion geprüft und entsprechend geordnet hat, lehren (Abb. 111), daß nicht etwa die Emmetropie, sondern die Hypermetropie weitaus den häufigsten Refraktionszustand der Augen des erwachsenen Menschen darstellt. Die HERRNHEISERsche Tabelle zeigt zudem von neuem, daß bei der Geburt die menschlichen Augen ausschließlich hypermetrop sind, daß dann im Laufe der ersten 20 Jahre gegen 50% emmetrop und von diesen etwa wieder die Hälfte myop werden. Jedenfalls steht das eine fest, *daß nicht die Emmetropie, sondern die Hypermetropie den häufigsten Refraktionszustand des menschlichen Auges darstellt.* Man kann demnach unmöglich das *übersichtige* Auge als ein Auge betrachten, welches in seinem Wachstume zurückgeblieben ist, ebensowenig wie man das myope Auge als ein Auge bezeichnen kann, dessen Achse sich pathologisch verlängert hat.

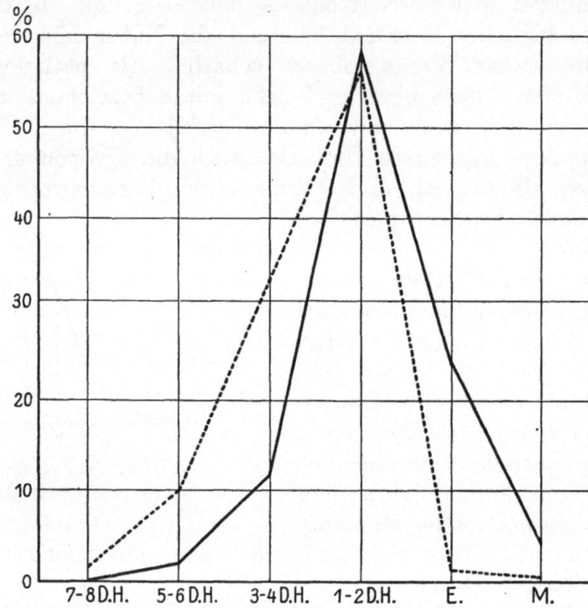

Abb. 110. Refraktionskurve von 546 Augen bei Kindern von 14 Monaten bis zu 6 Jahren. (Nach HERRNHEISER-STEIGER.)
--- Neugeborene. —— Kinder von 14 Monaten bis 6 Jahren.

Welchen Platz ein menschliches Auge schließlich auf der Variabilitätskurve der Refraktion einnehmen wird, das wird in der Regel nicht durch äußere Momente bestimmt, die während der Entwicklung des Einzelwesens wirken, sondern das folgt mit zwingender Notwendigkeit aus dem ontogenetischen Kausalgesetze, welches durch die *Vererbung* beherrscht ist. Schon bei der Geburt bringt jedes Kind die Bedingungen zu seiner späteren Refraktion durch Vererbung mit sich. Äußere Einflüsse im Einzelleben spielen da keine Rolle mehr.

Äußerst interessant und wichtig für die ganze Myopieforschung, aber nach dem Vorausgegangenen eigentlich selbstverständlich ist die Tatsache, daß auch innerhalb gewisser Tiergattungen die Augen durchaus nicht genau übereinstimmen, sondern daß auch bei den Tieren die Refraktion eine Variabilitätskurve aufweist. Diese Tatsache ist durch zahlreiche Arbeiten erhärtet worden, so durch MOTAIS[1]), RIEGEL[2]), NELI[3]), BERGÈS[4]), SCHWENDIMANN[5]), JOHNSON[6]), LINDENAU[7]), BODEN[8]) usw.

Auch die *Tiere* werden also zum Teil *myop* wie die Menschen, und aus den gleichen Ursachen, weil die Refraktion ein biologisches Merkmal ist, das die Natur in breiter Streuungskurve und nicht in ganz enger Begrenzung schafft. Gegenüber dieser dem Biologen fast selbstverständlichen Tatsache muten die Versuche einzelner Autoren, die Tiermyopie ebenfalls durch *Nahearbeit* zu erklären, wirklich komisch an. Nach MOTAIS sind beinahe alle aus der Wildheit in die Gefangenschaft, also in die Menagerien oder zoologischen Gärten verbrachten Tiere hypermetrop. Erst bei den Nachkommen zeigt sich allmählich die Myopie. Es führt also nach MOTAIS die durch mehrere Generationen bestehende Gefangenschaft zu einer Verlängerung des Auges und diese Verlängerung wird ohne weiteres als Folge des Nahesehens aufgefaßt. MOTAIS überträgt einfach die bisher herrschenden Ansichten über Menschenmyopie auf das Tierreich. Ähnliche Auffassungen bekundet auch JOHNSON. Er gibt aber zu, daß in der Gefangenschaft nicht nur die Myopie, sondern auch der Astigmatismus und die hohe Hypermetropie häufiger wird als bei den wilden Tieren. Er versucht aber in keiner Weise die Zunahme auch dieser optischen Fehler zu erklären. LINDENAU erklärt sich einen Teil der schwächeren Myopien bei den Rindern (abgesehen von den ererbten, schon bei der Geburt vorgefundenen Myopien) folgendermaßen:

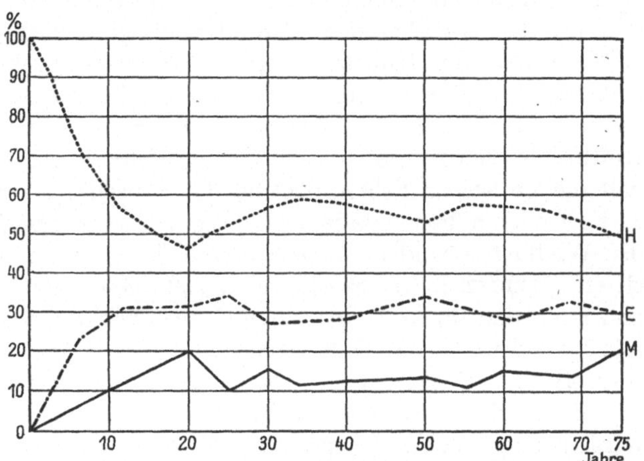

Abb. 111. Entwicklung der Refraktion auf Grund der Untersuchung von 10000 menschlichen Augen. (Nach HERRNHEISER.)

[1]) MOTAIS: De la myopie chez les grands fauves. Gaz. des hôp. civ. et milit. 1890. p. 1321. — [2]) RIEGEL: Untersuchungen über die Ametropie des Pferdeauges. Inaug.-Diss. Gießen 1904. — [3]) NELI: La refrazione oculare e l'ametropia negli animali domestici. Nuovo Ercolani 1899. — [4]) BERGÈS: Intérêt pratique de l'exploration des milieux oculaires et la kératoscopie. Simplification instrumentale. Rec. de méd. vétér. 1900. S. 478. — [5]) SCHWENDIMANN: Untersuchungen über den Zustand der Augen bei scheuen Pferden. Inaug.-Diss. Bern 1903. — [6]) LINDSAY, JOHNSON: Contributions to the Comparative Anatomy of the Mammalian eye, chiefly based on ophthalmoscopic Examination. Philos. Transact. of the Royal Soc. of London 1901. Vol. 194. p. 1. — [7]) LINDENAU: Untersuchungen von Rinderaugen, insbesondere über die Ametropie dieser Sehorgane. Inaug.-Diss. Bern 1908. — [8]) BODEN: Über den Refraktionszustand des Hundeauges. Inaug.-Diss. Bern 1910. Arch. f. vergl. Ophth. Bd. 1, S. 195.

„Die oft beobachtete schwächere Dehnung des Augengrundes und dementsprechend die Entstehung einer geringgradigen Achsenmyopie könnte aber wohl darauf zurückgeführt werden, daß die domestizierten Rinder in der Regel während der längsten Periode des Jahres, oft sogar ständig kurz angekettet im Stalle stehen und in dieser Zeit meistens darauf angewiesen sind, ganz nahe, häufig noch dazu schlecht beleuchtete Gegenstände zu betrachten."

Was von den wilden Tieren gilt, gilt auch, soviel uns bekannt ist, von den noch im wilden Zustande lebenden Naturmenschen. Auch bei ihnen sind Myopie, Astigmatismus und hochgradige Hypermetropie seltener. Sie werden häufiger, sobald die Kultur bei diesen Stämmen einzieht.

Der Grund der Zunahme all dieser optischen Fehler bei den domestizierten und bei den Nachkommen von in Gefangenschaft gehaltenen wilden Tieren, ebenso wie bei den Kulturmenschen, ist keineswegs die Nahearbeit (die primitive Nahearbeit der Stalltiere, welche beständig die schlecht beleuchteten Wandungen ihrer Stallungen ansehen müssen, oder die komplizierte bei unseren Kulturmenschen). Die Ursache für diese Zunahme ist wohl nur darin zu suchen, daß die optischen Fehler, welche die Sehschärfe wesentlich beeinflussen, wie Myopie oder höhere Grade von Astigmatismus und Hypermetropie, für die in der Wildheit lebenden Menschen und Tiere einen Eliminationswert repräsentieren (STEIGER l. c.). Solche sehuntüchtigen Menschen wie Tiere erliegen mehr und mehr den ihnen in der freien Natur drohenden Gefahren. In der Gefangenschaft bedeutet die Kurzsichtigkeit eines Löwen z. B. kein Hindernis im Kampfe ums Dasein. Einem Menageriebesitzer ist es vollkommen gleichgültig, ob die Nachkommen seiner gezähmten Tiere kurzsichtig oder astigmatisch werden oder nicht. Ebenso findet in einem Kulturstaat ein kurzsichtiger Mensch ebensogut sein Fortkommen wie ein Emmetroper, ja im Gegenteil gerade im Kulturstaate gibt es zahlreiche Berufe, für welche Kurzsichtige besser qualifiziert sind als die Emmetropen, so z. B. der Beruf des Uhrenmachers, des Zeichners, des Lithographen usw.

Die *Domestikation* befördert eben, worauf schon DARWIN hinwies, ebenso wie die *Kultur* die Variabilität, indem sie den stärker abweichenden Formen jeden Eliminationswert nimmt.

Erklärung der pathologischen Veränderungen myoper Augen: Die STEIGERsche Lehre von der Ätiologie der Refraktion zeigt uns völlig einwandfrei, wie die verschiedenen Refraktionszustände des menschlichen Auges, also auch die Myopien, in ganz normaler, d. h. natürlicher Weise infolge der biologischen Variabilität der optischen Konstanten des Auges sich entwickeln. Zahlreiche kurzsichtige Augen beginnen aber früher oder später gewisse Zeichen von Degeneration, vor allem aber von wirklich *pathologischer* Ausdehnung des hinteren Bulbusabschnittes aufzuweisen, durch welche die mannigfachen schweren Gefahren, welche hochgradig kurzsichtigen Augen drohen, wie Netzhautablösung, diffuse oder mehr zentrale Aderhautatrophien bedingt sind. Daß es sich hier um *pathologische Ausdehnungsprozesse* handelt, daran kann niemand zweifeln, der ein enukleiertes, hochgradig myopes Auge mit den buckelförmigen oder mehr gleichmäßigen Ektasien am hinteren temporalen Bulbusabschnitte (Abb. 112), in deren Bereich die Sklera oft bis zum Bersten verdünnt ist, gesehen hat, und der Gelegenheit hatte, mit dem Augenspiegel das, diesen auffallenden Ausbuchtungen entsprechende, ophthalmoskopische Bild des Staphyloma posticum verum zu beobachten.

Auch die Resultate der anatomischen Untersuchung der myopen Coni (HEINE, SIEGRIST, FUCHS) und der zentralen Aderhautaffektionen bei hochgradiger Myopie sprechen zu deutlich für eine *pathologische* Ausdehnung gewisser hinterer Bulbusabschnitte bei stark kurzsichtigen Augen. Bei den Coni fand man, wie früher auseinandergesetzt wurde, auf der temporalen Seite eine ausgesprochene Verzerrung von Maschen der Lamina cribrosa mit den durch sie hindurchziehenden Sehnervenfasern unter die Netzhaut, während nasal Aderhaut wie Netzhaut eine große Strecke weit auf das Gebiet des Sehnervenkopfes hinübergezogen sind (Supertraktion). Bei den zentralen Chorioideaaffektionen dagegen fanden sich Einrisse der zu stark gedehnten Membrana elastica und daran anschließend regenerative und reparative Prozesse von seiten des Aderhautstromas.

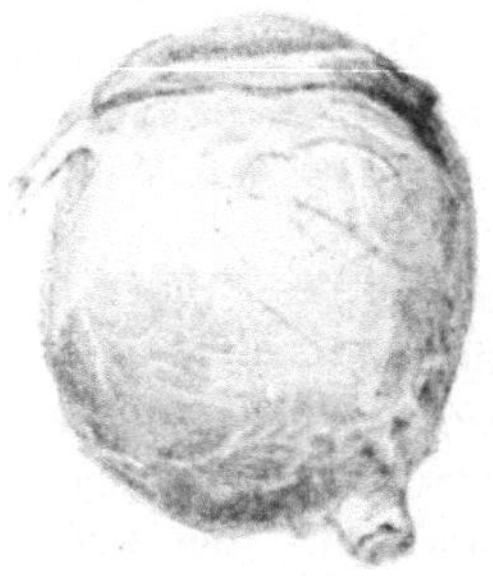

Abb. 112. Hochgradig myoper Bulbus. (Natürliche Größe.)

Der Augapfel ist deutlich eiförmig und zeigt hinten temporal eine ausgesprochene Ektasie der Bulbuswandung. Die stark ektasierte Skleralpartie hat bläulichen Farbenton, weil in diesem Bezirke die dunkle Uvea durch die verdünnte Sklera bläulich hindurchschimmert.

Warum verändern sich einzelne myope Augen pathologisch und dehnen sich pathologisch aus? Schon der einfache myope Konus muß, meiner Auffassung nach, als ein Zeichen pathologischer Vorgänge im hinteren Bulbusabschnitte angesehen werden, nicht nur die diffuse oder im Zentrum lokalisierte Aderhautatrophie oder das Staphyloma posticum verum. Welches sind die Ursachen, welches die Ätiologie dieses pathologischen Ausdehnungsprozesses? Auf diese Fragen gibt uns die STEIGERsche Lehre keine Antwort. Sie befaßt sich nur mit der *Ätiologie* der Kurzsichtigkeit, nicht aber mit der Pathogenese der späteren, in myopen Augen sich entwickelnden Vorgängen. Gerade die Beantwortung dieser Fragen wäre aber von der allergrößten Wichtigkeit und Bedeutung. Die gewaltigen Anstrengungen der verflossenen Jahrzehnte, die Ätiologie der Kurzsichtigkeit zu erforschen, die kostspieligen Vorkehrungen zur Bekämpfung der Myopie, welche alle Kulturstaaten getroffen haben, erklären sich alle in letzter Instanz durch die pathologischen Veränderungen in den kurzsichtigen Augen. Gerade *das* also, was in der Myopiefrage die Menschheit am meisten bewegt hat, erfährt durch die STEIGERsche Lehre nicht den geringsten Aufschluß.

Daß es sich bei manchen myopen Augen tatsächlich um pathologische Prozesse handelt, die man nicht einfach als den Ausdruck einer biologischen Streuung der Refraktionskurve auffassen kann, geht neben den anatomischen Befunden auch aus der Tatsache hervor, daß der myope Schenkel der Refraktionskurve des erwachsenen Kulturmenschen, soweit wir eine solche Kurve annähernd bestimmen können, auch nach den STEIGERschen Untersuchungen merklich abweicht von dem entsprechenden Schenkel einer *reinen binominalen* Kurve, und zwar im Sinne einer Verbreiterung. Diese Verbreiterung des myopen Schenkels der Variabilitätskurve der menschlichen Refraktionen lehrt uns, meiner Auffassung nach, bereits ganz klar und deutlich, daß bei den Refraktionen von myopem Charakter störende Einflüsse sich geltend gemacht haben. Die wichtigste Frage des ganzen Myopieproblems ist demnach die Frage nach dem Wesen und nach der Art dieser störenden Einflüsse, welche einzelne myope Augen *pathologisch* verlängern und dadurch mehr oder weniger ernstlich schädigen. Man hat behauptet und ist auch jetzt noch fast allgemein der Ansicht, daß intraokulare Drucksteigerungen, die sich häufig während der Nahearbeit wiederholen, zu einer Ausdehnung des hinteren Bulbusabschnittes führen, und man nahm an, da es doch sehr merkwürdig erschien, daß nur gerade der hintere temporale Bulbusabschnitt sich unter einer intraokularen Drucksteigerung ausdehne, daß dieser Abschnitt von Geburt an schwach veranlagt, d. h. für die Ausdehnung disponiert sei. Den *einzigen* Beweis, den man bisher für diese schwache Beanlagung des hinteren temporalen Bulbusabschnittes vorbrachte, der angebliche Mangel von elastischen Fasern in dieser Gegend bei hochgradig myopen Augen (LANGE) wurde sofort unwiderleglich zurückgewiesen [ELSCHNIG [1]), BIRCH-HIRSCHFELD [2]) und SIEGRIST-HOSCH [3])].

Daß es sich nicht ausschließlich um eine *einfache* intraokulare Drucksteigerung handeln kann, ergibt sich meiner Ansicht nach ganz unzweifelhaft aus den anatomischen Veränderungen der Papille (Supertraktion) und der Sehnervenscheiden, wie sie zuerst HEINE bei myopen Konusbildungen beschrieben hat. Daß solche Veränderungen nicht durch den Akkommodationsmuskel, sondern nur durch chronische Kompression und Zerrung von *äußeren* Augenmuskeln herzurühren vermögen, scheint mir kaum bezweifelt werden zu können. Welches sind nun die zerrenden und komprimierenden Muskeln? Bei welcher Augenfunktion treten sie ganz besonders in Tätigkeit? Das sind die Fragen, auf welche auch jetzt noch eine klare Antwort aussteht. Solange wir nicht durch exakte Untersuchungen eines besseren belehrt werden, müssen wir doch daran denken, daß die Nahearbeit (besonders bei abnormer Annäherung der Augen an Bücher und Hefte) und die mit ihr gegebenen, oft lange dauernden intensiven Anstrengungen der verschiedensten äußeren Augenmuskeln, der Musc. interni und der Obliqui superiores, eine Hauptrolle bei dieser pathologischen Bulbusausdehnung der myopen Augen spielen. Ob diese Nahearbeit nur Augen pathologisch zu verändern vermöge, welche bereits infolge vererbter längerer Augenachse myop geworden sind, oder auch emmetrope Augen mit kugelförmigem Bulbus, bleibt vorderhand dahingestellt, sollte aber doch einmal speziell untersucht werden.

Prophylaxe der Myopie: Da bei der Ätiologie der Myopie, wie der Refraktionen überhaupt, die Vererbung eine äußerst wichtige Rolle spielt, bestände die beste Prophylaxe in dem Verbot des Heiratens an Myope. Da solche drakonischen Gesetzesbestimmungen keine Aussicht auf Realisierung haben, sollte man wenigstens soviel wie möglich bedacht sein, daß nicht *beide* Eheleute *kurzsichtig* sind, weil in diesem Falle die Mehrzahl der Kinder mit hoher Wahrscheinlichkeit ebenfalls kurzsichtig werden.

Aber auch diese *partielle* Prophylaxe scheint mir wenig Aussicht auf Erfolg zu gewähren. Schon öfters wurde ich von myopen heiratsfähigen, jungen Männern oder Mädchen in meiner Konsultationsstunde gefragt, ob es schädlich sei, wenn sie eine kurzsichtige Frau resp. einen myopen Mann heiraten. Ich haben ihnen jeweilen die erhöhte Myopiegefahr für ihre Kinder ausein-

---

[1]) ELSCHNIG: Die elastischen Fasern in der Sklera myopischer Augen. Arch. f. vergl. Ophth. Bd. 61, H. 1, S. 237. 1905. — [2]) BIRCH-HIRSCHFELD: Zur Frage der elastischen Fasern in der Sklera hochgradig myopischer Augen. Arch. f. vergl. Ophth. Bd. 60, H. 3, S. 552. 1905. — [3]) HOSCH: Zur neuesten Theorie der progressiven Kurzsichtigkeit von Prof. LANGE. Arch. f. vergl. Ophth. Bd. 61, H. 1, S. 227. 1905.

andergesetzt und ihnen klarzumachen gesucht, daß es nicht vernünftig sei, daß ein Kurzsichtiger auch noch eine Kurzsichtige heirate und umgekehrt. Meine Ermahnungen waren aber *immer völlig fruchtlos.* Alle gingen hin und heirateten Myope. Sie waren, als sie mich fragten, schon mit Myopen verlobt und wollten sich nur noch durch eine beruhigende Antwort von Seiten des Augenarztes selbst beruhigen. Da aber diese beruhigende Antwort nicht erfolgte, heirateten sie trotz alledem die Myopen.

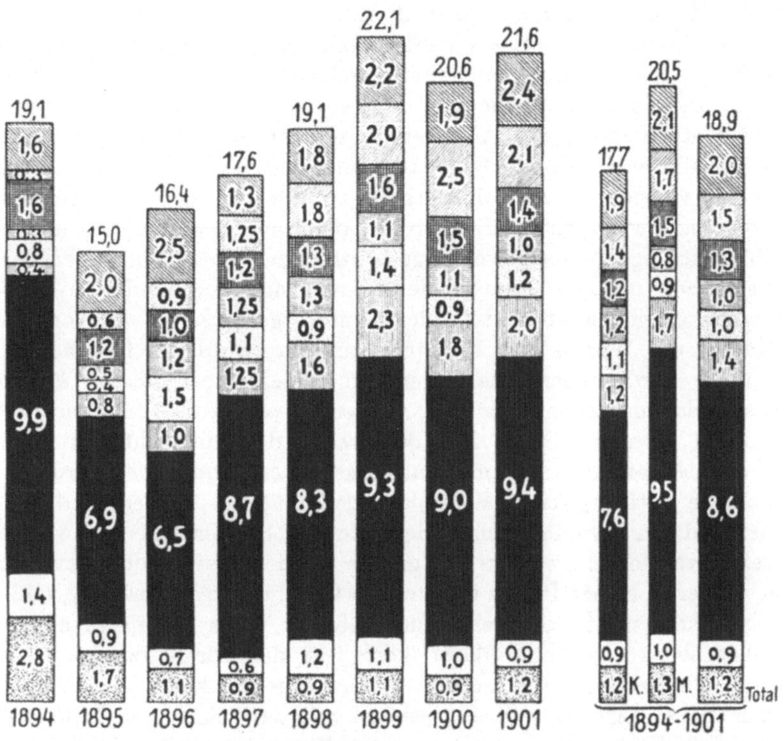

Abb. 113. Ursachen der mangelhaften Sehschärfe bei den in die Primarschule Zürichs eintretenden Kindern (1894—1901), welche eine Sehschärfe kleiner als 1,0 aufwiesen. (Nach STEIGER.)

Ursache unklar. Varia. Hornhautflecken.
Amblyopie. Schielen. Akkommodationskrampf.
Astigmatismus. Kurzsichtigkeit. Übersichtigkeit.

Im weiteren kann eine Prophylaxe sich noch zum Ziele setzen, die pathologischen Veränderungen in myopen Augen zu verhüten. Eine solche Prophylaxe hat Aussicht auf Erfolg. Obwohl wir die letzten Ursachen dieser pathologischen Prozesse noch nicht genau kennen, wird es ratsam sein, kurzsichtigen Kindern die Nahearbeit in vernünftiger Weise zu beschränken, bei ihnen mit allen Mitteln dafür zu sorgen, daß sie eine Arbeitsdistanz von wenigstens 30 cm innehalten. Hierzu ist nicht nur eine *Vollkorrektur* der Myopie, eine gute, natürliche und künstliche Beleuchtung der Schulzimmer, nicht nur eine richtige Konstruktion der Schulbänke, guter Druck der

Lehrbücher, Einführung der Steilschrift, gute Körperhaltung während der Nahearbeit nötig, sondern vor allem auch Verständnis und große Geduld im steten Ermahnen von seiten der Lehrerschaft, dann aber auch die Korrektur aller anderen Augenfehler, welche die Sehschärfe des Kinderauges vermindern, gleich beim Eintritt der Kinder in die Primarschulen im Anschluß an eine sanitäre Eintrittsmusterung aller Schulkinder. Es ist absolut sinnlos, von den Schulkindern eine Arbeitsdistanz von 30 cm zu verlangen, ohne sich zuvor zu vergewissern, ob die Kinder auch eine genügende Sehschärfe aufweisen, die ihnen gestattet, Hefte und Bücher so weit von den Augen wegzuhalten, und ohne allen jenen Kindern, die optische Fehler, vor allem pathologischen Astigmatismus, und infolge dieser Fehler mangelhafte Sehschärfe besitzen, die nötigen korrigierenden Brillen zu verordnen.

Eine Untersuchung der Augen aller Kinder, die in die Primarschule eintreten und die nachfolgende Korrektur aller festgestellten Augenfehler (und es sind deren, wie sich aus Abb. 113 ergibt, recht viele) ist daher direkt ein Gebot der Prophylaxe wie auch der Humanität, denn nur so können wir unsere Kinder vor Überanstrengung, sowie vor ungerechter Beurteilung von seiten der Lehrerschaft schützen, nur so können wir den schwachsichtigen Kindern in vielen Fällen die Möglichkeit geben, annähernd gleich gut ausgerüstet wie die Normalsichtigen den Kampf um Wissen und Kultur in unserer Schule zu bestehen.

Ähnliche Forderungen, wie die soeben aufgezählten, müssen wir aufstellen, wo es sich darum handelt, eine *progressive Myopie* zum Stillstand zu bringen. Hier kommt an erster Stelle die *Vollkorrektur* der Kurzsichtigkeit in Betracht, womit eine Arbeitsdistanz von wenigstens 30 cm ermöglicht wird [1]).

Auch die pathologischen Veränderungen im Augenhintergrunde, die so oft bei hochgradigen Myopien sich finden und das Sehvermögen schwer schädigen oder selbst vernichten, werden mit großer Aussicht auf Erfolg, wovon man sich immer wieder in seiner Praxis überzeugen kann, dadurch verhütet, daß man die Kurzsichtigkeit so stark durch immerwährend, ganz besonders aber während der Nahearbeit zu tragende Gläser, korrigiert, daß der Kurzsichtige wenigstens in 30 cm Entfernung lesen, schreiben und arbeiten kann.

Auch meine eigene Erfahrung stimmt mit derjenigen von SATTLER [2]) völlig überein, daß die schweren Gefahren der Kurzsichtigkeit, wie Solutio retinae oder zentrale Aderhautveränderungen durch stark korrigierende Gläser, speziell für die Nahearbeit, vermieden werden können, denn immer wieder sehe ich von neuem, daß diejenigen Patienten, die mit solch schweren Hintergrundsaffektionen mich konsultieren, ganz ungenügend für die Nahearbeit korrigiert sind.

Aus all den vorausgegangenen Ausführungen ergibt sich nun, daß die STEIGERsche Lehre von der Pathogenese der Myopie den Dezennien alten Kampf gegen die Kurzsichtigkeit durchaus nicht gegenstandslos und daher unnötig gemacht hat. Wir kämpfen modernerweise nicht mehr gegen die *Entstehung* der Myopie als vielmehr gegen die *allzustarke Progression* und vor allem gegen die Gefahren, gegen die *mannigfachen degenerativen Erscheinungen* derselben. Der *Kampf* ist also geblieben, sein *Ziel* hat sich aber verschoben.

---

[1]) HEINE, L.: Über Vollkorrektion der Myopie. Ber. d. Opth. Ges. Heidelberg 1901. S. 114. — [2]) SATTLER, A.: Zur Behandlung der Kurzsichtigkeit. Klin. Monatsbl. f. Augenheilk. Jhg. 44, Bd. 1, S. 465. N. F. 1906.